中医治疗糖尿病眼病

牟洪林　主编

天津出版传媒集团

 天津科技翻译出版有限公司

图书在版编目（CIP）数据

中医治疗糖尿病眼病 / 牟洪林主编. — 天津: 天津科技翻译出版有限公司, 2013.10

ISBN 978-7-5433-3266-9

Ⅰ.①中… Ⅱ.①牟… Ⅲ.①糖尿病—并发症—眼病 —中医治疗法 Ⅳ.①R259.872

中国版本图书馆 CIP 数据核字(2013)第 146284 号

出　　　　版: 天津科技翻译出版有限公司
出 版 人: 刘 庆
地　　　　址: 天津市南开区白堤路 244 号
邮政编码: 300192
电　　　　话: 022-87894896
传　　　　真: 022-87895650
网　　　　址: www.tsttpc.com
印　　　　刷: 天津泰宇印务有限公司
发　　　　行: 全国新华书店
版本记录: 787×1092　16 开本　15 印张　292 千字
　　　　　　2013 年 10 月第 1 版　　2013 年 10 月第 1 次印刷
　　　　　　定价: 58.00 元

医德高尚医术精良的眼科名医牟洪林

代序

2001 年 5 月《团结与民主》杂志,作者:郑道理

天津市中医药研究院附属医院眼科教授、主任医师牟洪林,患者普遍称赞其"医德高尚,医术精良",堪称津门眼科名医。现将笔者所了解的其人其事简述于下。

牟洪林 1943 年 6 月出生于河北省故城县的一个教师世家,自幼聪颖勤奋,因胞兄夭折,随矢志学医,小学、中学时期苦学不辍。1962 年夏考入天津市中医学院。在校期间通读祖国名著,研习药理、针灸,受业于邢锡波、王士福、蒋伯鸾等专家教授。1968 年以优异成绩毕业。学成后分配到河北省肃宁县工作,适值肃宁县卫生局长家属罹患顽疾,久治不愈,经牟洪林治疗,时日不久,竟奏奇效,患者康复,被传为佳话。

牟洪林曾先后在河北省数县农村从事医疗工作,目睹贫苦农民缺医少药的状况,更加坚定了他为人民大众服务、救死扶弱的决心,也培养了他艰苦朴素的生活作风。1976 年他调到石家庄市的河北省人民医院眼科工作,拜全国名中医眼科专家庞赞襄为师。

河北省人民医院眼科主任医师庞赞襄,出身于邢台三代名中医眼科世家,牟洪林多年在庞主任的指导下,耳濡目染,饱受熏陶,受益极大。庞老医德高尚,精心为工农兵服务,一向拒收患者馈赠。牟拜庞为师,庞倾囊以授,因而医疗技艺突飞猛进。70 年代末,牟洪林奉调天津市中医学院眼科任教,讲授中医眼科学,并在中医学院一、二附院临床带教。

牟洪林在工作中深切体会到"失明"是人生最大痛苦,自己身为眼科医师,"防盲"责任重大。于是挤出业余时间钻研眼科理论,结合治疗实例不断总结经验,并注意征求患者意见,改进疗法,提高疗效。他还经常为患者做思想工作,引导患者积极配合。

从 80 年代末期开始,牟洪林先后多次被邀参加在北京、成都、湖南、江西、秦皇岛等的召开的医学学术会议。他在会议中提交了"清肝明目片治疗糖尿病眼底出血临床研究"等几十篇论文,以及《中医学解难·眼科》等八部著作。他还曾参加"世界第 2 届糖尿病学术会议",所提交的论文荣获金奖和优秀论文证书。并被邀为"加拿大国际眼

科中心会员"。

这位名医宽大的诊室内设病床,墙上挂满"光明使者"、"眼疾克星"、"妙手神针"等患者赠送的锦旗。每日清晨天刚亮,室内外的患者即拥进诊室依次候诊,医护人员也很辛苦,但均无怨言。

笔者先患白内障,后转为不治之症的青光眼,慕名求诊于牟洪林。见他态度和蔼,语言亲切,独具尊敬老人美德。对患者口头禅是:"切勿着急!"这句话确实是对眼疾患者的金玉良言,从思想上安慰了就诊者,胜似一剂良药。他首先传授我"夜早眠,晨兴迟"、"专内视,勿外观"、"减思虑,省读书"等自疗格言,并授以中药食疗法,经实际验证,果然有效。经他数年针灸和药物配合治疗,我虽届84岁高龄,但迄今仍能从事文史写作,使我铭感心中。他对广大病友的无私奉献精神,令人钦佩。

下面再简述一些病友求诊的事例。63岁的"糖尿病眼底出血"患者王学成,步入诊室后晕倒,嗣经牟诊断、针灸、服药抢救,并雇车送回家中。一切花销均由牟洪林付款,最后病愈,王感激万分。又如93岁郝大爷眼将失明,来院求治,终于恢复视力,不戴眼镜能看《今晚报》。郝无钱交费,牟洪林代付医药费,免费针灸治疗。郝逢人便说:"牟主任救了我的命,是我的大恩人!"再如宝坻县村民艾某患视网膜静脉周围炎,双眼失明,生活困难,也经牟治愈而恢复视力,艾某来医院下跪致谢,感激流涕。此类事例很多,不胜枚举。

90年代牟洪林名声传播四方,河北、山东、山西、安徽、新疆、黑龙江、贵州的眼病患者也远道来津就诊,其中一位虹膜炎患者治愈后,赠牟洪林"光明使者"金匾一块。

牟洪林通过出席中外学术会议,扩大了眼界,坚定了"一切要科技领先"的信念,继续坚持"中西医结合"方针,在临床中,充分运用各种先进的诊疗仪器和手段,并配合西医新药提高疗效。1998年8月,他主持的科研项目"清肝明目片治疗糖尿病眼底出血的临床研究"被市科委认定为一项科研新成果。经临床实践,疗效极佳,为广大糖尿病眼疾患者造福不浅。

最近牟洪林欣闻我国眼科医学"换装人工晶体手术"与"视网膜色素变性"先后成功,非常兴奋,深受鼓舞。他虽已年近六旬,但老当益壮,仍愿为中医眼科的发展贡献出自己的全部力量。

前　言

　　中医治疗糖尿病已有两三千年的历史,由于历史环境的因素,糖尿病患者大多在出现并发症前就因其他因素而死亡。由于胰岛素的发明和降糖药物的产生,使糖尿病患者的生命延长,而糖尿病眼病也越来越多。据报道我国现有糖尿病患者超过亿人,且有逐年上升的趋势。中老年人群中糖尿病发病率已高达 20％。其并发症具有高致残性和高死亡性,成为肿瘤病和高血压病之后威胁人类生命安全的第三大杀手。患糖尿病 5 年后出现糖尿病眼底出血的患者可达 50％以上;患糖尿病 10 年后糖尿病眼底出血者达 65％;患糖尿病 20 年后糖尿病眼底出血者达 80％,严重影响糖尿病患者的视力,给糖尿病患者造成极大的痛苦。

　　我从事中医眼科 40 余年,治疗糖尿病眼病患者数十万人,尤其是对糖尿病眼底出血的治疗获得了良好的疗效。1996 年申请天津市科委及卫生局的科研项目《清肝明目片治疗糖尿病眼底出血的临床研究》,于 1998 年通过市科委和卫生局科研处的鉴定。2009 年 8 月将科研成果"清肝明目片"申报国家专利。于 2011 年 1 月申报成功并获得中华人民共和国专利局颁发的国家专利证书,填补了我国乃至世界没有中成药治疗糖尿病眼底出血的空白。

　　经勤奋研讨,积前人之智慧,将科研的有关精华及糖尿病合并其他眼病的治疗经验集结成本书,力图填补中医治疗糖尿病性眼病的空白,以为广大眼科同道提供中医治疗糖尿病性眼病诊疗捷径,为及广大糖尿病和糖尿病性眼病患者提供诊疗知识。

　　现代医学对糖尿病及糖尿病性眼的研究突飞猛进,成果累累,作者力求学习现代医学知识,采用现代医学检查诊疗手段和诊断方法,应用中医中药治疗。作者才疏学浅,竟敢不揣简陋,意在抛砖引玉,造福人民。错误难免,敬请斧正。

　　该书在编写过程中,我的台湾学生刘秀凌,天津中医药大学学生刘小玲、刘欣、严成渊、李明月、蒋爱云等同学给予了大力支持,做了大量的工作,在此表示感谢。

作者于天津,2013 年 6 月

目 录

第一章
糖尿病眼病发展简史

第一节 古代中医对糖尿病眼病的论述

糖尿病相当于中医之消渴病。消渴病在甲骨文中称"尿病"(从河南安阳殷墟出土的甲骨文中把眼病称为"疾目",把糖尿病称为"尿病"范畴)。

《黄帝内经》中对消渴病就有明确的记载。《素问·奇病论》中云:"有病口甘者,病名为何?岐伯曰:此五气之溢也,名为脾瘅。夫五谷入口藏于胃,脾为之行其精气,津液在脾,故口甘也。此肥美之所发也,此人必数食甘美而多肥也,肥者令人内热,甘者令人中满,故其气上溢转为消渴,治之以兰,除陈气也。"内经中不仅提到消渴病,连其病因病机都有阐述,并提到治之以兰。内经中曾提到消渴、消瘅、脾瘅,从原文所描述的症状来看,很类似于糖尿病的三个发展阶段。脾瘅相当于糖尿病的前期(或初期);消渴是糖尿病的临床期;消瘅是糖尿病的

并发症期。在消瘅中,《内经》云:"心病则善病消瘅热中,……肺、脾、肝、肾脆,……善病消瘅易伤。"《素问·通评虚实论》云:"凡治消瘅仆击、偏枯、痿厥、气满发逆,肥贵人,则高粱之疾也。"前者指出心肺脾肝肾诸脏脆弱,则消渴病进一步损伤相应内脏,后者则把消瘅列于仆击、偏枯、痿厥、气满发逆等消渴病常见继发病证之首,但没有具体提到糖尿病并发的眼病。

秦汉时期,张仲景著《伤寒论》中,71条提到消渴:"若脉浮,小便不利,微热消渴者,五苓散主之。"此消渴是描述口渴多饮、多尿等一组症状者,可以包括现代医学所谓糖尿病、尿崩症、甲状腺功能亢进、肾小管疾病等。《伤寒论》326条:"厥阴之为病,消渴,气上撞心,心中疼热,饥而不欲食,食则吐蛔,下之利不止。"此消

渴很类似糖尿病之渴。

约成书于公元 600 年的《古今录验方》为隋唐时代甄立言所撰，原书已佚，其收录于唐代王焘《外台秘要》中，该书是祖国医学文献中首论消渴病尿甜者，而且最先把消渴病病名具体化，成为今天我们主张的"消渴病即糖尿病"观点最有力的文献依据。《古今录验方》明确指出："消渴病有三，一渴而饮水多，小便数，无脂似麸片甜者，皆是消渴也。"对《内经》中医论及的消渴病予以简要的概括，不仅指出了本病口渴多饮、多尿的主症，更明确指出消渴病尿甜无脂，实际上已与尿有脂的疾病作了鉴别。

金元时期刘河间对糖尿病眼病才有了第一次明确的记载。《河间六书宣明方论》消渴总论："……可变为雀目或内障。"《三消论》更明确地指出："夫消渴病者，多变聋盲……之类。"

明代戴元礼《证治要诀》中对糖尿病眼病提到："三消久之，神血既亏，或目无所见，或手足偏废。"指出了精血亏损时糖尿病目盲的主要病因。

明代，关于糖尿病的治疗，无人提及。明代是祖国医学兴盛时期，眼科也不例外。明代的眼科专著也最多，例如傅仁宇著《审视瑶函》该书的内容极为丰富，实用价值也最高，但也未见消渴眼病的论述。

清代，1840 年，鸦片战争以后的百余年间，由于清政府及以后的军阀和国民党政府腐败无能，帝国主义疯狂入侵，使我国沦为半封建半殖民地社会，中华民族的经济文化遭到空前的破坏。特别是国民党当政时期，统治阶级宣扬洋奴买办思想和民族虚无主义，污蔑中医不科学，企图消灭中医，使祖国医学饱受摧残，中医眼科也由明代的兴盛而趋于衰弱。关于糖尿病及其眼病的研究更无人问津。此时的著作虽有陈滋著《中西眼科汇通》、顾锡《银海指南》、黄岩《眼科篡要》、张璐《张氏医通·七窍门》、吴谦等撰《医宗金鉴·眼科心法要诀》等，但均未提及糖尿病眼病及其治疗。

第二节　现代中医对糖尿病眼病的研究

对于糖尿病眼病的研究还是近 30 年(20 世纪 80 年代)的事。糖尿病由于应用胰岛素治疗，延长了患者的寿命，相应的糖尿病并发症越来越多。糖尿病眼病是糖尿病并发症之一，糖尿病眼病的治疗也提到了议事日程。

糖尿病发病后 5 年就可以有 50％的人出现眼底出血。糖尿病 10 年后有 65％的人可引起眼底出血，糖尿病 20 年后可以有 80％的人出现眼底出血，糖尿病成为世界上四大致盲疾病之一，且为失明原因之首，引起眼科工作者的高度

重视。相应的医学报导开始在医学杂志上出现,一一列举如下:

《眼科通讯》[1983年(5):24]报导王任辄的文章《玻璃体切割术治疗糖尿病玻璃体积血》;《中华眼科》[1983年(2):85]发表朱治人等的文章《糖尿病性视网膜病变发病机理的研究——血液流变学及眼球结膜的红细胞聚集性的研究》;《中华眼科》[1984年20(1):38]报导朱治人《糖尿病性视网膜病变发病机理的研究》;《上海中医药》[1983年(9):5]发表了姚芳蔚《糖尿病视网膜病变证治经验》;《东洋医学》[1984年(1):35]发表雪村八一郎的文章《糖尿病视网膜病变与瘀血》;张静娟等在《第四军医大学学报》[1985年6(3):248～249]发表的中药治疗糖尿病性视网膜病变2例;《中华眼科》[1983年(1):35]刊登陈道瑜的文章《从球结膜下注射尿激酶治疗糖尿病性玻璃体积血》;《中西医结合眼科》1986年(2):26]刊登魏湘铭的文章《静脉点滴尿激酶,内服中药治疗糖尿病性视网膜病变》;《中西医结合眼科》[1986年(3):25]发表金玉波的文章《碘离子导入法治疗玻璃体混浊62例报告》;《国外医学眼科分册》[1987年(2):83]刊登赵强的文章《增殖性视网膜病变的电凝和冷凝治疗》;《实用眼科杂志》[1988年(10):600]刊登刘影等的文章《糖尿病性视网膜病变的固视状态及其临床意义》;《中西医结合眼科》[1989年(4):172]刊登吕金琢的文章《中西医结合治疗糖尿病性视网膜病变》;《江苏中医》[1990年(1):23]刊登陈德成的文章《针刺治疗糖尿病研究概况》;1990年6月《全国第五届眼底病论文汇编》刊登牟洪林的文章《中医治疗45例糖尿病眼底出血的临床疗效观察》;《中西结合眼科》[1990年(4):175]刊登袁淑玉等人的文章《糖尿病性视网膜病变与中医辨证》;《临床与保健》[1990年(3):59]刊登魏承林《食疗与眼病》;《中西医结合眼科》[1991年(4):203]刊登徐杰等人文章《糖眼明为主治疗视网膜病变临床观察》;《中国中医眼科》[1991年(1):21]刊登徐兴隆等人的文章《养阴化瘀对糖尿病视网膜病变血液流变学影响及其临床疗效观察》;《中华内科》[1991年(10):634]刊登周智广等人的文章《从DRP患者缺氧因素的探讨》;[1993年(3):139]中西医结合眼科杂志刊登王永兴的文章《黄芪合剂治疗糖尿病性视网膜病变的临床观察》;《1993年全国第三届糖尿病学术会议论文汇编》刊登牟洪林撰文《活血化瘀治疗糖尿病眼底出血60例临床疗效观察》;《中国中医眼科》[1994年4(2):74]刊登主兴泰等人文章《糖尿病性球结膜微循环障碍临床观察》;《中国中医眼科》[1995年5(2):86]刊登王明芳等人的文章《糖尿病视网膜病变的病机探讨》;1996年6月中国科技出版社出版的《糖尿病及其并发症的中医治疗进展》书中收录了牟洪林撰写的论文《活血化瘀法治疗糖尿病视网膜病变》;《1999年全国糖尿病学术会议论文汇编》刊登牟洪林的论文《清肝明目片治疗糖尿病的眼底出血的临床研究》。

从临床资料看,关于糖尿病眼病的研究正在崛起。糖尿病眼底出血性视网膜病变自1856年Tager首次报导以来,各国都在寻求有效的治疗方法,此病已成为眼科疑难病之一。有的从病因病机研究,有的从中西医结合治疗研究,有的从中医治疗研究,为治疗糖尿病视网膜病变打下良好的基础,但中医治疗的研究还甚少。

1971年人民卫生出版社出版的由上海第一医学院编著的《眼科学》对糖尿病性眼病仅在547页提到糖尿病眼部表现,在治疗上提出"应着重内科治疗"。

1982年4月人民卫生出版社出版《糖尿病学》,其中就有朱宣和编著的"糖尿病眼部并发症",对于糖尿病视网膜病变、糖尿病白内障、糖尿病暂时性眼部并发症、非特异性眼部并发症分别作详细介绍,但治疗均是西医手段治疗。

1982年人民卫生出版社出版的刘家琦主编《实用眼科学》于392页提到"糖尿病性视网膜病变",提到1945年分类方法和1963年分类法,以及激光治疗。

1978年人民卫生出版社出版的由中国医学科学院首都医院眼科和北京工农兵医院眼科编著的《眼底病》中,对糖尿病视网膜病变的发病率、眼底所见、症状等作了比较详尽的论述,提到要"中西医结合治疗"。

现代医学对糖尿病视网膜病变的治疗主要采取光凝和冷凝、电凝,但效果均不理想。近年来中医中药治疗获得了一定的疗效。作者研究本病近四十余年,积累了一定的经验。1996年申请科研课题"清肝明目片治疗糖尿病眼底出血的临床研究",于1998年通过科研鉴定,取得较好的临床效果,填补了我国治疗糖尿病眼底出血没有中成药的空白。2010年申报国家专利,于2011年3月申报成功。

第二章

糖尿病眼病基本知识

第一节　糖尿病简介

　　糖尿病是一种与遗传因素有关又与多种环境因素相关的全身性慢性内分泌代谢疾病。是由于体内胰岛素的绝对或相对不足而引起糖、脂肪、蛋白质的代谢混乱,其主要特点是高血糖和尿糖,临床常表现为多食多饮、多尿和疲乏消瘦等。其病程绵长,调治失宜易并发多种急性并发症及慢性神经和血管并发症。

一、胰岛素

　　胰岛素是一种强效的激素,它控制糖、蛋白质、脂肪三大营养物质的代谢,降低血糖。静脉注射胰岛素后,数分钟内血糖即显著下降。若剂量过大,可引起低血糖昏迷。其原因主要是因为胰岛素使细胞外液进入组织细胞中的葡萄糖显著增多,同时使从肝脏入血的葡萄糖减少所致。胰岛素能增强许多组织摄取糖的机能,特别是骨骼肌和脂肪组织。胰岛素还能加强加速血糖进入肌肉和脂肪组织。当胰岛素完全缺乏时,葡萄糖进入全身各组织的速度只有正常的 $1/4$,当胰岛素分泌增多时,则葡萄糖进入各组织的速度可增加到正常的 5 倍。胰岛素还有加快肝糖原合成的作用,并且抑制肝糖原的分解异生,使肝糖原增加。胰岛素对脂肪的影响是它能促进脂肪组织对葡萄糖的摄取,增强糖代谢,不仅增加了脂肪合成酸的原料,而且迅速形成 α 脂肪甘油,可使游离脂肪酸迅速脂化,能使肝中脂肪酸合成酶及酸 CoA 羟化酶活力增高,使丙酮酸转化为乙酰辅酶 A 的过程加速,脂肪组织内合成和储存的脂肪增多。当胰岛素缺乏时,血脂将升高,可达正常值的 5 倍,而且大量的游离脂肪酸在肝内分解,糖的分解利用受阻,以致发生大量酮体,可引起酮症酸中毒。胰岛素对蛋白质的代谢也起着重要作用,在蛋白质合成的各个环节,能促进氨基酸由细胞外进入细胞内的通透作用以及活化促进核糖蛋白体对信使核糖核酸的翻译能力,从而促进蛋白质和核酸的合成。胰岛素还能减少组织蛋白的分解,促进氨基酸合成蛋白,并对细胞的增殖、生长与分化也有影响,可以加速DNA 和 RNA 的生物合成。此外,性激素和生长激素对蛋白质合成的作用也必须在胰岛素存在的情况下才能表现出来。

胰岛素像是一个能源枢纽,控制葡萄糖及有关物质的转换率。葡萄糖本身也是调节胰岛素分泌的反馈因素。胰岛素的缺乏导致体内合成代谢减弱,分解代谢加强,这是由于能源代谢失去控制所造成的后果。曾经胰岛素只应用于胰岛素绝对缺乏的 1 型糖尿病,近年来也应用于 2 型糖尿病以减轻胰岛 β 细胞的分泌负担。

二、胰升糖素

胰升糖素和胰岛素的作用正好相反,对促进糖原的分解,抑制糖原的合成和糖的异生有较大的作用。

胰升糖素和胰岛素是一对矛盾。糖尿病患者不是用胰岛素越多越好。当胰岛素应用到一定量出现低血糖时,胰升糖素就要分泌,使肝糖原分解来升高血糖。一般正常人每天分泌 32 个单位的胰岛素来进行代谢,当胰岛素用量超过 32 个单位时,就可能出现低血糖,于是胰升糖素就要发挥作用。所以临床上应用胰岛素要注意用量。

胰升糖素对脂肪的代谢作用,表现在能抑制肝中脂肪酸的合成,减少甘油三酯的合成,使脂肪分解加快,使血中甘油三酯浓度降低。

胰升糖素对蛋白质代谢的影响,它促进肝细胞对氨基酸的摄取,使血中氨基酸减少,能促氨基酸参加糖异生作用,促进尿素的生成和排泄,抑制蛋白质的合成。

胰升糖素对心脏有强心作用,使心率增快,心肌收缩力增强,冠状动脉血流量增加。

胰升糖素对胃肠的分泌和蠕动有较强的抑制效应,可抑制食欲,减弱食道下部括约肌、胃肠的收缩,抑制胃酸、消化酶、胰酶的分泌,刺激胆汁的分泌,有缓解胆管痉挛的作用。

此外,胰升糖素能引起血管扩张,增加肾脏的血流量和肾小球滤过率,促进尿中的 Na^+、K^+、Cl^- 的排泄,并增加肝脏、肺脏等局部的血流量。

第二节　糖尿病眼病的病因病机

一、糖尿病的病因

糖尿病的病因就是糖尿病眼病的病因。目前已知糖尿病的病因与下列八大因素有关:

(1)遗传:约有 25%～50%糖尿病患者有家族史,1 型和 2 型糖尿病均有遗传因素。

(2)病毒感染:实验证明脑炎、心肌炎病毒、柯萨奇 B_4 病毒可致糖尿病。临床所见腮腺炎、风疹病毒也能引起糖尿病。一般以秋季(7～10 月)为多发期。

(3)自身免疫:1 型糖尿病与自身免疫有密切关系。

(4)化学毒物及药物:化学毒物如四氧嘧啶、链尿佐菌毒等化学物质腹腔注射和静脉注射可使实验动物发生糖尿病。

药源性糖尿病如:

• 激素类药:如糖皮质激素、女性口服避孕药、生长激素、甲状腺激素、降钙素、泌尿素、甲孕酮素、高血糖素、地塞米松、泼尼松、可的松等。

• 降压药:如可乐定、二氮嗪、氯噻酮等阻碍胰岛素释放。

• 利尿药:如噻嗪类、呋塞米、依他尼酸等阻碍胰岛素释放。

• 精神科药:泰尔登、氟哌啶醇、氯丙嗪、奋乃静、阿米替林、地昔帕明、多塞平咪嗪、去甲替林等久服可导致糖尿病。

• 解热止痛药和消炎药:如吲哚美辛、大剂量对乙酰氨基酚、大剂量阿司匹林、吗啡等久服可引起糖尿病。

• 儿茶酚胺类及其他神经系统药:苯妥英钠、肾上腺素、异丙肾上腺素、左旋多巴、去甲基肾上腺素、布酚宁、非诺特罗、普萘洛尔等久用可致糖尿病。

• 抗癌药:四氧嘧啶、链尿佐菌素、环磷酰胺、甲地孕酮、门冬酰胺酶等久用可致糖尿病。

• 其他药物:如异烟肼、烟酸、乙醇、肝素氯化镍等久用也可引起糖尿病。

(5)胰岛素拮抗激素分泌过多:

• 胰升糖素:当胰岛素应用太多则胰升血糖素分泌,当急性创伤、灼伤、心肌梗死、出血性休克时胰升糖素升高,造成内源性高血糖发生。

• 生长抑素:胰岛素抑制胰升糖素分泌,胰升糖素刺激 β 细胞分泌胰岛素,也刺激 D 细胞分泌生长抑素,而生长抑素可抑制 α、β 细胞,减少胰升糖素和胰岛素的分泌。

• 胰多肽:胰多肽可以促进肝糖原分解,抑制肝糖原的合成,抑制胰岛素的分泌,从而可使血糖升高。

• 前列腺素：前列腺素可使胰岛素下降 50%。

（6）精神因素：高兴和身心愉快时使胰岛素分泌增加，血糖下降；若精神紧张，生气劳碌则交感神经兴奋，肾上腺素分泌增加，使胰岛素分泌减少，血糖上升。

（7）胰岛 β 细胞功能和释放胰岛素异常：因胰岛 β 细胞功能异常产生的胰岛素原失常，C 肽和胰岛素连接不易分开，所以血液循环中胰岛素原相对多而胰岛素量少。或胰岛素组成的氨基酸有变化，不能起到胰岛素的作用，所以自身分泌的胰岛素作用降低，可使血糖上升。

（8）胰岛素受体异常、受体抗体及胰岛素产生：肝、脂肪、红细胞等分布着特异性的胰岛素受体，葡萄糖顺利进入细胞内。①要有足够数量的胰岛素。②要有足够数量有亲和力的受体。而受体可随胰岛素浓度变化，当 2 型糖尿病患者肥胖时受体数减少，胰岛素即使高，转化葡萄糖作用也不大，临床上称胰岛素不敏感，也称胰岛素抵抗。当肥胖者体重下降后，胰岛素受体亲和力加强，数量增多，胰岛素转化糖的能力则提高。另外，受体与其他物质相结合，也可对胰岛素产生抵抗，受体本身存在缺陷，与胰岛素亲和能力下降，都会使血糖得不到应有的转化而致血糖异常升高。视网膜电图震荡电位（OP5）能客观而敏锐的反应视网膜内层循环状态，特别是糖尿病视网膜病变的早期，在眼底检眼镜尚未能发现视网膜病变时，OP5 就已经可能出现临床意义的改变了。

二、糖尿病眼病的病因病机

凡患糖尿病 5 年以上，由于高血糖造成大血管和微血管以及神经受损而产生糖尿病眼病，如糖尿病眼病皮肤病、糖尿病白内障、糖尿病青光眼、糖尿病视网膜病变、糖尿病视神经病变等。

（一）糖尿病眼病血管病变

糖尿病可致血管病变，血管病变分为大血管和微血管病变两大类，大血管病变常分布于胸腹主动脉，特别是肋间动脉、冠状动脉、肠系膜动脉、肾动脉、下肢动脉等分支开口处，亦常分布于脑动脉。大血管病变主要是动脉粥样硬化。糖尿病大血管病变和非糖尿病大血管病变都非常容易出现，且病理变化也非常相似。糖尿病大血管病变者往往年龄较小，病变发展较快，病情较重，致死率高。

血管动脉硬化可从眼底中直接看到。当血糖过高达 5～10 年以上者，眼底动脉硬化，首先表现为动静脉的比例为 1：2～1：3（正常动静脉比为 2：3），动脉呈白线，或动脉粗细不匀，动静脉交叉可见压迫现象。其机理主要是血管内皮损伤学说。在长期的高血压及血流的冲击下，促使内皮损伤的基础上，引起血小板凝集沉积，促使血管收缩，动脉粥样硬化斑形成和血栓形成。

糖尿病微血管病变。糖尿病微血管病变是糖尿病的特异性病理改变。其发生发展与糖尿病病程和高血糖代谢混乱密切相关。糖尿病 5 年后就可以发生眼底出血（微血管病变）占糖尿病患者的 50％，10 年的糖尿病患者眼底出血的发病率达 65％，20 年的糖尿病患者眼底出血发病率则高达 85％以上，这说明糖尿病患者眼底出血发病率与糖尿病病程成正比。但也有人认为糖尿病微血管病变只要控制血糖就可以了，这是不对的。治疗糖尿病眼病不只要控制血糖，还要治疗糖尿病眼病。糖尿病微血管病变是糖尿病眼底病变的病理基础，也是影响糖尿病预后的决定性因素之一。糖尿病微血管病变发生的机理与大血管病变相似。但血管中没有平滑肌细胞，故病理变化中无平滑肌细胞增生和斑块形成。而微循环障碍，形成微血管瘤，和微血管基膜增厚，则是糖尿病眼病微血管病变的典型病变。

微血管病变致微循环功能性改变，内皮损伤，基膜增厚，血黏度增高，红细胞聚集，血小板黏附和聚集，尤其在基底膜暴露处聚积，最后使微血栓形成和微血管闭塞。表现在眼上，早期表现眼结膜、视网膜小静脉扩张，血流呈颗粒状，血流缓慢，面色潮红；中期眼结膜小动脉收缩时，小静脉也变狭窄，局部出现水肿、出血、软性和硬性渗出；晚期小血管发生硬化，视网膜可以出现微血管瘤、新生微血管和机化物。

由于糖尿病的微血管病变，使眼微循环发生障碍。微循环是循环系统中的基础，它是向全身各脏器、组织运送营养物、排泄代谢废物，并调节组织间液和血管内液。因此，微循环是关系到气体代谢、营养转运和废物排除的管道系统。糖尿病患者由于微血管微循环障碍，常常造成眼和其他脏器处于低灌注状态，从而引起眼的一系列糖尿病病变，包括眼底部病变。

微循环障碍可以通过眼结膜、眼底、黏膜甲皱等观察到。直接观察法：用一个以 45°透射的折射光源，通过显微镜直接观察活动组织的微循环，观察部位为手指、足趾甲皱、眼球结合膜、舌尖、口唇等。间接判断法，是通过临床症状和一些简单的试验标准推测循环的功能状态，如血压和脉搏，大致反应全身微循环血液灌流，若血压降低，脉压缩小 $[2.7 kPa(20 mmHg)]$，脉细数为微循环障碍，若血压回升，脉压加大 $[>4 kPa（30 mmHg)]$，脉正常有力为微循环障碍恢复正常。又如观察尿量来判断微循环障碍与否，若尿量 $<20 mL/h$ 或无尿，为微循环障碍，若 $>20～30 mL/h$ 时为正常。又如观察皮肤黏膜的色泽、温度来判断外周皮肤黏膜的血液灌流，若色紫或灰白，肢端厥冷，按压口唇或甲床后苍白区消失缓慢为微循环障碍，若红色、肢端温暖苍白区消失较快为正常。

糖尿病眼的微循环障碍。糖尿病微血管壁的病变、微血流混乱和微循环血液理化性的改变，引起微循环障碍。微循环障碍在糖尿病眼病中占有十分重要的地位。糖尿病眼的微血管增厚十分明显，由于毛细血管基底膜增厚，微血管内皮细胞增生，因此形成微血管瘤。与此同时微血管粘连,通道狭窄,弹性减弱,血管扩张,再加上血糖升高,代谢混乱所致的血黏度升高,血流缓慢,瘀滞、阻断,血细胞可发生明显聚集,微血管周围可出现明显渗出(黄白色软性或硬性渗出),眼底出血,或微血管壁脆性提高等。糖尿病眼的微血管循环障碍的后果就是眼的代谢混乱和相对缺氧。

从中医的角度来说,"肝主目","肝火灼阴","阴虚火旺","热迫血妄行";后期气阴两虚,血不归经,血溢于外而造成糖尿病眼病。

(二)糖尿病眼病神经病变

糖尿病眼病神经病变,主要表现在两个方面,一是营养神经的小血管改变,一是神经本身改变。

(1)营养神经的小血管改变:主要为血管腔变窄,可导致神经发生缺血性改变。

(2)神经本身改变:神经本身病变主要见于周围神经系统和自主神经系统。周围神经早期病变的轴突变性,呈线粒体聚集变性,神经微鞭毛增生,轴突膜异常及轴突肿胀等,使轴突变小而功能失常。其次为鞘膜变性,不论有鞘或无鞘神经纤维,均可有长形纤维细胞及胶原纤维明显增生。眼部具有交感神经、副交感神经、三叉神经、动眼神经和视神经,故糖尿病可累及这些眼部神经而出现一系列病变。

中医通过西医对糖尿病和糖尿病眼病研究发现糖尿病及糖尿病眼病与瘀血息息相关,所以治疗糖尿病和糖尿病眼病始终以活血化瘀为主。关于这个问题在以后的章节里,尤其是糖尿病眼底出血,还要着重论述。

附:糖尿病的诊断和鉴别诊断

(一)糖尿病的诊断

1.有糖尿病症状

多饮、多食、多尿、消瘦等。静脉血糖:①任何时候≥11.1 mmol;②空腹血糖≥7.0 mmol;③空腹血糖<7.0 mmol,但口服75 g葡萄糖耐量试验,2小时>11.1 mmol,糖化血红蛋白≥7%者,以上具备一项即可诊断糖尿病。

2.无糖尿病症状

①空腹静脉血糖≥7.0 mmol(二次)者;②第一次OGTT试验(糖耐量)的第一个小时和第二个小时≥11.1 mmol,重复一次空腹血糖≥7.0 mmol或重复OGTT试验2小时血糖≥11.1 mmol,糖化血红蛋白≥7%者。有一项即可诊断。

(二)糖尿病的鉴别诊断

1.常见疾病的鉴别

(1)肝脏性糖尿疾病:由于肝脏损害导致的糖尿病为肝源性糖尿病。①患肝病时储糖原能力减弱致血糖升高。故糖耐量试验在1小时左右达高峰,然后迅速下降,而2~3小时后恢复正常,3~5

小时则出现低血糖。② 肝炎病毒可累及β细胞而发生糖尿病,但多数是可逆的,仅少数不可逆而成为糖尿病。

(2)慢性肾脏性糖尿疾病:①肾衰时对胰岛素的灭活降低,相对胰岛素增加,可使轻型糖尿病转为正常,对已经应用口服降糖药或注射胰岛素者易发生低血糖。②因肾衰到尿毒症时,胰岛受体对身体的胰岛素不敏感,但对外来的胰岛素又特别敏感,所以肾衰患者用胰岛素时易发生低血糖。③肾脏病变是肾小管对糖重吸收的能力减弱,虽血糖不高但出现尿糖,称"肾性尿糖",而不是糖尿病。

(3)精神疾病:在紧急的情况下由于精神高度紧张,体内肾上腺皮质激素、儿茶酚胺类物质分泌,可使血糖一时上升,过后血糖正常,这不是糖尿病,若长期处于精神紧张者,可造成糖尿病。

(4)内分泌疾病:如肢端肥大症、胰岛细胞瘤、嗜铬细胞瘤、库欣综合征多促进血糖升高。甲状腺功能亢进时:①儿茶酚胺分泌增加,都使胰岛素分泌相对减少,血糖上升;②因耗能而摄入增加;③因耗能肝糖原的异生增加。约50%的甲亢患者可使原有的糖尿病加重。

(5)肥胖性糖尿病:胰岛素单位体积里的含量减少,也可使血糖升高,当减肥后可使血糖正常或下降。

(6)药物所致的血糖升高,当停用使血糖升高的药物时,可使血糖下降或正常。

(7)急性创伤、脑外伤、脑出血、烧伤、骨折感染、心肌梗死等病亦可出现血糖高,病愈后血糖可恢复正常。

(8)妊娠、妊娠后可出现血糖高,但分娩后血糖可趋于正常。

(9)胰岛癌、脑瘤也可出现血糖高,但手术后血糖可趋于正常。

2. 1 型、2 型糖尿病的鉴别

(1)C 肽:1 型糖尿病 C 肽很低或为 0,刺激后仍低;2 型糖尿病 C 肽偏低或正常,刺激后上升(C 肽和胰岛素分子等量产生,通过化验 C 肽,可测胰岛素水平)。

(2)遗传:单卵形双胎糖尿病共患率,1 型 35%～50%;2 型＞90%,接近 100%。

(3)发病年龄:1 型高峰在 12～14 岁,一般在 20 岁前;2 型一般在 30 岁后,50 岁后明显,60～70 岁达最高峰。

第三节　糖尿病的中西医治疗

一、心理治疗

(1)解除疑虑、担心、害怕心理,从实际出发,患者有什么心理问题,以科学的态度,进行说服教育,使患者得到科学满意的解答。

(2)解决麻痹轻视、满不在乎、盲目

乐观的思想,如对用药、饮食、生活随意增减和轻易更换等。

(3)进行本病发生、发展、转化规律和具体防治措施的教育。如根据血糖、尿糖和血脂的高低调整饮食与用药等。

(4)正确处理家庭、社会、工作、学习等有关知识的教育和形成有规律的生活重要性教育。

(5)对糖尿病并发症防治的教育。

二、运动治疗

运动可使肌肉毛细血管扩张,血流增加,肌糖原分解加速。运动可使肌肉中储存的糖和脂肪用完后则摄取血运中糖和脂肪酸,使血糖、血脂下降。运动控制血糖是糖尿病的主要治疗方法。

急性运动时,儿茶酚胺分泌增加,交感神经兴奋,抑制胰岛素分泌,肝糖原分解增加,同时抑制肝、肌肉对糖的利用;胰岛素分泌升高,促使肝糖原分解,使血糖升高,并促进脂库中的甘油三酯分解为脂肪酸和甘油磷酸,以供能;运动时胰岛素受体与胰岛素的亲和力增高,以保证肌肉的需糖量;肌肉活力因子增加,可刺激肌肉摄取糖。

慢性长期运动,可以增强体质,改善肌糖原氧化代谢,使心血管功能改善,摄氧量增加,肌肉活动能力增强,可使肥胖体重减轻,胰岛素受体敏感性增加,与胰岛素亲和力增强,胰岛素水平降低,还可使去甲肾上腺素反应减弱,葡萄糖耐量提高。可使肌肉利用脂肪酸,降低甘油

三酯。若长期休息不运动,可使胰岛素抗体增加。

轻度糖尿病患者的运动。正常体重型患者胰岛素水平低于基础水平者,运动时胰岛素分泌减少,肝糖原分解输出增多,但肌肉利用糖增加相当,不会出现低血糖,反而有利于降脂、降糖,增强体质,提高生存质量,延长生存时间。

中度糖尿病患者的运动。中度偏胖型糖尿病患者,经运动,胰岛素受体增加,对胰岛素由不敏感转为敏感,可降糖、降脂,有利于减肥。采取行走快步,每分钟达 60 步以上,或骑自行车、或自由式游泳、或跳舞。

重度糖尿病患者,偏瘦又胰岛素严重缺乏者,运动时肝糖原分解输出增加,而肌肉摄取和利用都较差,于是血糖升高,使病情加重。另外由于运动使激素(儿茶酚胺、皮质醇、生长激素、胰升糖素)增加,促使脂肪酸增多,若供氧缺乏,酮体生成增加,乳酸生成增加而利用不足,可引起酮症酸中毒、乳酸性酸中毒,对这种人,运动前可注射少量胰岛素,运动量宜小不宜大。采取运动方式,可慢步走,站着活动、坐着活动,或卧床运动(调息运动、意念运动、四肢伸屈运动)等。

用胰岛素治疗的患者,运动时不会使胰岛素水平降低。若用胰岛素量较高,可抑制肝糖原的分解和输出,而肌肉摄糖和利用糖增加,而发生低血糖。偏瘦型患者运动前应增加食量,偏胖型患者可适当减少胰岛素用量。

胰岛素水平高于正常水平者,在运动时也易出现低血糖,起始运动量不宜过大。

已有肾、眼微血管病变时,剧烈的运动可使毛细血管扩张,通透性增加,全身肌肉血流量增加而肾血流量降低,使糖尿病肾病加重,运动时血压升高,增加视网膜出血和玻璃体积血的危险性,所以运动应轻缓慎重。

严重并发症、感染、肺结核活动期严禁运动。冠心病、高血压、肝病者,运动宜轻缓,不能剧烈。可按重度糖尿病患者运动方式进行。

三、饮食治疗

饮食疗法是糖尿病基础疗法之一。饮食治疗可以减轻胰岛 β 细胞的负担,有利于 β 细胞功能的恢复,从而达到降低空腹血糖、餐后血糖的目的,还可以使肥胖者降低体重及增加胰岛素受体数目和敏感性。饮食疗法是糖尿病治疗中至关重要的基本疗法。

目前国内外尚没有一种方法可以根治糖尿病,一旦患病,往往终身带疾。因此,糖尿病患者只有长时间合理坚持饮食疗法,才能有效地控制血糖。

糖尿病饮食疗法的目的,在于摄入最低限度的碳水化合物,维持机体的正常需要,减轻胰岛 β 细胞的负担,促进空腹血糖、餐后两小时血糖降至正常或接近正常水平,促进尿糖消失,从而有效地纠正糖代谢混乱。因此,饮食疗法是糖

尿病一切治疗方法的基础。有的专家认为,单纯饮食治疗比单用药物治疗更能有效地延长糖尿病患者的寿命。

糖尿病患者饮食疗法对患者来说,不仅能治疗疾病,并可达到营养平衡,改善机体的营养状况,增强机体的抵抗力。也就是说,合理科学的饮食调养,不但能控制糖尿病的病情发展,而且还可以防止出现各种并发症。可见糖尿病饮食疗法具有极其重要的现实意义。

糖尿病饮食疗法的原则:合理节制饮食,摄取必需的最低热量。成年人休息状态下,每日每千克体重所需要热量约 $105\sim125$ kJ($25\sim30$ kcal 热量);轻体力、脑力劳动者,每日每千克体重所需热量约 $125\sim146$ kJ($30\sim35$ kcal 热量);重体力劳动者,每日每千克体重所需要的热量为 $167\sim251$ kJ($40\sim60$ kcal)。总热量中碳水化合物占 60%,蛋白质占 $15\sim20\%$,脂肪占 $20\%\sim25\%$。总热量在开始时计算要低些,为达到标准体重,应该限制总热量,以便减肥。过去只注重摄糖量,不吃糖食,而选择蛋白质含量高的肉食。现在看来这种方法是不正确的,美国研究发现肉食(热量高),不但对糖尿病不利,甚至还能导致糖尿病。

饮食计算法举例:

(1)细算法:按标准体重计算,以达到患者向标准体重发展的目的。

标准体重(kg)= 身高(cm)－100

每日热量总数为

125.5 kJ×60 = 7530 kJ(1800kcal)

其中进食蛋白 45 g、糖 292 g、脂肪

45 g。膳食再分早、中、晚分配,早 1/5、中 2/5、晚 2/5。其余体型均按各自体型要求供给热量。

(2)估算法:按正常体重,60 kg 的患者,每日主食:休息者 100～250 g;轻体力劳动者,250～300 g;中等体力劳动者 300～400 g。每日荤菜 150 g,蔬菜 250～500 g,烹调植物油 15～20 g,水果 150 g。

凡伴有急性心肌梗死、心力衰竭、严重高血压、肾衰竭、肝功能严重损害、肝硬化腹水、肺结核、严重感染等患者,只要血糖较高,就应当加用胰岛素,并据情况适当放开饮食品种和总量。关于食物的含糖量及热量请参考有关书籍。

四、西医药物治疗

西医治疗糖尿病眼病,只是让患者控制血糖,但血糖控制好,糖尿病眼病也不会好。必须用西药控制血糖,用中药治疗糖尿病眼病。西医控制糖尿病的药物分为四类,即胰岛素类、磺脲类、双胍类和葡萄糖苷酶抑制剂。

(一)胰岛素类

主要用于 1 型糖尿病和 2 型糖尿病口服降糖药疗效不佳者。1 型糖尿病必须用胰岛素,2 型糖尿病现在也要求用胰岛素。胰岛素有长效、中效、短效和口服之分,要在医生的指导下用药。短效类可皮下、肌肉及静脉注射,高峰时间 1～3 小时,持续 5～7 小时;中效类仅仅可皮下和肌肉注射,高峰时间 6～12 小时,持续 12～24 小时,可与短效类合用。长效类含过量鱼精蛋白,胰岛素与鱼精蛋白的比例为 1∶1.5～1∶2,故在于短效胰岛素合用时每单位可结合 0.5～1 单位的短效胰岛素,高峰时间 10～16 小时,持续 28～36 小时。但要注意应用胰岛素亦可有副作用,它能使人体产生蛋白质抗体,久用降低胰岛素的作用,引起胰岛素用量日趋增多,疗效日趋下降,甚至出现耐药性,注射部位出现过敏和脂肪萎缩;若胰岛素与胰岛素抗体解离又可释放出胰岛素而导致低血糖。其抗体可促进或加重肾病变。

胰岛素的应用:① 普通的胰岛素可分 3～4 次注射,三次者早、中、晚餐前 30 分钟皮下注射,四次者睡前再注射一次,注射量早 31%;中午 23%;晚 23%;睡前 23%。若后半夜或早餐前血糖高者,晚餐前可加 4～8 单位的低精蛋白锌胰岛素或鱼精蛋白锌胰岛素。② 若胰岛素功能有一定储存着,也可每日一次或二次注射。③ 若有黎明现象者,无论 1 型或 2 型糖尿病每日晨 5～8 点血糖升高,多由于生长激素或糖皮质激素的因素所致,应提前在晚餐前加用 4～8 单位中长效胰岛素,或在下午 5 点前口服降糖药。④ 若因应用胰岛素过量造成低血糖后血糖上升致高血糖,这称为苏木杰效应,对此效应只有减少胰岛素用量才能有效,不能因血糖升高而继续加大胰岛素用量。主要的识别方法是观察体重的变化,只要体重不下降,就应该减少胰岛素的用量,同时适当减少摄入的总热量。

关于诺和灵 30R 笔芯:见该药说明书。现在已有口服胰岛素诺和龙。

胰岛素治疗糖尿病,也可引起眼不良反应,可致视力减退、眼震颤、眼外肌麻痹、复视、瞳孔散大、光反应缺如、眼睑或结膜过敏红斑,血管神经水肿,荨麻疹、斜视、眼压上升或降低,及免疫性视网膜病变。

(二)磺脲类

1956 年发现 D860,为第一代药;1972 年有格列本脲(Hb419)为第二代,以后又由美吡哒、哒美康、格列喹酮、格列波脲、瑞易宁等。

1. 降糖机理

是刺激胰岛 β 细胞及时分泌胰岛素。还能促进胰岛受体蛋白的合成,使胰岛受体数目增加,提高周围组织对胰岛素的敏感性和亲和力。还能抑制 α 细胞分泌胰高糖素,也可以抑制 D 细胞分泌生长抑素。还可以使胰岛素在肝脏内分解代谢降低,还抑制肝糖原异生与分解,使肝糖原输出减少。

2. 适应证和禁忌证

适应证:2 型糖尿病患者,体重正常的非肥胖型糖尿病患者,经饮食运动治疗不能满意者;用胰岛素治疗在每日40 U效果满意者;或 20 U 以下有效者,便可逐步改用磺脲类药,但需摸索用量。若空腹血糖>11.1 mmol,体重正常,5 年

内未用胰岛素治疗,单用磺脲类降糖药,或磺脲类配双胍类药物治疗为主,若血糖仍高可以用磺脲类辅助治疗。某些缓慢发病的 2 型糖尿病早期胰岛 β 细胞功能尚未完全丧失时,磺脲类药物有些也有效。

禁忌证:1 型糖尿病胰岛素功能完全丧失者,出现酮症,伴代谢性中毒或酮症酸中毒,或高渗综合征;有严重感染、高烧、外科手术、妊娠、分娩及各种严重的心、肾、肝、脑等急慢性并发症;黄疸、造血系统受制、白细胞缺乏;对磺脲类过敏已见有明显毒副作用者;糖尿病妊娠者等为磺脲类药禁忌证。

3. 磺脲类药品种特点、疗程及选用

(1)优降糖:服后 15～20 分钟起作用,2～6 小时达高峰,持续 24 小时,但在6 小时后作用减弱,空腹服药 2 小时即可达高峰值,餐中或餐后 3 小时才能达高峰值,食物影响优降糖的吸收。肝肾各排泄 50%,故肝肾功能不佳者最好不服此药。因此药引起作用快、长、强,所以用量应从小量开始,如每日早饭前半小时服 2.5 mg,若不吃早饭者忌服。老年患者更应注意,若口服 β 阻滞剂(如普萘洛尔)者,易掩盖低血糖反应,要特别小心。进食太少、活动量大、饮酒都能引起低血糖,故口服格列本脲应注意食量、活动量、忌饮酒。化验肝功能不正常,有胆汁郁积性黄疸者不宜口服本药。若服本药后出现皮疹、白细胞、粒细胞、血小板、全血细胞减少,溶血性贫血者不宜口服

本药。若服本药出现胃肠反应，或头痛、胸腹痛、视力模糊、四肢震颤者可改服它药。

格列本脲每片 2.5 mg，每餐前 20～30 分钟口服 2.5～5 mg。每天最大量 15 mg。因其对肝脏损害大，故逐渐不用。

(2)美吡哒：1971 年意大利研究成功，1984 年美国食品药物管理局批准应用，每片 5 mg，服药后 30 分钟可见血清胰岛素升高，1～3 小时达高峰，平均半衰期 2～4 小时，持续 6 小时，宜餐前 30 分钟服。主要在肝脏代谢。代谢产物已无活性，24 小时经肾脏排出 97%，引起作用快、强、短，使血糖较理想的降到正常，减少因高血压和高胰岛素血症所造成的甘油三酯血症，并可提高高密度脂蛋白的比例。但他也有副作用，可因年老体衰、运动量过大、不规则进食、饮酒，或因肝肾功能不佳，或同时服用磺胺、氯霉素等药物造成低血糖。如见低血糖症(出汗、颤抖、体温降低、头痛烦躁、疲乏、情绪悲伤、睡眠不宁等)，即可服糖可缓解。严重者静脉推注 50% 葡萄糖 20～40 mL 即可缓解。若服量过大时可致头痛，胃肠道不适。服之也偶有造血系统障碍，皮肤过敏，轻者自行消失，重者停药后消失。

剂量及用法：早餐前 30 分钟或早晚，或早中晚餐前 30 分钟服 5～10 mg，最大量为每日 30 mg，老年患者始用量每次 2.5 mg。

(3)达美康：除有磺脲类降糖作用外，还有减低血小板黏附血管壁及血小板相互凝聚的作用，从而有可能降低血栓的形成，还能加强血管壁的纤维蛋白溶解，从而可减慢血管内皮细胞壁的纤维增生，减慢视网膜病变发展，有利于减肥。服药 2 小时至 6 小时血浆浓度达高峰值，半衰期 12 小时，持续 24 小时，在肝脏内代谢灭活，有少部分原形药 60%～70% 自肾脏排出，另有 10%～20% 自胃肠道排出。

副作用及注意事项：服此药偶见腹痛、恶心、头晕、皮疹。若用药过量，进食太少，活动过多，或肝肾功能不良者，或服用磺胺药、阿司匹林、四环素、哌克昔林、氯霉素等药易引起低血糖。若久用失效者，可配双胍类药能有效。

剂量和用法：对 2 型糖尿病胖型早餐前服 40～80 mg 已足够。一般剂量早、晚餐前 30 分钟各服一次。或可早、中、晚服，甚至睡前还可加服一次，服到四次。无酮症酸中毒而服本药无效者可加服双胍类药。有酮症酸中酸中毒者，必须加用胰岛素。

(4)克糖利：系瑞士国产药。它兴奋胰岛 β 细胞，分泌胰岛素。抑制 α 细胞分泌胰升糖素。降低甘油三酯。降低血黏度、血小板聚集、糖化血清蛋白等，从而防止动脉脉硬化、血栓形成。经肝脏代谢，肾脏排出。

副作用及其注意事项：服本药后低血糖反应较轻；个别有胃肠道和皮肤反应。

剂量及用法：每片 25 mg，早服 12.5 mg，或早、晚各服 25～50 mg，最好在饭前服用。以利餐后血糖降低。

(5)糖适平：德国 20 世纪 70 年代发

明,95%从胃肠道排出。服药后 2～3 小时达到高峰,8～10 小时降低,在肝脏代谢,从胆汁中经肠道排出,只要肝功能正常即可应用。

副作用及注意事项:少数患者有低血糖反应。

剂量及用法:早服 30 mg,晚服 15 mg,最多早、中、晚餐前各服 30 mg。

(6)瑞易宁:又叫格列吡嗪控释片,外观与传统的药片相似,但它是由具有渗透活性的药物核心及包裹其外的半透膜组成。来自胃肠道的水分进入片剂后,渗透层吸收水分体积增大使药片内的压力增加,积压药物层,药物层通过片剂膜上激光打制的小孔,释放药物。

本药通过刺激胰腺分泌胰岛素达到快速降糖的作用,增加胰岛素的敏感性,减少肝糖原的分解。本品可刺激膳食反应性胰岛素分泌,增强糖尿病患者食物促胰岛素分泌作用。本品治疗 6 个月后,餐后胰岛素和 C 肽反应仍持续增强。长期服用本品空腹胰岛素水平也不提高。

适应证:适用于充分进行饮食控制的基础上,治疗 2 型糖尿病及其相关的症状,可有效的减缓糖尿病视网膜病变,肾脏病变和神经病变的发展。

副作用及注意事项:严重不良反应的发生率极低。极少数发生低血糖。对本品过敏者,或不伴有昏迷的糖尿病酮症酸中毒者,禁用本药。

剂量及用法:每盒 14 片,每片 5 mg。每日一次,与早餐同时服用。不要嚼碎服,整个咽下去,泻出的为原形药片为正常。

(三)双胍类降糖药

双胍类降糖药与胰岛素水平高低无关,与胰岛 β 细胞好坏无关。正常人体服本药无降糖作用。

1. 降糖机理

它的作用是抑制肠道对葡萄糖、氨基酸、脂肪、糖、胆盐、Na^+、水、维生素 B_2 吸收及抑制食欲作用。增加周围组织利用葡萄糖。抑制肝糖原的分解和葡萄糖的输出。增加靶细胞中的胰岛素受体数,提高对胰岛素的亲和力和敏感性,从而加强胰岛素的作用,所以 1 型糖尿病单用苯乙双胍无效。

2. 适应证和禁忌证

适应证:本类药适用 2 型糖尿病偏胖者,用饮食和运动疗法效果不显者;2 型糖尿病应用饮食运动和磺脲类药治疗不理想者;1 型糖尿病应用胰岛素可减少胰岛素用量,且易使血糖稳定;用胰岛素每日 20 U 以下有效,欲改口服降糖药者;用磺脲类无效或忌用者可改用双胍类药,或用磺脲类药效果不理想可配双胍类药;对胰岛素有抗药性的患者,配合用双胍类药能使病稳定;对 2 型糖尿病偏胖者,与磺脲类合用有利于降低血糖、血脂和体重。

禁忌证:酮症酸中毒、高渗综合征、重毒感染、创伤、高烧、手术、妊娠、分娩、慢性胃肠病、肝肾病、心力衰竭、心肌梗死、失血失水、慢性营养不良、消瘦、黄痘、急慢性酸中毒、酒精中毒等有乳酸增多的病症。胰岛素用量在每日 20 U 以上，才能维持的患者，不宜改用本药，只可配合用。已有肾小球硬化症、眼底病变、神经病变、脑部病变、血管闭塞者。2型糖尿病用饮食运动或磺脲类药降糖效果不满意者。

3．选药和用法

（1）降糖灵：亦叫苯乙双胍。口服后易吸收，2～3 小时达到高峰，半衰期 3 小时，维持 4～7 小时，大部分从肠道吸收，经肝代谢 1/3，余经肾脏原形排出。每片 25 mg，每次 25 mg，每日 1～3 次，用药量超过每日 100 mg，可出现口腔金属味，厌食、恶心、呕吐、腹胀、腹泻，一般不超过每日 75 mg。本药还可减肥。但亦有报道，就服本药可致胃癌。

（2）二甲双胍：又叫降糖片，美迪康。服后 2～3 小时达高峰，半衰期 1.5 小时，维持 5～6 小时，大部分从尿原形排出。每片 250 mg，每日 2～3 次，其作用只有苯乙双胍的十分之一，副作用也小，但也偶有胃肠反应、厌食、腹泻与皮疹，使用中也应注意观察。国外二甲双胍已不再使用，我国也在逐步停止使用。

（四）葡萄糖苷酶抑制剂

1．降糖机理

它抑制葡萄糖的生成，延缓蔗糖向葡萄糖转化，降低餐后血糖水平。通过使小肠内糖消化减缓和对结肠内糖吸收的调节，使患者一天内血糖浓度平稳。

2．适应证和禁忌证

适应证：食欲旺盛，食量控制不好既不能做到少吃多餐者；高胰岛素血症，高甘油三酯血症者；难于控制的餐后高血糖者；2 型糖尿病服用其他降糖药效果不佳者；1 型糖尿病用胰岛素治疗的患者反复出现午餐前低血糖者。

禁忌证：18 岁以下的患者；有明显消化和吸收障碍的慢性肠胃功能紊乱者；孕妇及哺乳期；有肝肾功能损害者慎用或不用。

3．选药和用法

目前临床上葡萄糖苷酶抑制剂有拜糖平和倍欣。

（1）拜糖平（又称阿卡波糖）。从小剂量开始，每次 50 mg，每日 3 次，在 2 周内可增加到每次 100 mg，每日 3 次。之后，每 4 周逐渐增加直到血糖控制满意，或已达到最大剂量（每日 200 mg），一般根据餐后 1 小时的血糖水平调整药量。

（2）倍欣（又叫伏格列波糖片），成人每次一片（0.2 mg），每日三次，餐前口服，服药后即刻进餐。疗效不明显时，经充分观察可以将每次用量增至 0.3 mg（每次 1.5 片）。

五、中医治疗

糖尿病包括在中医的消渴范畴内，以多饮、多食、身体消瘦或尿有甜味为特征。

历代医家在临床实践的基础上,根据本病三多症状的主次,把本病分为上消、中消和下消。

(一)病因病机

本病病因主要是素体阴虚,复因饮食不节,情志失调,劳欲过度而致。其病机可概括为"阴虚有热",后期可致"气阴两虚"。

(1)饮食不节:长期过食肥甘,醇酒厚味,致脾胃运化失职,积热内蕴,化燥伤津,发为消渴。《素问·奇病论篇》:"此肥美之所发也。此人必数食甘美而多肥也,肥者令人内热,甘者令人中满,故其气上溢,转为消渴。"《丹溪心法·消渴》篇说:"酒面无节,酷嗜炙煿,…于是炎火上熏,脏腑生热,燥热炽盛,津液干焦,可饮水浆而不能自禁。"这些描述都说明了饮食不节和本病发生有密切关系。

(2)情志失调:长期的情志刺激,所欲不遂,导致气机郁结,进而化火,火热炽盛,消烁肺胃阴津,发为消渴。《灵枢·五变》:"…怒则气上,胸中蓄积,气血逆流,…转而为热,热则消肌肤,故为消瘅。"《三消论》:"消渴者…耗乱精神,过违其度,…之所成也。"这些论述都说明了情志失调、五志过极,是发生本症的重要因素。

(3)素体阴虚,复因劳欲过度:阴虚质体,房事不节,劳伤过度,更耗阴津,肾阴亏损,阴虚火旺,上蒸肺胃,遂致肾虚肺燥胃热俱现,发为消渴。《备急千金要方》消渴篇说:消渴由于"盛壮之时,不自慎惜,快情纵欲,极意房中,稍至年长,肾气虚竭,……此皆由房事不节所致也。"说明房室过度,肾虚精伤,与本病的发生有一定的关系。

(二)辨证施治

1. 上消:肺热津伤

[主证]烦渴多饮,口干舌燥,尿频量多,舌边尖红,苔薄黄,脉洪数。

[分析]肺热炽盛,耗液伤津,故口干舌燥,烦渴多饮。肺主治节,燥热伤肺,治节失职,水不化津,直趋于下,故尿频量多。舌边尖红,苔薄黄,脉洪数,是内热炽盛之象。

[治法]清热润肺,生津止渴。

[方药]消渴方(见方1)加味。方中重用花粉以生津清热,佐黄连清热降火;生地、藕汁等养阴增液。若脉洪无力,烦渴不止,小便频数的是肺肾气阴两虚,可用二冬汤(见方2)。方用人参益气生津;二冬、花粉、黄芩、知母清热解渴。如舌苔黄燥,烦渴引饮,脉洪大,乃肺胃炽热,损耗气阴之候,可用白虎人参汤(见方3)以清肃肺胃,生津止渴。岳美中老中医治口渴用石膏、附子。

2. 中消:胃热炽盛

[主证]多食易饥,形体消瘦,大便秘结,舌苔黄燥,脉滑实有力。

[分析]胃火炽盛,腐熟水谷力强,故多食易饥。火热耗伤津血,肌肉失养,故

形体消瘦。胃津不足,大肠失去濡润,故大便秘结。舌黄燥,脉滑实有力,是胃热炽盛之象。

［治法］清胃泻火,养阴保津。

［方药］玉女煎(见方 4)加减。方用石膏、知母清肺胃之热;生地、麦冬益肺胃之阴;加黄连、栀子清热泻火;牛膝引热下行。大便秘结可加元参以增强益水行舟之功。余治便秘用生白术 50 g,当归 30 g,以滋阴养血、健脾润便,若大便初头硬者,用肉苁蓉 30 g,温肾通便,甚好。

3. 下消:分肾阴亏虚、阴阳两虚

(1)肾阴亏虚型

［主证］腰痛腰酸,尿频量多,混浊如膏脂,或尿甜,口干舌燥,舌红,少苔,脉沉细数。

［分析］肾阴亏虚故腰痛腰酸,肾虚无以约束小便,故尿频量多。肾失固摄,水谷精微下注,故小便混浊如膏脂,有甜味。口干舌燥,舌红,脉沉细数是阴虚火旺之象。

［治法］滋阴固肾。

［方药］六味地黄丸(见方 5)。方中山药、萸肉用量宜重。因山药能养脾阴而摄精微。山萸肉能固肾益精,不使水谷精微下注。如肾阴不足,肾火偏盛,证见烦躁、失眠、遗精、舌红、脉细数者,宜养阴清热,镇摄潜阳,加龙骨、牡蛎、桑螵蛸、黄柏、知母。

(2)阴阳两虚型

［主证］小便频数,混浊如膏,甚则饮一溲一,面色黧黑,耳轮焦干,腰膝酸软,甚则阳痿。舌淡苔白,脉沉细无力。

［分析］肾失固藏,不能约束水液,故小便频数,混浊如膏,饮一溲一。水谷精微随尿液下注,无以熏肤充身,故面色黧黑,耳轮焦干。肾主骨,腰为肾之府,肾虚故腰膝酸软。命门火衰,宗筋缓迟,故阳事不举。舌淡苔白,脉沉细无力是阴阳两虚之象。

［治法］温阳滋肾固摄。

［方药］金匮肾气丸(见方 6)。方用附子、肉桂以温阳补肾;六味地黄丸以调补肾阴,如阴阳气血俱虚的用鹿茸丸(见方 7)。以上两方均可加覆盆子、桑螵蛸、金樱子枸杞子、决明子等补肾固摄。

(三)中医治疗糖尿病的方剂

(1)消渴方《丹溪心法》:黄连末、天花粉末、生地汁、藕汁、人乳汁、姜汁、蜂蜜。

(2)二冬汤《景岳全书》:生地、麦冬、枣仁、甘草、元参、茯苓、黄连、木通、灯芯、竹叶。

(3)白虎加人参汤《金匮要略》:知母、生石膏、人参、粳米、甘草。

(4)玉女煎《景岳全书》:生石膏、熟地、麦冬、知母、牛膝。

(5)六味地黄丸《小儿药证直诀》:熟地、山药、山萸肉、茯苓、泽泻、车前子。

(6)金匮肾气丸《金匮要略》:桂枝、附子、熟地、山药、山萸肉、茯苓、泽泻、车前子。

(7)鹿茸丸《三因极一病证方论》:鹿

茸、麦冬、熟地、黄芪、五味子、肉苁蓉、鸡内金、山萸肉、补骨脂、人参、牛膝、元参、茯苓、地骨皮。

（8）自拟治糖尿病眼病方：黄芪30 g，白术10 g，白芍30 g，乌梅10 g，葛根10 g，熟地20 g，山萸肉20 g，麦冬15 g，泽泻10 g，五味子10 g，知母10 g，枸杞子30 g，淫羊藿15 g，汉三七（冲）6 g。加减：①夜尿频，加芡实20 g，菟丝子20 g。②气血弱，加首乌20 g，黄精15 g，党参10 g。③高血压者，加牛膝20 g，杜仲20 g。④视力模糊者，加女贞子30 g，决明子30 g。⑤血糖高者，加仙鹤草60 g，枸杞30 g，当归10 g。⑥胰岛素依赖者，加丹参30 g。⑦口渴者，加元参20 g，天花粉15 g。⑧大便秘结者，加川军10 g。⑨大便初头硬者，加肉苁蓉30 g。⑩大便溏者，加苍术30 g，黄连10 g。

（四）中医治疗糖尿病及其并发症的药物

1. 降血糖的中药

苍耳子、牛蒡子、葛根、知母、芦根、花粉、黄连、黄柏、麦芽、牛膝、桔梗、昆布、灵芝、刺蒺藜、僵蚕、人参、西洋参、黄芪、白术、山药、绞股蓝、葫芦巴、麦冬、玉竹、黄精、枸杞子、女贞子、黑芝麻、山萸肉、桑螵蛸、仙鹤草、荔枝核、生地、葛根等。

（1）苍耳子：辛苦温，有毒，归肺经。具有发散风寒、通鼻窍、祛风湿止痛之功。其含有"苍耳苷"对大鼠、兔和犬有明显降糖作用。

（2）牛蒡子：辛苦寒，归肺肝经。具有疏散风热，宣肺祛痰，利咽透疹，解毒消肿之功。因其解毒利尿，故有降低血糖的作用。

（3）桑枝：甘苦寒，归肺肝经。具有疏散风热，清肺润燥，平抑肝阳，清肝明目之功。据现代研究，认为桑叶对各种原因引起的动物高血糖有降糖作用。其含有"脱皮固醇"能促进葡萄糖转化为肝糖原，但不影响正常动物的血糖水平。

（4）葛根：甘辛凉，归脾胃经。具有解肌退热，透疹，生津止渴，升阳止泻之功。据现代研究，本药有轻微的降糖作用。

（5）知母：甘苦寒，归肺胃肾经。具有清热泻火，生津润燥之功。据现代研究，其所含"知母聚糖 A、B、C、D"有降血糖作用。"知母聚糖 B 活性最强"。

（6）芦根：甘寒，归肺胃经。具有清热泻火，生津止渴，止呕利尿之功。据现代研究，本品含有的碳水化合物中，有母聚糖等多种具免疫活性的多聚糖化合物，具有降血糖作用。

（7）天花粉：甘，微苦，微寒。归肺胃经。具有清热泻火，生津止渴，消肿排脓之功。据现代研究，天花粉水提取物的非渗透部位能降低血糖活性。

（8）黄连：含小檗碱，苦寒，归心脾胃胆大肠经。具有清热泻火，燥湿解毒之功。据现代研究，用黄连或其制剂，或以其为主配其他药物，临床应用认为具有降血糖作用。当临床应用西药降糖药效果不佳时，配用黄连素片，可获得良好的降糖效果。

(9)黄柏:苦寒,归胃膀胱大肠经。具有清热燥湿,泻火除蒸解毒,疗疮之功。据现代研究,黄柏提取物有降糖、降压、抗溃疡、镇静及促进小鼠抗体生长等作用。

(10)熊胆:苦寒,归肝胆心经。具有清热解毒、息风解痉、清肝明目之功。据现代研究,其所含"熊去氧胆酸"可明显降低糖尿病患者的血糖和尿糖,无论单独使用或与胰岛素合用均有效。

(11)地骨皮:苦寒,归肺肝肾经。具有凉血除蒸,清肺降火之功。据现代研究,地骨皮煎剂及浸膏具有降血糖和降血脂的作用。

(12)威灵仙:辛咸寒,归膀胱经。具有祛风除湿,通络止痛,消鱼梗。据现代研究,本品含原白头翁素,白头翁内脂、甾醇、糖类、皂苷等。具有降血糖、镇痛、降血压、利尿等作用。

(13)川乌:辛苦热,有大毒。归心肝胃脾经。具有祛风湿、温经止痛之功。据现代研究,"乌头多糖"有显著降低正常血糖作用。

(14)五加皮:辛苦温,归肝肾经。具有祛风湿,补肝肾,强筋骨利水之功。据现代研究,五加皮能促进核酸合成降低血糖作用。

(15)苍术:辛苦温,归脾胃肾经。具有燥湿健脾,祛风散寒之功。据现代研究,苍术煎剂有降血糖作用。1997年《中医杂志》2:707用苍术10～15g配黄芪、沙参、五味子组成名为"金水相生饮"治

疗糖尿病,总有效率为92%。

(16)茯苓:甘淡平,归心脾胃经。具有利水消肿,渗湿健脾,宁心定志之功。据现代研究,本品含"β茯苓聚糖",占干重的93%,茯苓煎剂、糖浆剂、醇提取物、乙醚提取物具有降血糖,镇静利尿,抗肿瘤,增加心肌收缩的作用。茯苓多糖还有增强免疫功能的作用。茯苓还有护肝的作用。

(17)薏米:甘淡凉,归脾胃肺经。具有利水消肿,渗湿健脾,除痹,清热排脓作用。据现代研究,本药含"脂肪油",能使血清钙、血糖量下降的作用。

(18)泽泻:甘寒,归胃膀胱经。具有利水消肿,渗湿泻热之功。据现代药理研究,本药主要含"泽泻萜A、B、C,挥发油,生成碱,天门冬素,树脂"等,具有降血糖和血压作用。

(19)玉米须:甘平,归膀胱肝胆经。具有利水消肿,利湿退黄之功。据现代报导,开水反复冲泡代茶饮,治疗糖尿病,有效(浙江中医杂志1997,6:377)

(20)麦芽:甘平,归脾胃肝经。具有消食健脾,回乳消胀之功。据现代研究,麦芽浸剂口服液,可使家兔与正常人血糖降低。其注射液可使血糖降低40%或更多。

(21)牛膝:苦甘酸平,归肝肾经。具有活血通经,补肝肾,强筋骨,利水通淋,引火(血)下行。据现代研究,本品含"蜕皮甾酮"有明显降压和降脂作用,并能提高免疫力。

(22)桔梗:苦辛平,归肺经。具有宣

肺,祛痰,利咽排脓之功。据现代研究,本药含多种皂苷,主要为"桔梗皂苷",有降血糖、血脂,松弛平滑肌等作用。

(23)昆布:咸寒,归肝肾经。具有消痰软坚,利水消肿之功。本药含"藻胶酸","昆布素","半乳聚糖"等多糖类。昆布多糖能防治高血糖。

(24)灵芝:甘平,归心肺肝肾经。具有补肾养气,安神,止咳平喘之功。据现代研究,灵芝多糖具有免疫调节,降血糖,降血脂,抗衰老及肿瘤作用。

(25)刺蒺藜:辛苦微温,有小毒。归肝经。具有平肝疏肝,祛风明目之功。据现代研究,蒺藜水煎液有降低血糖作用。

(26)僵蚕:咸辛平,归肝肺胃经。具有祛风定惊,化痰散结之功。据现代研究,本瓶主要含有蛋白质、脂肪,尚含多种氨基酸及铁锌铜锰铅等微量元素。僵蚕的体表白粉中含草酸胺。僵蚕粉有较好的降血糖作用。

(27)人参(力参):甘微苦平,归肺脾心经。具有大补元气、补脾益气、益肺生津、安神益智之功。据现代研究,本品含有多种人参皂苷、挥发油、氨基酸、微量元素及有机酸、糖类维生素等成分,能降低血糖。有人用人参苷治疗轻度糖尿病有一定疗效。故有人用人参酊代替胰岛素,作为中度或中度糖尿病患者作为胰岛素的辅助药物。有人认为人参(力参)对肾上腺素性的高血糖和饮食性高血糖均有抑制作用。

(28)西洋参:甘微苦凉,归肺胃心肾经。具有补气养阴、清热生津之功。据现代研究,本品含多种人参皂苷、多种挥发性成分、树脂、淀粉、糖类及氨基酸、无机盐等。能降血糖。

(29)黄芪:甘微温,归脾肺经。具有健脾补中、升阳举陷、益胃固表、利尿、托毒生肌之功。据现代研究,本品只要含苷类、多糖黄酮、氨基酸、微量元素等。能先升高低血糖,后能降高血糖。

(30)白术:甘苦温,归脾胃经。具有健脾益气、燥湿利水、止汗、安胎之功。据现代研究,本品含挥发油、果糖、菊糖、白术多糖、多种氨基酸及维生素 A 类成分。能促进细胞免疫功能,有一定提高白细胞的作用,还能保肝利胆,利尿,降血糖,抗凝血,抗菌,抗肿瘤作用。生白术 50 g 有健脾通便之功(糖尿病患者便秘为血糖高)。白术与香附合用有降糖作用。白术与人参、黄精、白芍、元参、肉桂、黄连、知母、瓜蒌、旋复花、山萸肉合用降低血糖作用。

(31)山药:甘平,归脾肺胃经。具有补脾养胃、生津益肺、补肾涩精之功。据现代研究,山药对大鼠脾虚模型有预防和治疗作用,对离体肠管运动有双向调节作用,有助消化作用。对小鼠细胞免疫功能和体液免疫有较强的促进作用。并有降血糖,抗氧化作用。

(32)绞股蓝:甘苦寒,归脾肺经。具有益气健脾、化痰止咳、清热解毒之功。据现代研究,本品含 80 种皂苷,还含有糖类,黄酮类,维生素 C,18 种氨基酸和多种无机元素,具有免疫调节作用,有明显降糖、血脂作用。

(33)葫芦巴:苦温,归肾经。具有温肾助阳、散寒止痛之功。据现代研究,本品含龙胆宁碱,番木瓜碱,胆碱,葫芦巴碱。还含皂苷、脂肪油、蛋白质、糖类及维生素 B1。本品有降血糖、利尿、抗炎等活性、可引起血压下降。其提取物有刺激毛发生长的作用。《中国医学论坛报》1987 年 12:25 口服葫芦巴可明显降低患者的尿糖及血糖含量。

(34)麦冬:甘微苦微寒,归胃肺心经。具有养阴生津、润肺清心之功。据现代研究,本品含有多种甾体皂苷,多聚糖,维生素 A 等成分。家兔用麦冬煎剂肌肉注射,能升高血糖;正常家兔口服麦冬的水、醇提取物有降糖作用。

(35)玉竹:甘微寒,归肺胃经。具有养阴润燥、生津止渴之功。据现代研究,本品含有甾体皂苷、糖苷、微量元素、维生素 A 样的物质等,可以促进实验动物肌体生成,提高巨噬细胞的吞噬百分数和吞噬指数,促进干扰素合成,降低血糖血脂。

(36)黄精:甘平,归脾肺肾经。据有补气养阴,健脾润肺益肾之功。据现代研究,本品含黄精多糖、低聚糖、黏液质、氨基酸等。对肾上腺引起的血糖过高有显著的抑制作用。

(37)枸杞子:甘平,归肝肾经。具有滋补肝肾、益精明目之功。据现代研究,本品对免疫有促进作用;同时具有免疫调节作用;可提高血睾酮水平,其强壮作用;对造血有促进作用;对正常健康人也

有显著升高白细胞作用;其有抗衰老降血糖等作用。《健康报》刊登枸杞子具有明显的降糖作用。

(38)女贞子:苦寒凉,归肝肾经。具有滋补肝肾、乌须明目之功。据现代研究,本品含有多种果酸、葡萄糖、甘露醇等成分。对异常免疫功能有双向调节作用。具有降血糖、强心利尿及保肝作用。

(39)黑芝麻:甘平,归肝肾大肠经。具有补肝肾、润肠燥之功。据现代研究,本品含有脂肪油、植物蛋白、氨基酸、微量元素、维生素 B6、维生素 E 等成分。可降低血糖,并增加肝脏及肌肉中的糖原含量,但大剂量下可使糖原含量下降。

(40)山萸肉:酸涩微温,归肝肾经。具有保肝益肾、收敛固涩之功。据现代研究,本品含山茱萸醇,提取物对四氧嘧啶、肾上腺素性及链脲佐菌素所形成的大鼠糖尿病,有明显降血糖作用。

(41)桑螵蛸:甘咸平,归肝肾经。具有固精缩尿、补肾助阳之功。据现代研究,本品含蛋白质、脂肪、粗纤维、并有铁、钙及胡萝卜素样的色素。另外其含有 17 种氨基酸、7 种磷脂成分,故有降血糖、降血脂及抑制痹症作用。

(42)仙鹤草 60 g 有降糖作用。

(43)荔枝核对于肾虚糖尿病能补肾阳降血糖。

(44)黄芪、车前子合用,既能降糖,又能提高视力。

(45)生地:生地煎液用于兔子身上,具有降糖作用。

(46)葛根:在正常的动物身上试验,

先使血糖略有升高,后有降血糖作用。曾以葛根 10 g,每日代茶饮数月,治疗糖尿病取得良好效果。

以上药物在治疗糖尿病及其眼病的临床中,可辨证施治,灵活加减应用。

2. 升血糖的药物

紫苏、秦艽、竹沥、党参、黄芪、杜仲、泽泻等。

关于黄芪又降血糖又升血糖为何?因其具有对血糖双向作用故也。又麦冬水煎口服可降血糖,但提取液肌注可升高血糖。泽泻能使血糖先升后降。

3. 降血黏度的药物

郁金、姜黄、五灵脂、丹参、红花、怀牛膝、三棱、虻虫、穿山甲、海藻、蜈蚣。

(1)郁金:辛苦寒,归肝胆心经。具有活血止痛、行气解郁、清心凉血、利胆退黄之功。据现代研究,本品水煎剂能降低全血黏度,抑制血小板聚集。

(2)姜黄:辛苦温,归肝脾经。具有活血行气、通经止痛之功。据现代研究,姜黄素能抑制血小板聚集,降低血浆黏度和全血黏度。

(3)五灵脂:咸寒甘温,归肝经。具有活血止痛、化瘀止血之功。即现代研究,可抑制血小板聚集,降低全血黏度、血浆黏度。

(4)丹参:苦微寒,归心心包肝经。具有活血调经、祛瘀止痛、凉血消痈、除烦安神之功。据现代研究,能改变血液流变性,降低血黏度,抑制血小板和凝血功能,激活纤溶、对抗血栓形成。

(5)红花:辛温,归心肝经。具有活血通经、祛瘀止痛之功。据现代研究,能抑制血小板聚集、增强纤维蛋白溶解、降低全血黏度。

(6)怀牛膝:苦甘酸平。归肝肾经。具有活血通经、补肝肾、强筋骨、利水通淋、引火(血)下行之功。据现代研究,本品能降低大鼠全血黏度、红细胞比容、红细胞聚集指数,并有抗凝作用。能提高机体免疫功能。可降糖、降脂、降压。

(7)三棱:辛苦平,归肝脾经。具有破血行经、消积止痛之功。据现代研究,水煎剂能显著抑制血小板聚集,降低全血黏度,能抗体外血栓形成,使形成血栓时间延长,血栓长度缩短,血栓重量减轻,能使优球蛋白缩短。

(8)虻虫:苦微寒,有小毒,归肝经。具有破血逐瘀、散积消癥之功。据现代研究,可明显抑制血小板聚集率,降低全血黏度比和血浆黏度比,降低红细胞比容,改善血液流变学。

(9)穿山甲:咸微寒,归肝胃经。具有活血消癥、通经下乳、消肿排脓之功。据现代研究,本品水煎液能明显延长小白鼠和大鼠凝血时间,降低血黏度。

(10)海藻:咸寒,归肝肾经。具有消痰软坚、利水消肿之功。据现代研究,本品含褐藻酸有类似肝素样作用,表现为抗凝血、抗血栓、降血黏度及改善微循环作用。

(11)蜈蚣:辛温,有毒,归肝经。具有息风镇静、攻毒散结、通经止痛之功。

据现代研究,蜈蚣煎剂能改善小鼠的微循环,延长凝血时间,降低血黏度,并有明显镇痛和抗炎作用。

4. 降胆固醇的药物

柴胡、决明子、银花、板蓝根、绿豆、大黄、荜拨、陈皮、荔枝核、山楂、桔梗、昆布、人参、沙苑子、何首乌、女贞子、黑芝麻、大蒜。

(1)柴胡:苦辛微寒,归肝胆经。具有解表退热、疏肝解郁、升举阳气之功。据现代研究,柴胡皂苷有降低血浆胆固醇作用。

(2)决明子:甘苦咸微寒,归肝大肠经。具有清热明目、安神、润肠通便之功。据现代研究,本品的水浸出液、醇水浸出液及乙醇浸出液都有降低血压作用;本品有降低血液及总胆固醇和甘油三酯作用;其注射液可使小鼠胸腺萎缩,对吞噬细胞功能有增强作用。

(3)银花:甘寒,归心肺胃经。具有清热解毒、疏散风热之功。据现代研究,本品具有一定的降胆固醇作用。

(4)板蓝根:苦寒,归心胃经。具有清热解毒、凉血利咽之功。据现代研究,板蓝根多糖能降低实验动物血清胆固醇和甘油三酯的含量,可增强免疫功能,有明显的解热作用。本品所含的靛玉红显著的抗白血病的作用。

(5)绿豆:甘寒,归心胃经。具有清热解毒、消暑利水之功。据现代研究,本品提取液能降低正常及实验性高胆固醇血症家兔的血清胆固醇含量。可防治实验性动脉粥样硬化。

(6)大黄:苦寒,归脾胃大肠肝心包经。具有泻下攻积、清热泻火、逐瘀通经之功。据现代研究,有降低血胆固醇作用。

(7)荜拨:辛热,归胃大肠经。具有温中散寒、下气止痛之功。据现代研究,本品挥发油非皂物能降低动物外源性及内源性总胆固醇。

(8)陈皮:辛苦温,归脾肺经。具有理气健脾、燥湿化痰之功。据现代研究,有利胆,降低血胆固醇的作用。

(9)荔枝核:辛微苦温,归肝胃经。具有行气散结、散寒止痛之功。据现代研究,荔枝核水或醇提取物、荔枝核油具有调血脂和抗氧化作用,能降低动物血清总胆固醇及甘油三酯,能降血糖。

(10)山楂:酸甘微温,归脾胃肝经。具有消食散积、行气散瘀之功。据现代研究,本品具有抗血脂、抗动脉粥样硬化作用,其降低血胆固醇及甘油三酯可能是通过提高血清中高密度胆固醇及其亚组分浓度,增加胆固醇的排泄而实现的。

(11)桔梗:苦辛平,归肺经。具有宣肺祛痰、利咽排脓之功。据现代研究,桔梗粗皂苷不仅能降糖,还能降胆固醇。

(12)昆布:咸寒,归肝肾经。具有消痰软坚、利水消肿之功。据现代研究,藻胶酸和海带氨酸又降血胆固醇的作用,并能提高机体的体液免疫,促进机体的细胞免疫。昆布多糖还能防治高血糖。现代广泛用于眼疾,用2%昆布液行离子导入,再配以1%昆布液点眼,治疗眼视网膜震荡,有效率为92.2%,治疗率为

71.1％；治玻璃体混浊也取得了良好的效果；另用昆布 60 g，温水浸泡服后，亦可加调料服，治疗 36 例便秘患者，8 例治愈，24 例有效。

（13）人参：甘微苦平，归肺脾心经。具有大补元气、补脾益肺、生津、安神、益智之功。据现代研究，本品可以调节胆固醇代谢。

（14）沙苑子：甘温，归肝肾经。具有补肾固精、养肝明目之功。据现代研究，沙苑子总黄酮，有降压作用和明显降低胆固醇、甘油三酯及增加血流量的作用，并能改善血液流变学指标。

（15）何首乌：苦甘涩，归肝肾经。具有解毒截疟、乌发明目的作用，生用可润肠通便，制用能补益精血。据现代研究，家兔急性高脂血症模型实验表明，首乌能使血中胆固醇较快下降至正常水平。

（16）女贞子：甘苦凉。归肝肾经。具有滋补肝肾、乌须明目之功。据现代研究，可降低动物的血胆固醇，有预防和消减动脉粥样硬化斑块和减轻斑块厚度的作用，能减轻冠状动脉硬化病变，即减轻其阻塞程度。

（17）黑芝麻：甘平，归肝肾大肠经。具有补肝肾、润肠燥之功。据现代研究，本品所含亚油酸可降低血中胆固醇含量，有防治动脉硬化作用。

（18）大蒜：辛温，归脾胃肺经。具有解毒消虫、消肿止痢之功。据现代研究，可降低胆固醇和甘油三酯，防治动脉粥样硬化，降血脂可能与减少内源性胆固醇有关。大蒜油能抑制血小板聚集增加。

5. 降血脂的药物

桑叶、菊花、决明子、板蓝根、地骨皮、薤白、山楂、小蓟、三七、蒲黄、姜黄、丹参、牛膝、土鳖虫、骨碎补、水蛭、瓜蒌、海藻、酸枣仁、灵芝、缬草、首乌藤、牡蛎、罗布麻、牛黄、钩藤、黄芪、甘草、绞股蓝、沙棘、沙苑子、玉竹、黄精、枸杞子、桑螵蛸、大蒜。

（1）桑叶：甘苦寒，归肺肝经。具有疏散风热、清肺润燥、平抑肝阳、清肝明目之功。据现代研究，本品含"脱皮固醇"，其脱皮激素能降低血脂水平，对人体能促进蛋白质合成排除体内胆固醇、降低血脂。

（2）菊花：辛甘苦微寒。归肺肝经。具有疏散风热、平抑肝阳、清肝明目、清热解毒之功。据现代研究，本品可治高脂血症。

（3）决明子：据现代研究，本品有降低血胆固醇和甘油三酯的作用。用决明子 20～30 g 开水泡代茶饮（不少于 500 mL）治疗高脂血症 24 例，有良好疗效（辽宁中医杂志，1991，4：5）

（4）板蓝根：据现代研究，本品可增强免疫功能，有明显的解热作用。板蓝根多糖能降低实验动物血清胆固醇和甘油三酯的含量，并降低 MDA 含量，从而证明本品有抗氧化作用。

（5）地骨皮：甘寒，归肺肝肾经。具有凉血除蒸、清肺降火之功。据现代研究，地骨皮煎剂及浸膏具有降血脂和降血糖的作用。

（6）薤白：辛苦温，归肺胃大肠经。具有通阳散结、行气导滞之功。据现代研究，薤白提取物能明显降低血清过氧化脂质、抗血小板凝集，降低 A 脂斑块，具有防治实验性动脉粥样硬化作用。

（7）山楂：据现代研究，本品提取物能扩冠状动脉，增加冠脉血流量，保护心肌，不使其缺血缺氧，并可强心、降血压及抗心律失常；又降脂、抗动脉粥样硬化。其降低血清胆固醇及甘油三酯，可能是提高血清中高密度胆固醇及其亚组分浓度，增加胆固醇的排泄而实现的。另外还可抗血小板的聚集，增加免疫等。

（8）小蓟：甘苦凉，归心肝经。具有凉血止血、散瘀解毒消痈之功。据现代研究，本品能降血脂，又能强心利尿，利胆，升压。

（9）三七：甘微苦温，归肝胃经。具有化瘀止血、活血定痛之功。据现代研究，用生三七 1 g，每日二次冲服，治疗高脂血症 76 例，降胆固醇的有效率 78％，降甘油三酯的有效率 57.3％，降 β 脂蛋白的有效率为 53％（中医杂志，1994，2：70）

（10）蒲黄：甘平，归肝心包经。具有活血化瘀、利尿之功。据现代研究，本品能降低血液胆固醇和甘油三酯等脂质的含量，并改善血脂的成分。

（11）姜黄：辛苦温，归肝脾经。具有活血行气之功。据现代研究，姜黄素、醇或醚提取物和挥发油能降血脂。

（12）丹参：苦微寒，归心心包肝经。具有活血调经、祛瘀止痛、凉血消痈、除烦安神之功。据现代研究，本品能调节血脂，抑制动脉粥样硬化斑块的形成。

（13）牛膝：苦甘酸平，归肝肾经。具有活血通经、补肝肾、强筋骨、利水通淋、引火（血）下行之功。据现代研究，本品含脱皮甾酮有降脂作用，能明显降低血糖。

（14）土鳖虫：咸寒，有小毒，归肝经。具有破血逐瘀、续筋接骨之功。据现代研究，水煎剂具有调脂作用，能延缓粥样动脉硬化的形成。其提取液及水提、醇沉液分别有抗血栓形成和溶解血栓的作用，提取物有抑制血小板聚集和黏附率，减少聚集数。

（15）骨碎补：苦温，归肝肾经。具有活血续伤、补肾强骨之功。即现代研究，骨碎补多糖和其"双黄酮苷"有降血脂及抗动脉硬化的作用。水煎醇沉液有预防血清胆固醇、甘油三酯升高，并防治主动脉粥样硬化。

（16）水蛭：咸苦平，有小毒。归肝经。具有破血通经、逐瘀消癥之功。据现代研究，本品水煎剂有较强的抗凝血作用，能显著延长纤维蛋白的凝聚时间，水蛭提取物、水蛭素对血小板的聚集有明显的抑制作用。能改善血液流变学，能降血脂。

（17）瓜蒌：甘微苦寒，归肺胃大肠经。具有清热化痰、宽胸散结、润肠通便之功。据现代研究，本品有降脂作用。

（18）海藻：咸寒，归肝肾经。具有消痰软坚、利水消肿之功。据现代研究，本品含褐藻酸硫酸酯有抗高脂血症作用。又可降低血清胆固醇及减轻动脉粥样硬化。

(19)酸枣仁:甘酸平,归心胆经。具有养血益肝、安神敛汗之功。据现代研究,本品具有降脂作用。

(20)灵芝:甘平,归心肺肝肾经。具有补气安神、止咳平喘之功。据现代研究,灵脂糖具有降血糖、降血脂、抗氧化、抗衰老、抗肿瘤及提高免疫力。还有保肝和抗凝血作用。

(21)牡蛎:咸微寒,归肝胆肾经。具有重镇安神、补阴潜阳、软坚散结之功。据现代研究,牡蛎多糖具有降血脂、抗凝血、抗血栓等作用。

(22)牛黄:甘凉,归心肝经。具有化痰开窍、凉肝熄风、清热解毒之功。据现代研究,牛黄有抗发炎、止血、降血脂作用。

(23)钩藤:甘凉,归肝心包经。具有清热平肝、息风定惊之功,据现代研究,本品有抑制血小板聚集及抗血栓、降血脂作用。

(24)黄芪;甘温,归脾肺经。具有健脾补中、升阳举陷、益胃固表、利尿、托毒生肌之功。据现代研究,本品有降血脂、抗衰老、保肝等作用。

(25)甘草:甘平,归心肺脾胃经。具有补脾益气、祛痰止咳、缓急止痛、清热解毒、调和诸药之功。据现代研究,本品有降血脂保肝和抗利尿作用,本病尚有抗癌,抗艾滋病作用,并有激素的作用而无激素的副作用。

(26)绞股蓝:甘苦寒,归脾肺经。具有益气健脾、化痰止咳、清热解毒之功。据现代研究,本品有免疫调节作用,具有明显的降血脂作用

(27)沙棘:甘酸温,归脾胃肺经。具有健脾消食、止咳祛痰、活血祛瘀之功。据现代研究,本品沙棘油及其果汁有抗疲劳、降血脂、抗辐射、抗溃疡、保肝及增强免疫作用。

(28)沙苑子:甘温,归肝肾经。具有补肾固精、养肝明目之功。据现代研究,本品沙苑子总苷酮有降压作用和明显降低血清胆固醇、甘油三酯及增加脑血流量的作用,并能改善血流变指数。

(29)玉竹:甘微寒,归肺胃经。具有养阴润燥、生津止渴之功。据现代研究,本品具有降血糖、降血脂、缓解动脉粥样硬化斑块形成,使外周血管和冠脉扩大延长耐缺氧时间,抗氧化、抗衰老等作用。还有类似肾上腺皮质激素样作用,以玉竹、党参等量,共制为丸剂治疗高脂血症,有一定疗效(辽宁中医杂志 1991,1:6)。

(30)黄精:甘平,归脾肺肾经。具有补气养阴、健脾益气,润肺补肾之功。据现代研究,本品能降血脂及减轻冠状动脉粥样硬化程度。

(31)枸杞子:辛平,归肝肾经。具有滋补肝肾、益精明目之功。据现代研究,本品具有免疫调节作用,可提高血睾酮水平,起强壮作用;促进造血功能;升高健康人的抗衰老功能。降血脂、降血糖、降血压。保肝、抗脂肪肝。

(32)桑螵蛸:甘咸平,归肝肾经。具有固精缩尿、补肾助阳、益精明目之功。据现代研究,本品可以降血脂,降血糖及抑制癌症作用。

（33）大蒜：辛温，归脾胃肺经。具有解毒杀虫、消肿止痢之功。据现代研究，可降低胆固醇和甘油三酯，防治动脉粥样硬化，降血脂可能与减少内源性胆固醇有关。大蒜油能抑制血小板聚集，增加纤维蛋白的溶解活性。日本用大蒜切片 10 分钟后服用，有预防癌症之功。

6. 降血浆纤维蛋白的药物

郁金、没药、水蛭。

7. 升血糖升血压的药物

生姜、麻黄、浮萍、锦灯笼、川乌、干姜、陈皮、青皮、枳实、小蓟、刺五加、蟾酥、樟脑、乌药。

8. 降血糖降血压的药物

山楂、莱菔子、大蓟、羊蹄、三七、蒲黄、川芎、姜黄、丹参、红花、海藻、桑白皮、葶苈子、酸枣仁、刺蒺藜、羚羊角、牛黄、钩藤、天麻、党参、黄芪、天冬、黄精、枸杞子、五味子、瓜蒂、决明子、夏枯草、栀子、芦根、木贼、葛根、升麻、菊花、苍耳子、辛夷、藁本、刺五加、鹿茸、淫羊藿。

9. 治乳酸升高的药物

白芍、生地、石斛、桂枝、橘络、丹参、川芎、瓜蒌、苍术、白术、附子、生黄芪、当归、茯苓、黄精、山药、小麦、大枣。

10. 促进肝糖原合成的药物

据《健康报》报道，对逍遥丸的药理研究发现，其可减轻药物对肝脏的毒性作用造成的肝细胞变性和坏死，促进肝细胞的再生，使升高的丙氨酸氨基转移酶下降，防止肝糖原减少，促进脱氧核苷酸的恢复。

11. 治糖尿病合并蛋白尿的药物

糖尿病蛋白尿多见于脾肾阳虚、脾虚气陷和肝肾阴虚证型。脾肾阳虚者用四君子汤加鹿茸等；脾虚气陷者用补中益气汤加减；肝肾阴虚者用知柏地黄丸合一贯煎加减。专药用生黄芪、太子参、生白术、山药、芡实、石韦、赤茯苓、山茱萸、泽泻、白花蛇舌草、川断、水蛭。

（五）按糖尿病分期辨治

1. 糖尿病隐匿期

（1）阴虚肝旺型

[主证] 食欲旺盛，怕热汗多，便干尿黄，口苦咽干，急躁易怒，舌红苔黄，脉弦数。兼有身体肥胖，尿糖不高，应激状态下血糖升高，尿糖出现，糖化血红蛋白偏高，血脂偏高（胆固醇、甘油三酯有一项高即是）。

[分析] 多因多食美味甘肥，复加劳累过度，化热伤阴，阴精亏损而成为阴虚肝热。胃热致阴伤，故食欲旺盛，怕热汗多，便干尿黄之热证表现。阴虚更易气郁，气郁又可以化热，故有急躁易怒，口苦咽干，舌红苔黄，脉弦细数，是阴虚肝旺之象。

[治则] 养阴柔肝，行气清热。

[方药] 生地 20 g，元参 10 g，麦冬

10 g,赤芍 15 g,白芍 15 g,首乌 10 g,丹参 20 g 以养阴柔肝;枳壳 10 g,枳实 10 g,黄连 10 g,山栀子 10 g,以行气清热。每日一剂,水煎服。

[加减]若大便干燥者加生白术 50 g,当归 30 g 或川军 10 g。

（2）阴虚阳亢型

[主证]饮食旺盛,怕热喜凉,急躁易怒,便干尿黄,头晕目眩,舌质暗红,苔黄,脉弦,血压偏高。糖化血红蛋白偏高,血脂偏高等。

[分析]素体阳盛,复加阴伤,易成为阴虚阳亢,而饮食旺盛,怕热喜凉,便干尿黄。阴虚不能制阳而阳亢,故急躁易怒,头晕目眩。舌质暗红,苔黄,脉弦,亦阴虚阳亢。血压升高是阴虚阳亢的一个现代客观指标。

[治则]滋阴潜阳,少佐清热。

[方药]大生地 30 g,元参 15 g,麦冬 10 g,首乌 15 g,以滋阴;石决明 30 g,珍珠母 30 g,牛膝 20 g,以滋阴潜阳;黄芩 10 g,黄柏 10 g,配以葛根 10 g,花粉 10 g,以清热生津。每日一剂水煎服。

[加减]血压高者可加杜仲 20 g,天麻 10 g,牛膝 30 g,菊花 20 g 等。

（3）气阴两虚型

[主证]疲乏无力,不耐劳作,怕热自汗或有盗汗,烦热,舌暗红,苔粗糙薄黄,脉细无力等。糖化血红蛋白高、血脂高。

[分析]多因阴精亏虚,阴虚不解,继续耗气,故常有疲乏无力,不耐劳作。阴虚不解还能生热,故有怕热自汗或盗汗、烦热、便干、尿黄。舌胖苔暗红、苔粗薄

黄,脉细无力,均为气阴俱虚之象。

[治则]益气养阴,活血清热。

[方药]沙参 15 g,黄精 20 g,生地 30 g,以益气养阴为主;赤芍 15 g,地骨皮 30 g,首乌藤 20 g,黄连 8 g,活血清热为辅,每日一剂,水煎服。

[加减]大便干初头硬加肉苁蓉30 g。

2. 糖尿病临床期

（1）阴虚燥热型

[主证]便干尿黄,怕热喜凉,鼻干少涕,多尿,多食易饥,目干少泪,咳嗽少痰,舌红有裂痕、苔黄粗糙,脉象细数。血糖、糖化血清蛋白、糖化血红蛋白、尿糖、血脂均高于正常。

[分析]阴虚久羁化热生燥,故怕热喜凉,多饮多尿,多食易饥,鼻干少泪,咳嗽少痰,便干尿黄。燥热耗气,继续伤阴,故疲乏无力,体重下降。舌红有裂,苔黄粗糙,脉象细数乃阴虚燥热之征。

[治则]疏肝清热。

[方药]醋柴胡 10 g,赤白芍各 20 g,枳壳 20 g,厚朴 10 g,以疏肝解郁;黄芩 10 g,黄连 10 g,花粉 20 g,元参 20 g,川军 9 g 后下（便通即停）以生津清热。每日一剂,水煎服。此证暂不用黏腻滋补之品,待中焦气机升降转正常后,再酌情选用。

（3）胃肠实热型

[主证]消谷善饥,大便干燥,或烦渴引饮,或胸满腹胀,肌肉酸痛,四肢沉重。舌红苔黄,脉弦数或滑数。血糖尿糖均高、糖化血红蛋白、血清蛋白和血

脂均高。

[分析] 肝旺或阳亢使肠胃传变受抑,抑郁化热,胃热则腐熟水谷加强,故消谷善饥,肠热则津液被灼,故大便干燥,舌红苔黄,脉弦数或滑数是胃肠实热之象。若腹胀,肌肉酸,四肢沉重,苔腻,脉滑等为湿热困脾。

[治则] 清泻湿热,生津止渴或健脾化湿。

[方药] 柴胡 10 g,当归 30 g,赤白芍各 20 g,茯苓 10 g,生白术 50 g,以疏肝润便;生地 20 g,元参 20 g,以滋阴润燥。

[加减] 若大便仍不通,可加川军 10 g后下,玄明粉 10 g 冲服,但不可久用,否则久泻伤阴。若湿热困脾者,可用三仁汤加减。若烦渴引饮者,为肺热液耗,宜选用人参白虎汤,或清燥救肺汤。若气阴两虚,经脉失养着,可在糖尿病隐匿期气阴两虚之方药中加入山萸肉30 g,枸杞子 30 g 以滋阴,加西洋参或丽参以养气。

3. 糖尿病并发症期

糖尿病眼病见本书第 3 章。糖尿病脑病、耳病、心脏病、肾病、皮肤病、坏疽……请参见有关书籍。

附:中西降糖药配伍禁忌

(1)糖尿病若伴有肺感染者,降糖药如甲苯磺丁脲与抗生素复方新诺明同用,降糖作用可大大增加,以致发生低血糖休克。

(2)糖尿病高血压者,注射胰岛素又同服利血平,因阻碍去甲肾上腺素释放使血糖降低,且又因加强胰岛素作用,二者合一,可导致低血糖反应。

(3)糖尿病伴有风湿病者,服用格列本脲、或甲苯磺丁脲、或氯磺丙脲,又服阿司匹林,因阿司匹林本身也有一定的降糖作用所以容易发生低血糖。

(4)糖尿病本身有肠炎者,服降糖药物,又服氯霉素时,因抑制肝内药酶的分泌与活性,使降糖药代谢缓慢,也可致低血糖性休克。

(5)糖尿病伴有冠心病冠脉供血不足时,同服格列本脲与氯贝丁酯,可加强降糖作用而发生低血糖反应。

(6)糖尿病伴窦性心动过速时,格列本脲与普萘洛尔同服,可加强格列本脲的作用,普萘洛尔又促进胰岛素的分泌,使血糖进一步降低,同时有掩盖严重低血糖引致心率增快之弊。

(7)糖尿病伴有血栓性静脉炎时,同服双香豆素可增强降糖作用,出现低血糖反应。

(8)糖尿病伴有肺结核时,甲苯磺丁脲与异烟肼、利福平合用,因使肝内药酶的分泌与活性都增强而加速了甲苯磺丁脲的代谢与排泄,降低了降糖效果,可导致糖尿病性昏迷。

(9)糖尿病伴有过敏性疾病时,降糖药同用异丙嗪或氯丙嗪等,可对抗降糖作用使血糖升高。

(10)糖尿病伴有水肿病时,降糖药合用双氢克尿噻、依他尼酸等,因能抑制胰岛素分泌使血糖升高,甚至发生昏迷。

（11）糖尿病伴有严重感染时，降糖药和并用激素类药如泼尼松、氢化可的松、地塞米松等，可因增加糖原，减少组织对糖的利用和分解，使血糖升高。

（12）糖尿病伴有计划生育用药时，雌激素、黄体酮或口服避孕药，均可降低降糖药物的药效而使血糖升高。

（13）糖尿病伴有黏液性水肿等甲状腺功能减退时，降糖药与碘赛罗宁或甲状腺素同用，可抑制胰岛素分泌，使血糖升高，甚至发生昏迷。

（14）格列本脲、苯乙双胍等不能与中药党参、甘草、鹿茸随意结合给药，否则降低降糖药疗效。

第三章

糖尿病眼病各论

糖尿病是一种比较常见的新陈代谢异常疾病,也是发生眼并发症较多的一种内科病。

在糖尿病发病过程中,眼大部组织都可受其影响,产生不同程度和不同症状的各种眼部改变。

患糖尿病日久,影响眼部的血管(大血管和微血管),主要是微血管和神经,引起眼部诸多的病变。有时由于眼部的糖尿病性典型变化,对糖尿病提供有价值的参考意见,甚至可以协助诊断糖尿病。糖尿病患者常常自觉两眼在短时间内发生显著的屈光改变,这与血糖浓度变化有一定的关系。一般糖尿病在急性初发期或恢复期,血糖浓度增高,可以发生近视性屈光不正;当血糖得到适当的控制,血糖浓度下降,此时又可以发生远视性屈光不正。治疗屈光不正,不注意糖尿病的血糖控制是治不愈的。糖尿病的视力改变很不一致,可以相差悬殊,除程度不等的视力减退外,还可出现暂时性屈光改变。如发生虹膜睫状体炎、玻璃体积血或糖尿病视网膜病变时,视力

可以显著减退,甚至失明。糖尿病眼底出血在黄斑区可以立即失明。但也有糖尿病眼底出血不在黄斑区,而视力正常。

糖尿病可以造成眼睑疾病,如上睑下垂、睑缘炎、疖肿或黄疣等。凡眼睑炎症或眼睑感染,若属糖尿病者,则反复发作且久治难愈。这是由于糖代谢紊乱,血糖升高,抵抗力降低所致。治疗时注意到血糖,则疗效佳,疗程短。

糖尿病可以造成结膜病变,如结膜动脉瘤、结膜炎、结膜下溢血等。

糖尿病也可引起角膜病变,如角膜皱襞性纹状混浊、角膜炎等。可使瞳孔圆花边呈现海绵状。也可使晶体前囊发生色素沉着现象。

糖尿病使前房变化一般不明显,在发生酸中毒脱水时眼压降低,前房可以变深。若并发虹膜睫状体炎,前房内有渗出物,并可以发生虹膜根部粘连,形成继发性青光眼,甚或发生虹膜驼背,致使前房深浅不一致,出现前房中央部位深、其他部位变浅的现象。若糖尿病眼内出血机化,发生继发性虹膜脱离,前房往往

也较深。

糖尿病患者房角处常有血管长入，亦或出现前房积血。

糖尿病患者的虹膜可以并发虹膜蔷薇疹、虹膜炎、虹膜睫状体炎、虹膜色素游离沉着于晶状体前囊或瞳孔对光反应迟钝等现象。

糖尿病患者睫状体可以发生水肿和调节麻痹，这种调节麻痹可引起不完全麻痹或完全麻痹。起病往往很急，常是双眼同时出现，一般者瞳孔常保持正常形状，当糖尿病受到控制后，调节仍可趋于正常。

糖尿病患者的晶状体变化，主要是晶状体混浊（白内障），这种白内障称为糖尿病性白内障，其发病率仅次于视网膜病变，临床上比较常见。糖尿病白内障应注意与老年性白内障相鉴别。

糖尿病患者玻璃体内也可见多数星芒状亮点，大多数为胆固醇结晶物质，状如天空中的小星，患者一般无自觉症状，而多为检查眼底时无意中发现。

糖尿病患者脉络膜可以发生出血或脉络膜视网膜炎，可以形成糖尿病性的全色素膜炎。

糖尿病患者视网膜常常发生糖尿病性视网膜病变，出现视网膜小动脉瘤、视网膜出血和渗出及静脉迂曲扩张或闭塞等现象，其次为视网膜脂血症和视网膜视神经炎等。糖尿病高血压可造成眼底病变。糖尿病眼底新生血管可致新生血管性青光眼。

糖尿病患者视神经可以发生视神经炎、视神经萎缩，可致视力下降或失明。

当糖尿病酸中毒时，眼压可以极度降低，甚至角膜发生塌陷，使眼球变软。

当糖尿病患者房角有血管长入或虹膜根部发生粘连时，则眼压升高可以发生继发性青光眼。

糖尿病累及动眼神经、外展神经、滑车神经时也可发生眼肌麻痹，出现上睑下垂、斜视、复视等眼病。

以上可以看出，糖尿病引起的眼病变不仅是糖尿病视网膜病变，凡眼的各组织均可因糖尿病而引起病变，如不注意治疗糖尿病，则收效不大，甚至反复发作，日久不愈。如注意糖尿病的控制，则可收到事半功倍的效果。临床上若仅注意糖尿病患者血糖的控制，让其回家治疗糖尿病，而不治疗糖尿病眼病，也将是一事无成，到头来眼睛失明。

第一节　糖尿病性眼睑病（胞睑疾病）

眼睑，中医称之为胞睑，在《内经》中称"约束"，有的书称为"眼胞"、"睥"。位于眼珠的前方，分上睑和下睑，司眼的开合，有保护眼球的功能。在五轮中胞睑专属于肉轮,在脏属脾,在腑属胃。脾胃互为表里,故糖尿病胞睑疾病应责之于脾胃。

现代医学认为糖尿病患者的血液甘油三酯增高可发生眼睑黄色瘤或黄疣。眼睑的肌肉运动和眼肌的运动要受动眼神经支配,当糖尿病血糖过高就会影响到动眼神经而出现上睑下垂,斜视或复视,称之为"糖尿病性上睑下垂或眼肌麻痹"。当糖尿病血糖过高时间较长,影响眼睑的微血管,使眼睑的抗病能力减弱,可发生眼睑皮肤化脓性的炎症,如针眼、胞睑痰核、睑缘炎、疮疖等。糖尿病患者应用胰岛素治疗时,也可出现眼睑或结膜的过敏反应、红斑、血管神经水肿、荨麻疹、真菌感染等,所以不要认为糖尿病用胰岛素治疗就万事大吉了。

糖尿病眼睑疾病的特点是炎症或感染反复发作,久治难愈。当遇到糖尿病之眼睑病时要注意控制全身的血糖,不要只局限于局部的治疗。

中医治疗糖尿病性的眼睑疾病,首先要用中药配合西药控制好血糖,然后再根据中医理论辨证治疗糖尿病和胞睑局部病变。

胞睑发病,内因多由脾胃功能失调引起,外因常为六淫侵袭,或受物理或化学因素损伤所致。此外还可受邻近组织的病变波及所引起。故临床辨证时应局部结合整体,辨明外感内伤、脾胃虚实等,然后论治。如属风热外袭所致,治宜祛风清热为主;主脾胃热毒上攻者,治宜泻火解毒为主;属湿热上攻者,治宜清热利湿为主;属风、湿、热合邪上攻者,治宜祛风、利湿、清热为主。但必须想到糖尿病病机是阴虚有热,治疗糖尿病眼病时要注意千万不能伤阴,苦寒伤阴,故少用或不用,选药必须恰当合宜,才能取得良效。

现代医学研究认为,眼睑皮肤是代谢功能活跃的器官,它参与糖的储存、分解及排泄。糖尿病急慢性代谢混乱时,可引起眼睑皮肤病变,其中感染性皮肤病变尤易发生,常见的为细菌感染和病毒感染。细菌感染以金黄色葡萄球菌多见,可发生针眼、疖、痈、丹毒等。病毒性感染性眼睑病为热性疱疹、带状疱疹等。当糖尿病患者合并以上感染时,其病变较一般患者严重而治疗困难,且会使糖尿病病情加重和不易控制。有些感染如控制不利,也会危及患者的生命。

一、睑腺炎(麦粒肿,针眼)

本病是指睑缘上生有一个麦粒大或针孔大的红、肿、热、痛的硬结或脓包的眼病。《诸病源候论》称之为"针眼"。又名偷针眼、土疳、土疡。它类似于西医学的麦粒肿。

麦粒肿的化脓感染大多由细菌感染,主要是葡萄球菌感染。细菌通过睑缘在睑缘的出口入侵,沿着排出管道上行而发生。睑缘组织化脓性炎症,中医通常称之为"针眼".根据被感染的腺组织的不同部位,尚有内外之分,如系睫毛毛囊所属的皮脂腺(蔡斯腺)发生感染称为外麦粒肿;如系睑板腺受累则称之为"内麦粒肿",也叫"睑板腺炎"。糖尿病患者血糖高,损伤部位极易成为细菌培养基,极易发生本病。

【临床表现】

初起临床表现,睑局部呈现水肿和充血现象,微痒微痛、胀感、可有压痛。在近睑缘部位可以触到硬结。以后硬结逐渐软化,在睫毛根部形成黄色脓疱。如致病菌毒性强烈,则尚可引起眼睑及邻近球结膜发生水肿和耳前淋巴结肿痛。甚至伴有恶寒发热、头痛等全身症状。

【治疗】

对本病的治疗要辨证施治,原则上对未成脓者应退赤消肿,促进消散。已成脓者,当促其溃破,或切开排脓,或针挑排脓,使其早愈。本病酿脓之后切忌挤压,以免脓毒扩散,变生他证。对于糖尿病性麦粒肿治疗时,应用苦寒药不宜太久,否则苦寒伤阴,加重糖尿病。局部点用胰岛素可促进早愈。平素应注意眼部卫生,增强体质,预防发病,或预防反复发作。

1. 中医辨证施治

(1)风热外袭型

[症状]眼睑边缘某部红肿而软,痛痒并作,可伴有头痛、发热、全身不适等症。舌苔薄白,脉浮数。

[治则]疏风清热,消肿止痛。

[方药]银翘散加减:银花、连翘、竹叶、荆芥、淡豆豉、牛蒡子各 10 g,芦根 30 g,黄连 10 g,薄荷 5 g,甘草 5 g。水煎服,每日一剂。

[加减]大便干燥者加当归 30 g,生白术 50 g 以养阴润便,切不可苦寒泄下通便。偏热重者,去荆芥、豆豉加黄连、黄芩以助清热解毒。

(2)热毒上攻型

[症状]眼睑某部为红肿而硬,焮热疼痛,伴有口渴引饮、便秘溲赤、苔黄脉数等。

[治则]泄热解毒,消肿散结。

[方药]仙方活命饮加减:银花 30 g,防风 10 g,白芷 10 g,当归 15 g,陈皮 10 g,赤芍 10 g,川贝 10 g,花粉 10 g,乳香 10 g,没药 10 g,穿山甲 10 g,皂刺 10 g,甘草 6 g,加酒 50 mL 泡煎,水煎服,每日一剂。

[加减]便秘者加川军 6 g 后下,若便已下,川军可不后下;体虚便秘加当归尾 30 g,麻仁 30 g。

[注意]若麦粒肿已破溃,切忌服本方。改服清热解毒消肿汤(见后)。

(3)破溃流脓型

[症状]已破溃流脓,但局部红肿未消,或将要破溃者,促其速愈。

[治则]清热解毒消肿。

[方药]庞氏清热解毒消肿汤:银花 30 g,蒲公英 15 g,花粉 10 g,生地 30 g,黄芩 10 g,赤芍 10 g,荆芥 10 g,防风 10 g,甘草 6 g。水煎服,每日一剂。

[加减]胃纳欠佳者去生地加青皮

15 g,枳壳 10 g,槟榔片 10 g。

2. 外治法

（1）于针眼处点一滴胰岛素,可适应于已成脓或未成脓者。

（2）未酿脓者,外涂麦粒肿油膏:黄连、五倍子、雄黄、白蔹、乳香、白芨、郁金共为细末,加入适量的凡士林,调研成膏。外涂麦粒肿患处,能达消炎散肿的作用。或用紫金锭磨汁频涂患部皮肤,可消肿止痛。

（3）已成脓者,若脓头在眼睑睑缘者,局部酒精消毒,或阿尔碘消毒,用消毒三棱针点刺放脓,愈后不留瘢痕。或用手术刀切开,但切口的方向应与睑缘平行;脓头位于睑缘内者,切口应与睑缘垂直。

3. 针刺法

（1）毫针法:用毫针刺攒竹、太阳、四白、外关、合谷,用泻法可立即止痛。攒竹、太阳、四白三穴起针后挤血。

（2）针挑法:在肺俞、膏俞穴附近的皮肤面找出红点一个或数个,消毒后用三棱针挑破,挤出血水或黏液。此法一定要做好消毒,否则糖尿病患者易皮肤感染。

4. 手指缠线法

用一根线或细绳,自中指根部稍用力向指尖缠绕,使中指头变紫变青,然后松开,反复按此法缠绕,左眼缠右手,右眼缠左手,可立即止痛,局部红肿亦立即

浅淡。

二、睑缘炎（睑弦赤烂）

睑缘炎是指睑缘表面、睫毛毛囊及其腺组织的亚急性或慢性炎症。其病因至为复杂,但又是一种眼科非常普遍的外眼病。

本病以眼睑缘红赤、溃烂、刺痒为特征,中医称之为“睑弦赤烂”,又名“风赤烂眦”、“风弦赤烂”、“迎风赤烂”等,俗称“烂眼边”。生于眦角者称为“眦维赤烂”。

现代医学根据临床特点,把本病分为干燥型、鳞屑型、溃疡型和眦角型四种。

睑缘是皮肤和睑结膜汇合的区域,无论哪一方面的病变都可能累及睑缘;更由于睑缘部位富含腺体组织和脂肪性分泌物,在它经常暴露的过程中容易沾上尘垢和病菌,从而招致感染。感染的细菌多为葡萄球菌。糖尿病患者因血糖浓度增高,睑缘皮肤含糖量也高,非常适宜细菌的繁殖和生长,而对炎症的愈合起着一定的阻碍作用。葡萄球菌感染本身就不易愈合,加之糖尿病就更不易痊愈,而且病程延长,反复发作,故糖尿病性睑缘炎不易治愈。

【临床表现】

中医以睑弦红赤、溃烂、刺痒为主证,即可诊断。按现代医学分类,又为中医诊断治疗提供新的依据。

干燥型：睑缘表面单纯充血，并常伴有睑部结膜炎症，特别是在色素缺少的患者，如白化病，可由睑缘的显著充血，在睑裂周围形成一个典型的红色圈。如病程持续过久，便可进入鳞屑性睑缘炎的阶段。

鳞屑型：睑缘充血，睫毛及睑缘表面附有上皮鳞屑，睑缘表面可有点状皮脂溢出；皮脂集于睫毛根端，形成黄色脂样分泌物，干后结痂，鳞屑与痂皮除去后，露出充血的睑缘表面，但无溃疡或脓点，睫毛虽易脱落，但能复生。患者无症状或仅感到眼部奇痒或刺痛。如炎症长期不愈，则可导致睑缘逐渐变为肥厚，使锐利的睑缘后唇变成钝圆形，因而不能与眼球紧密接触，如同时伴有结膜炎，尚可出现泪小点肿胀及睑外翻现象，以致发生流泪。由流泪引起下睑皮肤湿疹，迫使患者经常擦泪，而使下睑外翻，流泪更为加剧。

溃疡型：症状较鳞屑性更为严重，皮脂分泌更多，干后结痂，并将睫毛黏着成束，呈毛笔状。剥除痂皮后，露出睫毛根端和出血性溃疡与小脓包。睫毛毛囊因感染而遭破坏，使睫毛易于脱落，不易重生，造成秃睫，即使再生，位置也不正。更由于睑缘溃疡痊愈后形成的瘢痕组织收缩，邻近的睫毛乃陷于乱生状态，甚或倒向眼球，形成倒睫，摩擦刺激角膜。睑缘炎症刺激日久，尚可引起结膜炎和睑缘肥厚变形，从而导致流泪。如同时存在泪小点肿胀和阻塞情况，则流泪现象更加严重。下睑皮肤上可由于流泪浸渍，形成湿疹，日久便增厚收缩而致外翻。外翻加重流泪，流泪又促进外翻。

以上各种睑缘炎由葡萄球菌感染，糖尿病患者的代谢紊乱，高血糖抑制白细胞吞噬能力，故抗感染能力降低。

眦角型：病变多为双侧，并常发生在外眦部，睑缘及附近皮肤显著浸渍、充血，且常合并眦角性结膜炎，主要症状均为刺痒。西医认为此病病因多是摩—阿杆菌。

【治疗】

本病无结痂时，应用外治法，收效较为显著。兼有结痂时，应配合内治法，往往治愈迅速。辨证施治是中医的一大特点，对治本病尤为重要。

1. 中医辨证施治

（1）干燥型和鳞屑型——风热偏重

［症状］睑弦红赤，睫毛根部有糠样脱屑，自觉灼热赤痒，干涩不适等干燥性和鳞屑性的睑缘炎。

［治则］祛风止痒，凉血清热。

［方药］解热凉血汤加减：银花 30 g，公英 15 g，花粉 10 g，生地 30 g，赤芍 20 g，水牛角粉 20 g，丹皮 10 g，枳壳 10 g，白术 10 g，龙胆草 10 g，荆芥 10 g，防风 10 g，甘草 10 g。水煎服，每日一剂，分两次服。

［加减］若痒重者加蝉衣 10 g，乌梢蛇 10 g；便秘加川军 10 g。

（2）溃疡型——湿热毒邪

［症状］睑弦红赤溃烂，痛痒并作，眵

多胶黏,睫毛成束或倒睫、睫毛脱落等,属溃疡性的睑缘炎。

[治则]祛风清热解毒。

[方药]散风除湿解毒汤(庞赞襄《中医眼科临床实践》方):银柴胡10 g,黄芩10 g,银花30 g,公英10 g,连翘10 g,羌活10 g,防风10 g,白芷10 g,陈皮10 g,白术10 g,生地20~30 g,赤芍10 g,胆草10 g,枳壳10 g,甘草10 g。水煎服,每日一剂,分早晚服。

(3)眦角型——心火上炎

[症状]眦部睑缘红赤、糜烂、灼热赤痒,甚者眦部睑缘破裂出血等眦角性睑缘炎。

[治则]清心泻火解毒。

[方药]导赤散和黄连解毒汤加减:生地30 g,木通10 g,黄连10 g,黄芩10 g,陈皮10 g,荆芥10 g,甘草10 g。水煎服,每日一剂,分早晚二次服。

(4)药物过敏型

[症状]点用某些药物引起眼睑红肿,偏于水肿,痒甚不痛。

[治则]散风燥湿

[方药]羌活胜风汤《原机启微》加减:银柴胡10 g,黄芩10 g,胆草10 g,羌活10 g,防风10 g,白术10 g,枳壳10 g,苍术10 g,白术10 g,前胡10 g,薄荷10 g,甘草10 g,金钱白花蛇1条。水煎服,每日一剂,分早晚服。

[按]属药物过敏者,点用激素类眼药,可立即止痒、止红,但其对糖尿病不利,尤其是全身应用对糖尿病就更为不利,故糖尿病患者无论局部或全身,不要用激素类药。中药具有激素作用,而无激素的副作用。

2.外治法

(1)苦参汤:苦参12 g,五倍子10 g,防风10 g,荆芥穗10 g,蕤仁10 g,漳丹0.6 g,铜绿0.6 g,水煎,用药棉蘸药水洗患处。每剂外洗三天,每日洗四次,切勿入口。

(2)菊矾散:白矾10 g,白菊花10 g,水煎,外洗如上法。

(3)蛋黄油膏:鸡蛋黄1~3个,放入铜铫内,以文火煎热,出油,加制炉甘石、冰片各少许(两药均研细末)和匀,涂擦患处。

(4)黄连末调香油加入冰片少许,枯矾少许涂睑缘。

(5)点中药:拨云眼膏。

3.针刺法

(1)点刺出血法:用三棱针点刺攒竹、太阳、四白出血,隔日一次。

(2)毫针法:选攒竹、太阳、四白、风池、外关、合谷,用泻法,每日一次,可立即止痒止痛。

三、眼睑丹毒(风赤疮痍)

眼睑丹毒是一种睑皮肤及皮下组织的溶血性链球菌感染引起的急性眼睑皮肤炎症,多数累及上、下眼睑,并可向周围组织蔓延,发病急剧。糖尿病者皮肤抵抗力低,易反复发作,形成慢性淋巴水肿,严重者在急性期可暴发败血症、脑膜炎、心肌炎等。

　　眼睑丹毒发病急,常常先有寒战、高热、头痛、眼痛、倦怠等全身症状,随之患部出现鲜红水肿斑片,境界清楚,表面紧张,灼热疼痛明显,迅速扩大,表面可出现水疱。本病常常伴有颌下淋巴结肿大和淋巴管炎。眼睑丹毒也可由面部丹毒蔓延而来。

　　丹毒的最大特点是皮肤局部充血、隆起、质硬、表面光滑,病灶边缘与正常皮肤之界限分明清晰,并有小疱疹包围,这是临床诊断的主要特征。

　　眼睑丹毒可通过静脉或淋巴渠道波及眶内,甚至向颅内蔓延扩散,造成严重后果,导致视神经炎和视神经萎缩,终致失明。

　　眼睑丹毒相当于中医之"风赤疮痍"和"眼丹"的范畴。风赤疮痍是指眼睑皮肤红赤如碟,兼见水泡、脓疱,甚至局部溃烂的眼病。眼丹是指整个胞睑红肿如涂丹、热痛如火灼的眼病。《证治准绳·实热生疮证》中描述的某些并含有本病的某些症状。《眼科纂要·眼皮腐烂》则认为本病是由于湿热停滞于脾胃所致。

【临床表现】

　　发病急剧,初期眼睑出现鲜红如涂朱砂的水肿斑片,境界清楚,表面紧张,灼热疼痛,表面可有水疱。全身可见寒战、高热、发烧、头痛等症。逐渐溃烂成脓,如治疗不当或不及时,可影响眼球眼眶,甚至向颅内扩散,导致视神经炎、视

神经萎缩,甚至失明。更严重者造成坏疽性丹毒。化验白细胞计数升高,中性颗粒细胞增多。

【鉴别诊断】

　　(1)针眼:针眼的睑缘上生有麦粒大或针孔大的红肿热痛硬结或脓包,而本病整个皮肤红肿疼痛等。秦伯未《中医临证备要》说:"焮热红肿疼痛较针眼为重",指出了针眼与眼丹的区别。

　　(2)泪腺炎:泪腺炎有急慢性之分。急性泪腺炎仅限于眼眶部位及眼睑泪腺,症状常以泪腺部疼痛开始,然后在上睑外侧发生水肿,并伴有炎性上睑下垂,发病初期可有流泪现象,数日后结膜囊内出现脓性分泌物。肿胀和疼痛的泪腺可在眶上缘外侧触及到。由于肿大的泪腺压迫眼球,使眼球向下,向内突出,使眼球转动障碍,出现复视和内斜。总的症状和眼眶蜂窝组织炎相类似。但急性泪囊炎早期可以出现整个上下睑的高度红肿焮痛,但至化脓时并非眼睑皮下深部的脓肿,而是局限于泪囊部。

　　(3)睑缘炎:本病应与睑缘炎鉴别。虽然两病均在眼睑部发生红赤湿烂,但睑缘炎的病变局限于睑弦或眦部睑弦,不波及睑部皮肤面。与之相反,本病是以眼睑皮肤病变为主,一般不波及睑弦。

【治疗】

　　本病多由脾胃热毒、内挟心火,或脾胃湿热、复受风邪、上攻于目所致,故治疗时一定要辨证准确,分辨毒热与风火,

分别论治。

1. 中医辨证施治

（1）脾肺风热型

［症状］胞睑肿痒，皮色红赤，少量丘疹，渗出黏液。

［治则］清泻脾肺，佐以除风。

［方药］除风清脾饮加减：黄连 10 g，黄芩 10 g，生地 20 g，丹皮 10 g，当归 10 g，升麻 10 g，连翘 12 g，元参 15 g，知母 10 g，桔梗 10 g，陈皮 10 g，荆芥 10 g，防风 10 g，甘草 10 g。水煎服，每日一剂分早晚服。

（2）脾胃湿毒型

［症状］胞肿红赤焮痛，痛甚痒轻，水泡簇生，或生脓疱，甚至溃破糜烂腥臭，渗出黏液，或脓破溃出等。

［治则］清热解毒、凉血祛风。

［方药］庞氏解毒凉血汤加减：银花 30 g，公英 20 g，花粉 15 g，生地 10 g，连翘 12 g，赤芍 12 g，犀角 0.3 g（冲服），丹皮 10 g，胆草 10 g，枳壳 10 g，川军 10 g，荆芥 10 g，防风 10 g，甘草 6 g。水煎服，每日一剂，分早晚二次服。

（3）药物过敏型：见 40 页睑缘炎之过敏型。

2. 西医对症治疗

注射青霉素，或口服抗生素药，如先锋四号、阿莫西林等。

3. 外治法

外敷"鱼石脂软膏"。

4. 偏方

土茯苓 30 g，野菊花 30 g 水煎服每日一剂，可大大缩短疗程，促进痊愈。

四、带状疱疹（蜘蛛疮）

糖尿病不仅容易造成细菌感染的眼睑皮肤病，而且还能招致病毒感染。眼睑带状疱疹就是带状疱疹病毒侵犯单侧三叉神经眼支而致。带状疱疹病毒急性感染的眼睑皮肤病变常并发结膜、角膜、上巩膜、葡萄膜等炎症。眼睑带状疱疹约占带状疱疹的 7%，老年糖尿病患者为多见。

中医根据皮肤有红斑水疱，累累如串珠，每多缠腰而发，故名曰"缠腰火丹"，俗名"蛇串疮"、"缠腰龙"。此病也可以生于胸部和面部，生于面部的还叫"蜘蛛疮"。

【临床表现】

带状疱疹潜伏期为数日至两周。前驱期有感冒症状，头痛、眶部痛、眼痛、发热、乏力。三叉神经支配区有钝痛、刺痛、灼热感、感觉敏感、轻度水肿，3～4 日后沿该侧眼支的各种神经分支分布区域出现皮疹。皮疹单个稀疏存在或密集成线状、带状或片状分布但只限于一侧，而不超越中线。数日内皮疹发展为水疱，眼睑红肿，睑缘常受累及。在皮疹期局部重度刺痛、神经痛且继有全身症状，患侧耳前、颌下淋巴结肿大，并有压痛。病程约 3～6 周,疼痛、麻木感逐渐缓解,也可持续数年之久。

眼带状疱疹中,40%～60% 有角膜并发症,包括上皮性角膜炎、盘状角膜炎、角膜内皮炎、神经营养性角膜炎等。虹膜睫状体炎也是常见的并发症,多数生在皮疹出现后两周内。视网膜病变较为少见,多为局灶性渗出性脉络膜视网膜炎。可有黄斑受累、出血、周边部多发性视网膜小裂孔、视网膜中央静脉阻塞、视神经炎等。带状疱疹病毒除引起上述视网膜炎外,还可引起急性视网膜坏死综合征、进展性外层视网膜坏死综合征和多灶性脉络膜炎三种不同视网膜脉络膜炎。

【诊断】

根据典型的全身和三叉神经眼支分布区的疱疹诊断并不困难。从感染组织中分离出带状疱疹病毒可以确定诊断。取疱疹基底部标本进行涂片细胞学检查,发现多核巨细胞对诊断有重要价值。急性期带状疱疹病毒抗体效价高于恢复期效价 3 倍或 3 倍以上,有益于诊断。

【治疗】

中医治疗病毒性眼病一定要整体观念、辨证与辨病相结合施治。因病毒的种类繁多,变化复制较快,而西医之吗啉胍、阿昔洛韦、阿糖腺苷等临床效果较差。中医采用"扶正祛邪"获得良效。本病外显的症状为红、痛、水疱,为火盛湿重和阴虚火旺,故中医多采用清热泻火、解毒利湿和清热养阴。若辨证属肾阳虚者,仍可补肾阳以祛邪。

1. 中医辨证施治

(1)肝胆实热型

[症状]眼睑皮肤红斑水疱,累累如串珠,疼痛、刺痛、小便黄、大便秘结、口苦咽干,舌红、脉弦数。

[治则]清泻肝胆实热。

[方药]龙胆泻肝汤加减:龙胆草 10 g,柴胡 10 g,黄芩 10 g,生山栀 10 g,鲜生地 20 g,荆芥 10 g,防风 10 g,丹皮 10 g,赤芍 10 g,泽泻 10 g,白木通 6 g,车前子 10 g(包煎),紫草 15 g,甘草 10 g。水煎服,每日一剂,分早晚二次服。

[加减]热重痛甚者加黄连 10 g(还可降血糖)。湿重的还可加苍术 10 g(亦可降血糖)。后期皮疹消失,遗有疼痛者,根据体质,并可加入镇肝之品,如珍珠母 30 g(先煎),生牡蛎 30 g(先煎),龙齿 15 g(先煎),代赭石 30 g(先煎),磁石 30 g(先煎)。

(2)肺热阴虚型

[症状]眼睑皮肤红斑水泡,累累如串珠,疼痛、刺痛,口渴欲饮,便秘,舌少苔质红,脉细数。

[治则]清热养阴。

[方药]清热养阴汤加减:银花 30 g,连翘 10 g,公英 30 g,花粉 10 g,生地 30 g,赤芍 10 g,当归 30 g,川军 10 g,知母 10 g,生石膏 30 g,白术 10 g,枳壳 10 g,荆芥 10 g,防风 10 g,甘草 5 g。水煎服,每日一剂,分早晚二次服。

（3）气虚血弱型

［症状］老年患者后期，气血虚弱，皮疹消失，患处仍痛，舌苔薄白质淡，脉细数。

［治则］补气养血。

［方药］八珍汤加减：党参 10 g，黄芪 15 g，生地 20 g，熟地 20 g，当归 10 g，川芎 6 g，白芍 10 g，茯苓 10 g，白术 10 g，甘草 6 g。水煎服，每日一剂分早晚服。

2. 西医对症治疗

口服阿昔洛韦类药，当疼痛剧时可服精神安定剂。因氯普噻吨、多塞平、氯丙嗪、奋乃静等药可加重糖尿病，故此药不宜多用。

3. 外治法

（1）初期用玉露膏或鱼石脂膏外涂（玉露膏即麻油调银花露、菊花露）。

（2）水疱破后涂青黛膏（青黛100 g、生石膏200 g、滑石200 g、黄柏100 g，各研细末，和匀外涂）。

（3）点眼药：拨云锭眼水、熊胆眼水、鱼腥草眼水等。

（4）外洗法：升麻 50 g 水煎外洗，每日洗 3～5 次，一般 5～7 天治愈。此方很有效。

4. 针灸

（1）放血：三棱针刺带状疱疹周围放血。

（2）毫针：取局部之无病变的穴位，若病变在左者取左外关、右合谷；若病变在右者，则取右外关、左合谷，强刺激，用泻法，可立即止痛消肿。

（3）挑刺：用三棱针挑刺背部靠近脊柱之红点挤出血或黏液或挑刺后拔罐，隔日一次。但注意消毒，预防感染。

【护理】

（1）饮食：普食为主，多食新鲜蔬菜，忌食辛辣、鱼虾、牛羊肉及炙煿之物等。

（2）三叉神经分布部位及累及角膜者，要二级护理。

（3）给患者作局部清洁时，应避免将疱疹擦破，容易导致继发感染的可能而不易痊愈。局部用药不宜用油膏类外涂，以免热毒不能外散疱破而糜烂。

（4）睑部带状疱疹应严密观察角膜、虹膜、视力和眼底情况，以免造成失明等严重后果。并应事先告诉患者及家属，本病可能侵犯角膜、虹膜、视网膜、脉络膜及视神经等带来的严重后果致失明。有的延治或误治，还可导致三叉神经痛、脑膜炎等。出现角膜、虹膜、视网膜脉络膜视网膜病变者，请参考有关章节辨证施治。

【病例】

高 XX，男，56 岁，技术干部，2010 年 8 月 4 日初诊。

主诉：眼科医院诊断为视网膜脓血症。

病史：3 年前右眼因视网膜脓血症失明，左眼又于 7 月 28 日诊断为视网膜脓血症，经西医治疗无效，遂求诊于中医。

检查：OD 黑矇，OS 0.01。

OD上睑及额部有带状疱疹愈合后色素沉着斑。为三年前患带状疱疹治愈后所留，此后不久患视网膜脓血症致右眼失明。

OD眼角膜混浊如白塑料布，OS角膜混浊、晶体混浊，眼底窥视不清，苔薄黄，脉弦细。

诊断：视网膜脓血症。

治疗：

（1）中药：银花 30 g，连翘 10 g，生地 30 g，赤芍 20 g，羌活 10 g，防风 10 g，木贼 10 g，蝉衣 10 g，菊花 10 g，丹参 30 g，黄连 10 g，白术 10 g，枳壳 10 g，女贞子 30 g，菟丝子 30 g，枸杞子 30 g，甘草 10 g，柴胡 10 g，当归 15 g。

（2）针灸：四穴八针，第一次针刺后左眼视力即达 0.04。针灸五次中药治疗五剂后，左眼视力为 0.5。以后坚持治疗，左眼视力一直维持在 0.5，2011 年 1 月 15 日回访视力仍为 0.5 未下降。

五、上睑下垂（胞睑下垂）

上睑下垂是指提上睑肌的功能不全或丧失，以致上睑呈现部分或全部下垂，严重的下垂可以完全遮住瞳孔影响视力。

上睑下垂，中医称之为"上胞下垂""睢目""侵风"和"睑废"等。

西医学认为，上睑下垂是提上睑肌的动眼神经失调。糖尿病可使动眼神经麻痹。现代医学研究，糖尿病患者神经改变主要有两个方面，一是营养神经的小血管因血糖高而改变；二是神经本身因血糖高而改变。血管的改变主要表现为血管狭窄，玻璃样变性，另外血小板的凝集增加，血小板的聚集或纤维素的沉积使微血管狭窄或闭塞，因而使动眼神经发生缺血性改变，一般是缺血性梗死。微小血管的改变，若累及供养神经的血管，就会发生动眼神经麻痹的神经病变。

中医对糖尿病上睑下垂的认识，不像西医那样精细。中医认为消渴病（糖尿病）的基本病机是阴亏液耗，燥热偏盛，以肾阴亏损为本，肺脾燥热为标。病久则阴损气耗，阳伤而致气阴两伤，阴阳俱伤，脉络瘀阻，筋脉失养，脏腑受损，渐至出现一系列的并发症。气阴两伤，脉络瘀阻是糖尿病慢性并发症的基本病机。糖尿病日久，阴津亏耗，无以载气，燥热亢盛，伤阴耗气而致气阴两伤。气虚无以推动，则血液运行受阻；阴虚则脉络失养，燥热之邪灼伤营血。营阴蒸腾，瘀血阻滞，终致气阴两伤、脉络瘀阻而致本病。

【临床表现】

患糖尿病日久，突然发现上睑不能自行提起，垂下掩盖部分或全部瞳孔而遮挡视线，多为一眼先发病，治愈后另一眼又发病。肌电图作肌电生理检查，可发现患者的神经传导速度减慢，神经活动电位波幅降低。

【鉴别诊断】

应与先天性上睑下垂、重症肌无力性上睑下垂和老年血管硬化性上睑下垂鉴别（见表3-1）。

表 3-1　不同类型的上睑下垂

类型	发病眼	主要症状	伴发并发症	新斯的明试验
先天性	双眼	与生俱来	眼区肌肉不饱满	无改善
重症肌无力	双眼	多在劳累后发生,上午轻,下午重,疲劳后更重	眼外肌无力、复视等	症状显著改善,药力过后又复发
老年动脉硬化	可单眼,也可双眼,但多单眼	CT 视脑干动眼神经区有软化灶、脑萎缩、血脂、血糖、血胆固醇高	偏瘫、中枢性面瘫	无改善
糖尿病动眼神经麻痹	多单眼	突然发生,上睑下垂显著	常有动眼神经支配的其他肌肉麻痹出现斜视、复视等	无改善

【治疗】

治疗本病的基本原则是继续用西药控制血糖,中医仍需辨证施治。高血糖及时纠正,则神经传导速度减慢会很快恢复。临床上使用的维生素、肌醇、醛糖还原酶抑制剂,其确切疗效有待进一步肯定。临床以中医中药辨证施治配合西药降糖效果较好,一般内服中药,配以针灸于一个月内痊愈。单纯用维生素 B_1、B_{12} 和西药降糖药则无此效果。

1. 中医辨证施治

(1)脾虚受风型

[症状]糖尿病患者单侧上睑下垂,无力抬举,有的眼珠转动也不灵、复视,兼有全身乏力、头痛、眼痛、怕风流泪、纳呆、苔薄白,脉浮弦细。

[治则]健脾祛风,兼以通络。

[方药]羌活胜风汤《原机启微》加减:羌活 10 g,防风 10 g,白术 10 g,枳壳 10 g,柴胡 10 g,黄芩 10 g,龙胆草 10 g,薄荷 10 g,桔梗 10 g,钩藤 20 g,全蝎 10 g,甘草 6 g。水煎服,每日一剂,分早晚服。

(2)湿痰阻络型

[症状]糖尿病患者一侧上睑下垂,无力抬举,全身乏力,胸闷纳呆,舌苔白腻,脉弦滑。

[治则]祛痰健脾,除风通络。

[方药]正容汤《审视瑶函》加减:白附子 10 g,胆星 10 g,僵蚕 10 g,清半夏 10 g,羌活 10 g,防风 10 g,藁本 10 g,秦艽 10 g,钩藤 20 g,全蝎 10 g,甘草 6 g。水煎服,每日一剂,分早晚二次服。

(3)脾失健运,中气不足型

[症状]糖尿病患者一眼上睑下垂,晨起病轻,午后加重,眼珠转动不灵,周身乏力,甚至吞咽困难。舌苔薄白质淡,脉沉细数。

[治则] 升阳益气。

[方药] 补中益气汤加减：黄芪 20 g，党参 10 g（或用人参、丽参生津止渴且降糖）白术 10 g，陈皮 10 g，升麻 10 g，柴胡 10 g，当归 10 g，钩藤 20 g，全蝎 10 g，甘草 6 g。水煎服，每日一剂，分早晚二次服。

（4）瘀血闭阻型

[症状] 糖尿病患者一眼上睑下垂，伴有刺痛，舌质紫暗，脉弦涩。

[治则] 活血化瘀。

[方药] 血府逐瘀汤《医林改错》加减：当归 10 g，生地 30 g，桃仁 10 g，红花 10 g，枳壳 10 g，赤芍 10 g，柴胡 6 g，川芎 10 g，桔梗 10 g，牛膝 30 g，钩藤 20 g，全蝎 10 g，甘草 6 g。水煎服，每日一剂，分早晚二次服。

2. 针刺法

（1）毫针：攒竹、太阳、阳白、风池、外关（均患侧），合谷（健侧）。每日一次，10 次为一疗程。

（2）神经干电刺激疗法：取眶上神经与面神经刺激点（位于耳上迹与眼外角的连线中点，即面神经分布点），眶上神经接负极，面神经接正极。每次 20 分钟左右，隔日一次，10 次为一疗程，间隔五天，再行第二疗程。

【预后】

糖尿病性上睑下垂经服中药和针灸治疗，一般在一个月左右痊愈，不留痕迹。一般不复发（在治疗 20 余例患者中，只有 3 例左眼治愈后，右眼又患，其中间隔在 1～2 年以上，未曾见到右眼发病治愈后，右眼又复发）。

六、眼外肌麻痹（视一为二）

眼外肌共有六条，即上直肌、下直肌、内直肌、外直肌、上斜肌、下斜肌。外直肌受外展神经支配，上斜肌受滑车神经支配，其余四条均受动眼神经支配。眼球活动都是上述六条肌肉协同作用的结果。如向右侧注视，右眼的外直肌与左眼的内直肌同时收缩；向左注视，左眼的外直肌和右眼的内直肌同时收缩。由于两眼的眼球运动能协调动作，故当两眼注视同一物体时，物像能同时反映在双眼黄斑区中心，分别形成影像，通过视觉纤维传至大脑皮质视觉中枢，经过融合作用，成为一个有立体感的影像。当两眼眼外肌不协调时，物像落在一眼黄斑区为真像，落在另一眼黄斑区以外的区域为假象，经过视神经纤维传导至大脑皮质视觉中枢后，不能合像为一，即形成复视，中医称之为"视一为二""歧视"等。

糖尿病发生眼肌麻痹的原因，一般认为可能与糖尿病多发性神经炎有关。

糖尿病患者发生的眼肌麻痹也是糖尿病性神经病变之一，是支配眼肌运动神经的供养血管受损所致的神经缺血性病变。

糖尿病患者患眼肌麻痹的发病率不是很高，有人观察 264 例糖尿病患者中，只有一人曾患有眼肌麻痹。眼科门诊患者也曾遇到患眼肌麻痹的患者在检查血糖才发现糖尿病的病例。

糖尿病患者发生眼肌麻痹多为 40 岁以上的患者。

综上所述,由于支配眼外肌运动的神经核、神经或眼外肌本身的器质病变,使单条或多条眼外肌完全或部分麻痹,导致眼球向麻痹肌作用方向偏位,称为麻痹性斜视。

【临床表现】

眼球运动受限,眼位偏斜,如外直肌麻痹,眼球偏向鼻侧,并向颞侧运动受限。患者有复视,可有代偿性头位,患者为避免出现复视,而把头偏向麻痹肌作用的方向,如右眼外直肌麻痹,头偏向右方。糖尿病眼外肌麻痹,以单侧外直肌麻痹最多见,外展神经麻痹可表现为部分或完全麻痹,其次为一侧动眼神经受累,很少有外展神经、动眼神经、滑车神经同时受侵犯的病例。有的一眼发病治愈后,另一眼又犯。

【诊断】

复视检查:在暗室内,受检者端坐,头平直固定不动,置一红色玻璃片于受检者右眼前,让其右眼注视一米远的烛光,并随烛光逐个诊断眼位检查。若见有红白二个烛光像时,记录其方位与距离,以分析判断麻痹性斜视属那只眼及那条眼外肌麻痹。

1. 水平复像

可确定病眼及外、内直肌麻痹。

(1)水平复像在同侧,确定外直肌麻痹。若红像在右为右眼眼病,红像在左为左眼眼病,若向右复像分离最大,则确定右眼外直肌麻痹;若向左复像分离最大,则确定左眼外直肌麻痹。

(2)水平交叉复像,可确定内直肌麻痹。若红像在右,为左眼为病眼;若红像在左,则表示右眼为病眼。若向左视复像分离最大,为右眼内直肌麻痹;若向右视复像分离最大,为左眼内直肌麻痹。

2. 垂直分离复像

可确定病眼及上、下直肌和上、下斜肌病变。

(1)确定麻痹眼:如果明显向上或向下离开正常位置,若红像在上或在下为右眼麻痹;若白像在上或在下为左眼麻痹。

(2)确定病眼麻痹肌:确定麻痹眼后,再将烛光向颞上、颞下、鼻上、鼻下四方向移动。

①如果麻痹眼的颞上方,红白像距离最大,则表示上直肌麻痹。

②如果在麻痹眼的颞下方,红白像距离最大,则表示下直肌麻痹。

③若在麻痹眼的鼻上方,红白像分离最大则表示下斜肌麻痹。

④若在病眼的鼻下方,红白像分离最大,则表示病眼的上斜肌麻痹。

⑤在病眼的颞上方及鼻下方,红白像均出现很大距离,则表示病眼上直肌

与上斜肌同时麻痹。

【治疗】

首先控制血糖。西药给予大量维生素，中医辨证治疗，给予中药和针灸治疗，可以大大缩短疗程。

1. 中医辨证施治

参照"上睑下垂"治疗。

2. 针灸法

（1）眼外肌麻痹主穴

攒竹、太阳、风池、外关、合谷（健侧）。足三里（双）、阳陵泉（双）、三阴交（双）。

（2）眼外肌麻痹配穴

上直肌配鱼腰、阳白。下直肌配承泣。

上斜肌配　上斜1——眶上缘切迹鼻侧2分

上斜2——眶上缘切迹颞侧2分

上睛明——睛明穴上2分

下斜肌配下睛明（睛明穴下2分）

外直肌配太阳穴

内直肌配睛明穴

七、眼睑黄色瘤

在双眼上睑或下睑内侧，呈对称性，为扁平而又略隆出于皮肤面，且与睑缘平行，生长非常缓慢，其色微黄故名黄色瘤。除睑部皮肤外，于身体他处同时可找到类似病灶，可多至数块。本病多见于糖尿病老年女性，为结缔组织变成脂肪和色素沉淀所致，有的为脂肪代谢紊乱和血管硬化所致。

糖尿病是糖代谢、脂肪代谢、蛋白代谢混乱的疾病。糖尿病患者血中甘油三酯增高，即可发生本病。发病率不等，1976年井上报导48例糖尿病患者有9例患黄色瘤；1975年北村报道271例糖尿病患者有8例患本病；还有人报导53例黄色瘤中有12例糖尿病患者。

眼睑黄色瘤属良性瘤，不恶变。

【临床表现】

多在上睑皮内侧对称性发生类圆形带黄色斑，微自皮肤上隆起，界线清楚，多见于中年或老年，发生后不易消失，局部也无自觉症状。

【治疗】

治疗纯为美观。大者可手术治疗。小者可用$50\%\sim75\%$三氯醋酸烧灼，或用二氧化碳冷冻治疗。中药内服降血脂药，如姜黄、决明子、蒲黄、三七粉等；外用药如黄瓜蘸硼砂外涂，或姜黄、蒲黄调膏外涂。

八、糖尿病眼睑皮肤瘙痒

眼睑瘙痒在糖尿病过程中是常见的反应性皮肤病。它不仅眼部瘙痒，而且多兼有全身瘙痒或局部肛门及外阴瘙痒。

在糖尿病过程中，出现无原发损害之眼睑皮肤瘙痒，表现为针刺、灼热或蚁行感症状，类似祖国医学之"痒风"。

糖尿病患者因自主神经系统功能紊乱伴随出汗减少，可能造成皮肤干燥而致皮肤瘙痒。

中医认为消渴之瘙痒,是因阴虚有热,阴津不足,风燥热扰,肌肤失于濡养,腠理开阖失司,汗不得外出,邪热不能随汗而外泄,郁于肌肤腠理之间而造成肝郁化火、肝阳上亢、郁于眼睑则眼睑皮肤瘙痒。或因邪热不得外越,与下焦湿邪相搏又可致肛门及外阴瘙痒。

【临床表现】

眼睑皮肤瘙痒,进而逐渐扩展至全身,瘙痒常为阵发性,尤以夜间为重。本病常因糖尿病的加重或情绪变化而促进瘙痒发作或加重。瘙痒程度有轻重,因不断搔抓而引起抓痕、血痂、色素沉着,苔藓样化,或引起感染,脓疱疮、毛囊炎、疖肿、淋巴发炎等。由于瘙痒影响睡眠,可导致头晕,精神忧郁及食欲缺乏等神经衰弱等症状。

【诊断】

(1)已确诊为糖尿病者。
(2)出现无皮肤损害性瘙痒。
(3)排除其他原因的瘙痒。

【治疗】

在治疗糖尿病的基础上,中西医结合治疗。

1. 中医辨证施治

(1)血虚风燥型
[症状]眼睑皮肤瘙痒,干裂、脱屑,有抓痕或血痂,舌淡红,苔薄白,或舌嫩红少苔而干,脉弦细或弦涩。

[治则]养血润燥,疏风止痒。

[方药]六味地黄丸加减:生地 20 g,山萸肉 15 g,丹皮 20 g,土茯苓 20 g,淮山药 10 g,当归 10 g,赤芍 15 g,鸡血藤 15 g,防风 12 g,刺蒺藜 12 g,苦参 15 g。水煎服,每日一剂,分早晚服。

[加减]瘙痒较甚者可加全蝎 5 g,乌蛇 15 g,炒皂刺 12 g;若睡眠不宁可加夜交藤 15 g,莲子心 10 g。

(2)湿热内蕴型
[症状]眼睑皮肤瘙痒,抓破后流水,或继发感染,或苔藓样化,常有发热,大便初头硬后溏,小便黄,舌红苔微黄腻,脉滑或滑数。

[治则]清热解毒,凉血止痒。

[方药]五味消毒饮和清热地黄汤加减:银花 30 g,野菊花 15 g,公英 20 g,紫花地丁 12 g,紫背天葵 12 g,生地 30 g,赤芍 12 g,桃仁 10 g,丹皮 10 g,泽泻 10 g,皂刺 10 g,苦参 15 g,白藓皮 10 g,荆芥 10 g,防风 10 g,地肤子 30 g,蛇床子 20 g。水煎服,每日一剂,分早晚服。

(3)肝肾阴虚型
[症状]眼睑皮肤瘙痒,兼有头晕目眩,腰痛腰酸,耳鸣,五心烦热,舌红少苔,脉细数。

[治则]滋阴降火,补益肝肾。

[方药]知柏地黄丸加减:知母 10 g,黄柏 10 g,泽泻 10 g,丹皮 10 g,茯苓 10 g,山药 15 g,生地 30 g,山萸肉 20 g,蝉衣 10 g,白藓皮 15 g,荆芥 10 g,金钱白花蛇一条。水煎服,每日一剂,分早晚服。

2. 西医对症疗法

(1)口服维生素 B_1、B_{12}、B_6 等药。

(2)口服抗组织胺药、钙剂、镇静催眠药。

九、糖尿病眼睑湿疹

眼睑湿疹为最常见的眼睑皮肤炎症,中医称为"风赤疮痍"或"湿热生疮"。糖尿病患者患上此病,称"糖尿病性眼睑湿疹"。

【病因】

(1)过敏反应:由于糖尿病患者点阿托品眼水,磺胺眼水等,或涂化妆品等引起过敏反应而致。

(2)局部慢性刺激:由于糖尿病患者患眼病的分泌物如泪液、眼眵等的慢性刺激而发炎。

(3)中医认为糖尿病患者素有内热客于胞睑,复受风湿热邪侵袭,或久病耗血、生风化燥所致。

【临床表现】

(1)自觉症状主要为发痒和灼热感。

(2)急性者眼睑突然红肿,继则出现丘疹,水疱或脓疱,不久溃烂。

(3)亚急性者,病变停留在某一阶段,症状较缓常迁延不愈。

(4)慢性者由急性或亚急性转变而来,睑皮肥厚粗糙,呈苔藓状,表面有鳞屑脱落。

【治疗】

(1)急性者应停用一切刺激性药物。

(2)忌食辛辣(生葱、生姜、生蒜)及牛羊肉鱼虾等物。

(3)口服中药:银花 30 g,连翘 10 g,公英 10 g,花粉 10 g,黄连 10 g,荆芥 10 g,防风 10 g,地肤子 20 g,苦参 15 g,苍术 10 g 等。

(4)若上方均无效,可用土豆切碎挤出水外涂,亦效。

第二节 糖尿病结膜疾病(白睛疾病)

眼结膜分睑结膜、球结膜、穹隆结膜三部分。最容易观察到的是球结膜和睑结膜。结膜是一层透明的黏膜组织。正常的球结膜透明而平滑,其血管清晰可见。糖尿病微血管变化,可通过观察球结膜和睑结膜。观察的方法是直接观察,即用裂隙灯显微镜直接观察球结膜的微循环;也可以用强光源投射法,手持一放大镜观察球结膜微循环或手指或足趾甲皱、舌尖、口唇等,以印证观察到的结膜微循环。观察球结膜和睑结膜的方法还有间接判断法(表3-2)。

表 3-2　观察球结膜和腔结膜的间接判断法

观察指标	反映情况	微循环障碍时	治疗后
神志意识	中枢神经系统的血液灌流	烦躁淡漠,意识模糊,甚至昏迷	清醒,正常
皮肤黏膜的色泽温度	外周皮肤黏膜的血液灌流	色紫或黑白,肢端厥冷,按压口唇或甲床后苍白区消失缓慢	红色,肢端温暖,苍白区消失较快
呼吸频率和幅度	肺的血液灌流	呼吸浅速或不规则	正常
尿量	肾的血液灌流	<20 mL/h 或无尿	>20～30 mL/h,收缩压在 10.7 kPa(80 mmHg 上下)
血压或脉搏	大致反映全身微循环血液灌流	血压降低,脉压缩小[< 2.76 kPa(20 mmHg)],脉细数	血压回升,脉压正常[24 kPa(30 mmHg)]脉正常有力

　　糖尿病微循环的变化:通过上述观察,可以发现结膜微循环发生障碍,主要表现为微血管壁病变,微血流混乱和微循环血液理化特性的改变。

　　糖尿病患者的结膜微血管增厚十分明显,基膜合成糖蛋白的葡萄糖浓度升高,使基膜合成大于分解,所以导致基膜增厚。由于糖尿病患者有毛细血管基底膜增厚,微血管内皮细胞增生,因此微血管形态发生扭曲、畸形、打结,再加上细菌(内毒素)等对微循环的直接损伤,所以形成微血管瘤。与此同时,微血管粗糙,通道狭窄,弹性减弱,血管扩张,再加上血糖升高,代谢紊乱所致的血糖浓度升高,血流缓慢、瘀滞、阻断,血细胞可发生明显聚集,微血管周围可出现明显渗出,出血或微血管脆性提高等。

　　鉴于结膜的特点和糖尿病导致的结膜微血管障碍,极易造成结膜的炎症,造成出血和渗出等。糖尿病比非糖尿病者

的结膜病变显著增多。

　　充血是结膜炎的最基本变化之一。充血的结膜扩张程度(充血颜色的深浅)、形态(网状或弥漫性)和范围(局限或全面)一般是与炎症的轻重和时间的久暂有关。严重的结膜炎症,扩张的血管可以破裂,造成球结膜下出血。

　　结膜病变相当于祖国医学的白睛疾病。中医称白睛,又叫白仁。属目珠之外层,其表层透明而脆嫩,里层色白而坚韧,有维护眼球内部组织作用。

　　白睛属于五轮中的气轮,内应于肺,而肺与大肠相表里,故其发病多与肺和大肠有关。肺主气,宜宣发肃降,而大肠主传导,宜通畅。若肺失治节,则肺气不能宣发,可致气血滞涩,使白睛红赤肿胀;如失于肃降而气逆血升,则可见白睛溢血。甚则肺气闭郁,使气血瘀滞,症见白睛青紫,结节高隆等。又因肺合皮毛,主一身之表,外邪入侵首先犯肺,肺气宣

发失职,亦可病发白睛。再则大肠结热,便秘不通也可波及肺经使其气机不利,同样会导致白睛病变。

白睛病之治则,首当理肺,恢复其治节,使肺气得以宣发肃降。如为外感表证则宜疏散外邪,而大肠阳明腑实者宜泻热通腑散结。

白睛疾患属常见的外障眼病。若迁延失治,每可侵及风轮为"金克木",使眼病剧增。故白睛疾患宜及早治疗。

一、细菌性结膜炎

结膜与外界环境直接频繁接触,使各种细菌都可出来在结膜囊内,包括非致病菌、条件致病菌与致病菌在内。单纯的致病菌存在,并不一定就会致病,因为病菌和组织之间存在着一种免疫平衡状态。只有当机体组织抵抗力降低,或细菌毒力增加,以致破坏这种免疫平衡状态时,才可构成致病的条件。在这种情况下,即使是原来非致病菌属(例如干燥杆菌)也有可能引起炎症。由于糖尿病血糖过高,高血糖的结膜组织成了各种细菌的培养基,给细菌感染创造了更有利的条件。

结膜囊中的致病菌中,唯有阿一摩双杆菌和科一伟杆菌是眼部所特有的。这两种细菌均是革兰阴性杆菌,它可引起恶性卡他性结膜炎。另外革兰阴性菌还有流行性感冒杆菌、肺炎杆菌、大肠杆菌和绿脓杆菌等。革兰阳性杆菌有白喉杆菌、结膜干燥杆菌、枯草杆菌、结核杆菌、麻风杆菌等。革兰阴性菌有淋病双球菌、脑膜炎双球菌、卡他球菌等。革兰阳性球菌有链球菌、肺炎双球菌、金黄色葡萄球菌等。

细菌性结膜炎的治疗原则,在于控制炎症,阻止其蔓延扩散。西药的抗生素有很好的治疗作用。配合中药治疗疗效更显著。最好要作药敏试验,找到相应的抗生素,疗效就更速。若无条件,可选择广谱抗生素眼药水、眼膏。中药的眼水眼膏具有广谱抗菌的作用,所以也可选用纯中药的眼水眼膏。选滴眼剂还要选无刺激性,但具有强杀菌能力的为好。

细菌性结膜炎应以预防为主。细菌性结膜炎的传播途径不外乎患眼→水→健眼,或患眼→手→健眼这两种方式。因此只要控制传播途径,就能达到预防效果。

细菌性结膜炎又叫急性结膜炎,相当于中医的"暴风客热"范畴。中医认为本病是外感风热,客于内热阳盛之人,内外合邪,风热相搏上攻于目而猝然发病。

【临床表现】

在春夏暖和季节的托儿所、学校、部队等集体单位,广泛流行"红眼病",自觉有异物感、烧灼感、刺痛感、畏光,眼睑红肿,睁眼困难,有大量黏液分泌物(眼眵),结膜红赤(鲜红),或火红色结膜充血。科一韦结膜炎通常为双眼,且伴有发烧等全身症状。肺炎双球菌者,通过细菌学检查,才能鉴别出,但它具有高度的传染性,全身症状可能有肺部感染的咳嗽症。链球菌和葡萄球菌感染者常合并其他细菌感染(如白喉杆菌),属于最严重的一种类型。

【治疗】

细菌性结膜炎任何年龄,不分男女,均可患本病,也不是只有糖尿病患者才患本病,只是糖尿病患者患此概率更大。故治疗本病应考虑到糖尿病患者的特点,中医治疗时加重活血化瘀。本病属中医的"天行赤眼"和"暴风客热",一般是感受外感风热毒邪,治宜祛风清热,兼以凉血化瘀。本病病情发展快,故治疗时应天天观察病情,随时改变用药。

1. 中医辨证施治

(1)风重于热

[症状]眼睑水肿,结膜水肿较明显,泪多眵少,或伴有头痛鼻塞、咳嗽痰多,舌淡红,苔薄白或微黄,脉浮数。

[治则]祛风清热,兼以活血化瘀。

[方药]桑菊饮加减:桑叶 10 g,菊花 10 g,桔梗 10 g,杏仁 10 g,连翘 10 g,芦根 30 g,薄荷 10 g(后下),赤芍 10 g,羌活 10 g,防风 10 g,甘草 10 g。水煎服,每日一剂,分早晚服。或用羌活胜风汤加减:羌活 10 g,防风 10 g,白术 10 g,枳壳 10 g,柴胡 10 g,黄芩 10 g,胆草 10 g,薄荷 10 g,桔梗 10 g,甘草 10 g。水煎服,每日一剂,分早晚服。

(2)热重于风

[症状]结膜充血,泪少眵多,眵黏易结,或见便秘溲赤,口干舌红,苔黄脉数。

[治则]泻火为主,散风为辅。

[方药]泻肺饮加减:瓜蒌 15 g,花粉 15 g,生石膏 20 g,桑白皮 10 g,木通 10 g,胆草 10 g,生栀子 10 g,桔梗 10 g,大黄 5 g,滑石 10 g,枳壳 10 g,羌活 6 g,防风 10 g,薄荷 10 g(后下),甘草 6 g。水煎服,每日一剂,分早晚服。

(3)风热并重

[症状]上述两型均具备,热和风均等。

[治则]内清外解。

[方剂]双解汤《中医眼科临床实践》加减:银花 30 g,连翘 10 g,公英 20 g,黄芩 10 g,桑白皮 10 g,花粉 10 g,枳壳 10 g,胆草 10 g,荆芥 10 g,防风 10 g,川军 6～10 g,滑石 10 g,生石膏 20 g,甘草 6 g。水煎服,每日一剂分早晚服。

2. 外治法

(1)点抗生素眼膏、眼水:氧氟沙星眼水、红霉素眼膏、熊胆眼水、鱼腥草眼水、拨云锭、拨云眼膏。最好不点激素类眼水,若用的话必须配用抗生素眼水眼膏和中药眼水眼膏,但也不可久用,以免激素的副作用。

(2)霜桑叶 30 g,水煎趁热熏眼,待冷后用此水洗眼。

(3)蒲公英 20 g,水煎服及熏洗眼。

3. 针刺法

(1)三棱针点刺出血:取太阳、攒竹、四白、三棱针点刺出血,可立即见效。或双侧耳尖放血,也可见效。

(2)毫针法:取攒竹、太阳、四白、风池、外关、合谷(对侧)。用泻法,其针后亦可挤血、放血,可立即见效。

二、病毒性结膜炎

病毒是一种微生物,种类繁多,侵犯人体的途径也不一样,它侵犯人体引起的疾病也具有传染性。侵犯眼结膜的病毒如带状疱疹病毒、巨细胞病毒、腺病毒、风疹病毒、麻疹病毒(柯萨奇病毒)等。前所介绍的疱疹病毒侵袭眼睑,也必然影响眼之结膜和角膜。形成疱疹性结膜炎、角膜炎。病毒性结膜炎最常见的还有流行性出血性结膜炎、流行性结膜角膜炎、牛痘疫苗性结膜炎。

柯萨奇病毒可导致糖尿病,柯萨奇病毒也可引起结膜炎。

病毒性的结膜炎能迅速传染并广泛流行,相当于中医之"天行赤眼",俗称"红眼病"。中医认为是"感染疫疠之气"所致,或兼肺胃积热,内外合邪交攻于目而发。

【临床表现】

本病发病迅速,双眼白睛爆发红赤,或见白睛溢血呈点片状,涩痒交作,怕热羞明,眵多交结等。结膜炎点抗生素眼药一周后无效者,多为病毒性结膜炎。

【诊断】

(1)起病迅速,邻里相传,广泛流行。

(2)白睛红赤,或见白睛溢血呈点、片状,胞睑红肿,黑睛可见星翳,耳前或颌下淋巴结肿大。

(3)结膜分泌物细菌培养排除细菌感染。

(4)血常规化验,白细胞低而嗜酸细胞增高者。

【治疗】

本病是感受疫疠之气所致,处在流行区内都有传染的可能性。因为"邪之所凑,其气必虚",故对本病辨证应注意到邪与正的关系。如感邪轻而正气强,虽发病而易愈,否则病情较重。若日久不愈,每易并发黑睛星翳。如已发现疫情,必须立即控制疫情的发展和扩散。

1. 中医辨证施治

(1)初感疠气

[症状]病初起,眼局部症状俱有,但不严重,全身症状多不明显。此型临床症状时间很短。

[治则]疏风散邪,兼以清热。

[方药]疏风散热饮子加减:防风10 g,羌活10 g,牛蒡子10 g,薄荷10 g,以疏风散邪;连翘10 g,山栀子10 g,甘草10 g,以清热解毒;大黄6~10 g,赤芍10 g,川芎10 g,以凉血活血、解毒通络。每日一剂,分早晚服。三煎可外洗眼部。

(2)肺胃积热

[症状]双眼灼热疼痛,胞睑红肿,白睛赤丝鲜红满布,眵多黏稠,兼有头痛烦躁,或便秘溲赤,苔黄脉数。此型临床多

见,病情发展也快。

　　[治则]泻火解毒,清热散邪。

　　[方药]泻肺饮加减:方见前细菌性结膜炎。

　　(3)疫热伤络

　　[症状]眼部症状除同上述外,尚见白睛或睑内有点状或片状溢血。

　　[治则]清热凉血,解毒散邪。

　　[方药]泻肺饮去羌活,加生地 20 g,牡丹皮 10 g,紫草 10 g。水煎服,每日一剂,分早晚服。

2. 外治法

　　同细菌性结膜炎。

【预防调摄】

　　本病具有较强的传染性,容易造成广泛流行,其传染多是由患眼眵泪直接或间接带入健康人眼内引起,故应强调预防。

　　(1)流行季节,健康人可常用治疗本病的中药眼水拨云锭或拨云眼膏,保持眼部卫生。也可用中药菊花、夏枯草、桑叶等煎水代茶饮,或用其煎液外洗眼部。

　　(2)应注意隔离,避免患者到公共场所,尤应禁止到游泳池,以免引起传播流行。

　　(3)患者的手帕、洗脸用具、枕套及儿童玩具等,均需严加隔离与消毒。

　　(4)医护人员接触过患眼的手和医疗器械,以及污物等,均需严加消毒处理。

　　(5)本病禁忌包扎患眼。因包扎患眼可使毒热更盛,从而加重病情。

三、变态反应性结膜炎

　　变态反应是指异常的免疫反应,造成机体生理功能混乱或组织损伤,发生疾病,就叫变态反应。

　　变态反应性结膜炎就是结膜上皮组织在机体对某种外源物质或某种内生毒素已经形成的敏感状态基础上,对这种毒素所表现的高度变态反应称为变态反应性结膜炎。

　　2 型糖尿病的发病与自身的免疫有密切关系,但自身免疫始动原因尚不明确。临床常见的 2 型糖尿病或其亲属常有自身免疫性疾病,以及特异性自身抗体人体白细胞抗原(HAL)的发现和胰岛细胞抗体的发现,都说明 2 型糖尿病的发生与自身免疫存在关系。

　　现代研究:2 型糖尿病患者肾脏早期可增大,糖尿病良好控制后,肾脏可以恢复正常。2 型糖尿病随病程的延长,肾小球毛细血管出现基底膜增厚,一般先在近系膜蒂开始,或呈局灶性,以后逐渐扩展,同时系膜细胞轻度增生伴系膜基质增多,电镜下显示系膜细胞中细胞器增多,免疫荧光可见 IgG、IgM 及 C_2 纤维蛋白原呈线样或颗粒沿基膜沉着,一般认为 IgG、IgM 的沉着的非特异性吸附,若糖尿病得到很好的控制,则免疫荧光染色可淡,有时可消退。说明糖尿病患者有自身免疫缺陷,容易患免疫性疾病,影响到眼即是变态反应性结膜炎。当糖尿病得到控制后,自身免疫增强,免疫性疾病也会得到控制。所以治疗糖尿病性变态免疫性结膜炎，必须先控制好血糖，然后再辨证治疗变态免疫性结膜炎才能取得更好疗效。

过敏体质在过敏原（有外生与内生之分）的刺激下，释放组胺，SRS-A、缓激肽等生物活性物质，这类物质作用于结膜引起毛细血管扩张和通透性增高，出现局部出血水肿，腺体分泌增多等。常见的眼病为泡性结膜角膜炎、春季卡他性结膜炎等。

泡性结膜角膜炎相当于中医的"金疳"；春季卡他性结膜炎相当于中医之"时复症"或"目痒症"等。

中医认为金疳是由于肺热亢盛，气机不利，致气滞血瘀，病从白睛而发；或心肺热毒内蕴，兼感风邪，阻滞经络，肺气失宣，郁久白睛发病；或肺经郁热，日久伤阴，肺阴虚火旺，上攻白睛。"时复症"是由于外感风热毒邪，上犯肺络；或脾胃湿热内蕴，复受风邪，风湿热邪上壅于目，或肝血不足，虚风内动，上犯于目。

【临床表现】

1. 泡性结膜炎

眼部球结膜疱疹，如玉粒样小泡数个，周围绕以赤脉，颗粒可以破溃而愈，预后多不留痕迹。患者自觉隐涩不适，或微痛畏光、眵泪不多。患者也可有淋巴结肿大和面部及身体其他部位的皮肤湿疹。

2. 春季卡他性结膜炎

白睛红赤，奇痒难忍，每年至春夏期而发，秋冬期而愈，呈周期性反复发作，天热时加重，灼热微痛或称碜涩不适，羞明流泪，眼眵色白，状如白丝。检查局部可见上睑内面如去皮石榴。亦可见黑睛边缘及附近白睛色呈污红色，并出现灰红或暗红色胶样隆起。

【鉴别诊断】

1. 泡性结膜炎

本病位于气轮，发病过程虽为外邪挟杂，但为标也。故治疗总宜治肺为本。如病初期，治宜宣肺利气散结，使气畅血行；如反复发作，或缠绵不愈，则应润肺益气复其宣发肃降之功能。（白睛血管较少，若色紫滞者为瘀血，治时必须加大凉血活血药，与治糖尿病活血化瘀不谋而合，且能降糖）。

2. 春季卡他性结膜炎

本病主要在于患者的体质，而外因仅为诱发因素，故内治除祛风止痒、缓解症状外，尚应根据患者全身脉症给以综合考虑。本病的治疗最好在发病前开始就内治外治相结合。

【治疗】

1. 中医辨证施治

（1）泡性结膜炎（金疳）

①肺经燥热，挟风型

［症状］糖尿病患者自觉涩痛畏光，泪热眵结，白睛上玉粒泡样颗粒隆起，其

周围绕以赤脉。全身可兼有口渴鼻干、便秘溲赤、舌红苔黄、脉数有力等。

[治则] 泻肺散结。

[方药] 泻肺汤加减:桑白皮20 g,黄芩10 g,地骨皮10 g,知母15 g,麦冬15 g,桔梗10 g,防风10 g,赤芍10 g,银花30 g,连翘10 g,甘草10 g。水煎服,每日一剂。

②肺阴不足,挟风型

[症状] 白睛颗粒不甚隆起,周围绕以赤脉,自觉隐涩微痛,眵泪不结。患者病久难愈或反复发作。全身症状可见干咳,口干欲饮,五心烦热的糖尿病患者。

[治则] 养肺阴、生津液,兼散结祛风。

[方药] 养阴清热汤加减:银花30 g,花粉10 g,生地30 g,知母10 g,生石膏20 g,黄芩10 g,胆草10 g,芦根30 g,荆芥10 g,防风10 g,白术10 g,枳壳10 g,甘草20 g。水煎服,每日一剂,分早晚服。

[加减] 咽喉疼痛者加川贝10 g,麦冬10 g;鼻疮严重者加生石膏30 g;大便秘结者加川军10 g,瓜蒌10 g;胃纳欠佳、胸部膨闷者加青皮10 g,麦芽10 g,神曲10 g,山楂10 g。

③脾胃虚寒型

[症状] 白睛亦有玉粒样小泡隆起,绕以赤脉,但赤脉紫滞,喜热恶寒,多兼有胃脘满闷,嗳气吞酸,或脘腹隐痛,喜热喜按,大便溏薄,或久泻不止,肢冷乏力,苔白厚腻或薄白,脉沉细无力。

[治则] 温中散寒,健脾和胃散结。

[方药] 庞氏温中健脾汤加减:吴萸10 g,炮姜10 g,黑附子10 g,肉桂10 g,苍术10 g,陈皮10 g,清半夏10 g,神曲10 g,茯苓10 g,甘草10 g。水煎服,每日一剂,分早晚服。

[加减] 心悸气短者加党参10 g,黄芪20 g,茯神10 g。

[按] 本病治疗虽分三型,但以肺经燥热挟风型最为多见。在临床治疗中,阴虚肺热挟热挟风型和脾胃虚寒型,应用相应方剂治愈后复发者较少。肺经燥热挟风型应用泻肺汤,愈后复发者较多,故在治愈后,还应续服此方再加养阴清热,兼调理脾胃,以善其后,避免复发。善后方也可采用养阴清肺汤加减:生地30 g,元参15 g,麦冬10 g,桔梗6 g,白芍10 g,枳壳10 g,榔片10 g,莱菔子10 g,甘草10 g。

(2)春季卡他性结膜炎(时复症)

①风盛型

[症状] 以痒为主,甚者极痒难忍,痒如虫行,眼睑水肿,遇风热痒甚,冬季不痒,苔薄白,脉弦数。

[治则] 祛风清热。

[方药] 祛风一字散加减:荆芥10 g,防风10 g,羌活10 g,防风10 g,薄荷10 g,川乌3 g,川芎10 g。水煎服,日一剂。重症加藁本10 g,金钱白花蛇1条,白藓皮10 g,地肤子10 g。

②风热相兼型

[症状] 春夏季节眼痒红赤,湿痒,揉之红赤肿甚,冬季不痒,苔薄黄,脉弦数。

[方药] 桑白皮汤加减:桑白皮10 g,桔梗10 g,茯苓10 g,黄芩10 g,泽泻

10 g,麦冬 10 g,地骨皮 10 g,菊花 10 g,旋覆花 10 g,元参 15 g,蝉衣 10 g,甘草 30 g。水煎服,每日一剂,分早中晚服。

［加减］风重加羌活 10 g;热重加生石膏 20 g;湿重加草薢 10 g;痒重加金钱白花蛇 2 条。

2. 外治法

(1)点中药眼水或眼膏:拨云锭、熊胆眼水、鱼腥草眼水、黄连西瓜霜眼水、拨云锭眼膏、马应龙八宝眼膏。

(2)点西药眼水:0.5%链霉素眼水、地塞米松眼水。点地塞米松眼水见效明显,每日点 3～4 次,但不可久点,否则易患白内障和青光眼。最好点中药眼水。

(3)春季卡他性结膜炎还可用广大重明汤洗眼:胆草 10 g,细辛 3 g,防风 10 g,花椒 10 g,甘草 3 g。煎洗,日数次。

3. 刺血疗法

选攒竹、太阳、四白,消毒三棱针点刺出血,再刺风池、外关、曲池、合谷、足三里,均用泻法,有很好疗效。有时立即见效。

【按语】

春季卡他性结膜炎是机体本身体内代谢物或外界条件引起的过敏性结膜间质炎症,临床体会用中药治疗可减轻症状,一般 4 年可治愈,但也见到 8 年才愈者,它是非菌性的炎症。泡性结膜炎则为内生型过敏。春季卡他性结膜炎过敏体质,而泡性结膜炎常与结核感染时有关。

春季卡他性结膜炎,西医应用激素治疗当时有很好的疗效,尤其是止痒、止红赤,但久滴、口服过久则有很大的副作用,可导致青光眼等许多眼病和全身性疾病,且加重糖尿病。作者遇一患者,于X,男,32 岁,患春季卡他性结膜炎,西医给予点西药可的松、地塞米松眼水而导致青光眼,西医欲给做手术而不敢,后找我治疗,青光眼控制住,春季卡他性结膜炎治愈,视力也保住了。

作者于临床应用金钱白花蛇,取得良效,认为本药有激素样作用而无激素的副作用,但有待今后科研证明。

四、结膜干燥症

结膜干燥症属于结膜变性的一种,它是由于结膜组织本身病变产生的结膜干燥现象。

糖尿病的发病机理就是阴虚有热,阴虚产生虚热,热反过来又伤阴,阴就更虚了,而使得结膜不湿润,结膜角膜不光滑,破坏了结膜的湿润作用。或是糖尿病致热毒侵犯泪腺而致无泪,不能润滑结膜,从而产生结膜干燥症。

结膜干燥症不但是糖尿病一种原因引起,它是由于诸多原因引起的。结膜干燥症是一个症状,本身不是一个病。但糖尿病患者患了结膜干燥症,不但症状重,而且不易痊愈。

结膜干燥症相当于中医之"眼疳"或"疳积上目"。现代医学认为本病是缺乏维生素 A 等(成年人维生素 A 的最低摄取量为每日 3000 U)。

【临床表现】

自觉眼干、怕光、异物感，不欲睁眼，球结膜失去正常的弹性和光泽，表面出现细鱼鳞样的干燥外观，在眼裂相应的球结膜部位上，即近角膜缘处可见一个三角形白色蜡样变性，西医称之为"结膜干燥斑"。经过一段时间的演变，尚可在下穹窿部结膜上出现色素沉着现象。眼底视网膜可出现白点状的变性。角膜表面也干燥，失去光泽，暗淡无光。本病往往引起角膜干燥，西医称为"角膜软化症"。

【治疗】

本病是糖尿病节食，缺乏营养，或是糖尿病腹泻、消化不良，所导致的维生素 A 缺乏，故治宜调理脾胃，清热消翳。

1. 中医辨证施治

(1)脾胃虚弱，肝火上扰型

[症状]眼干涩，羞明，两眼频频眨动，光线暗弱处不能视物，行走困难，形成夜盲，继而球结膜及角膜表面干燥，失去光泽，轻度充血；结膜暗淡无光，眼球转动时，球结膜出现皱褶，睑裂部出现灰白色泡沫样三角形斑等。全身症状可见面黄肌瘦，腹部膨胀，青筋努起，兼见咽干、声嘶，腹泻，手足俱肿，或兼见咳嗽、气促等。

[治则]调理脾胃，兼清肝热消翳。

[方药]庞氏归芍八味汤《中医眼科临床实践》加减：当归 10 g，白芍 10 g，枳壳 10 g，槟榔片 10 g，金银花 30 g，莱菔子

10 g，车前子 10 g(包煎)，甘草 5 g。水煎服，每日一剂分早晚服。

[加减]羞明流泪，目赤便秘者加白术 50 g，当归 30 g，公英 15 g，黄芩 10 g，花粉 15 g，胆草 10 g。发热咳嗽者减当归、白芍，加瓜蒌 10 g，桔梗 10 g，川贝 10 g，黄芩 6 g。大便溏薄、日行数次，腹部不适者加苍术 10 g，焦白术 6 g；四肢发凉加炮姜 6 g，吴萸 6 g，黑附子 3 g，焦白术 6 g。

(2)口服鱼肝油丸

2. 外治法

点眼药：点拨云锭眼膏眼水、黄连西瓜霜眼药水、鱼腥草眼水、熊胆眼水、马应龙八宝眼膏眼水、鱼肝油等。

3. 针刺法

刺血疗法：太阳穴点刺放血。

针刺或点压太溪穴眼立刻湿润，口中立刻不干。

五、结膜动脉瘤(赤丝虬脉)

患糖尿病 3 年以上就可患结膜动脉瘤，患糖尿病 5 年以上才患糖尿病视网膜病变，然而糖尿病结膜动脉瘤与糖尿病视网膜病变无明显关系。结膜动脉瘤多见于糖尿病、高血压和老年人。糖尿病患者患结膜动脉瘤易发生结膜下溢血。

结膜动脉瘤相当于中医之"赤丝虬脉"；结膜下溢血相当于中医之"色似胭脂病"。

现代医学认为：糖尿病患者由于血

液缺氧，使毛细血管基底膜增厚，微血管内皮增生，因此结膜动脉微血管形态发生扭曲、畸形、打结，再加上细菌内毒素对动脉血管的直接损伤，所以形成微血管动脉瘤。与此同时，微血管动脉粗糙，通道狭窄，弹性减弱，血管扩张，再加上血糖的升高，代谢混乱引起血黏度升高，血流缓慢、瘀滞、阻断，血液中的细菌发生聚集，微血管动脉瘤发生渗出，出血（结膜下溢血）。动脉血管脆性增高，也容易发生结膜下溢血。

【临床表现】

结膜动脉瘤呈囊状或呈不规则形状，其边境界清晰，表面光滑，呈鲜红或紫红色，位于近角膜缘或靠近穹窿部结膜的浅层或深层或血管呈蛇状（中医称赤丝虬脉）。其位置和形状可数月而无变化。结膜动脉瘤也可见于高血压和老年人。糖尿病之结膜动脉瘤比较容易发生结膜下溢血。

溢血停于白睛表层内，呈一片鲜红，如涂胭脂，自觉症状不明显。发病3天内出血有增加的趋势。一般一周左右可以逐渐消退。糖尿病者可反复发作。

【治疗】

中医认为结膜动脉瘤和结膜下溢血是阴虚血热，热迫则血管粗大弯曲，热迫血妄行则血溢络外。中医还认为："赤脉从上下者太阳病；从下上者阳明病；从外走内者少阳病；从内走外者少阴病"。"太阳病宜温之散之；阳明病宜下之寒之；少阳病宜和之；少阴病宜清之。"故治糖尿病结膜动脉瘤应在辨证的基础上加重活血化瘀，滋阴清热。只要固守治法，坚持治疗，定能消除动脉瘤，而使脉络通畅，不再出血。

1. 中医辨证施治

（1）实热型

［症状］结膜动脉瘤颜色鲜红、粗大或结膜下溢血，兼有便秘、溲赤，苔黄，脉弦数。

［治则］清热泻火，凉血化瘀。

［方药］导赤散加减：生地30g，木通10g，黄连10g，川军6g，生白术50g，当归30g，赤芍10g，甘草3g。水煎服，每日一剂，分早晚服。

（2）虚热型

［症状］结膜动脉瘤颜色淡红，眼干涩，苔少或无苔，舌质红，脉细数等。

［治则］滋阴清热，凉血化瘀。

［方药］赤芍20g，丹参20g，当归10g，生地30g，女贞子30g，菟丝子30g，枸杞子30g，楮实子30g，羌活10g，防风10g，黄连6g，沙参10g，寸冬10g，汉三七5g（冲服）。水煎服，每日一剂，分两次服。

（3）肺热有痰型

［症状］结膜动脉瘤或结膜下溢血者，兼有肺热咳嗽有痰，苔白腻，质稍红，脉滑数有力。

［治则］清肺化痰，凉血活络。

［方药］二陈汤加减：橘红10g，清半夏10g，桔梗10g，杏仁10g，川贝10g，

柴胡 10 g，黄芩 10 g，瓜蒌 10 g，胆草 10 g，白术 10 g，甘草 3 g，赤芍 10 g。水煎服，每日一剂，分早晚服。

（4）心脾血虚型

[症状]虽然有结膜动脉瘤或结膜下溢血，但有心悸、失眠、多梦、舌淡、面色㿠白、脉细数等。

[治则]活血化瘀，行气能窍。

[方药]人参归脾汤加减：白术 10 g，黄芪 20 g，党参 10 g，当归 6 g，茯苓 15 g，远志 10 g，炒枣仁 20 g，木香 3 g，元肉 30 g，甘草 6 g，生姜三片，大枣五枚。水煎服，每日一剂，分早晚服。

2. 外治法

点拨云锭眼水眼膏、熊胆眼水等中药眼水、眼膏，忌点激素眼水。

【按语】

有人看过此章节可能要问，结膜动脉瘤能服中药消除？作者肯定地回答，能。结膜动脉瘤是血管内皮增生增厚，外观形成粗细不匀，粗大不等的血管（赤脉），中医认为是阴虚心热而致，采用中医活血化瘀通络法，完全可以恢复正常。曾治一山东德州患者患赤丝虬脉，他曾去北京等地治疗，后来天津找到作者，经两个月的治疗，不仅自觉症状消除，而且粗大鲜红血管恢复正常。还有一例糖尿病患者角膜上出现粗大的新生血管，经近年余的中药治疗，粗大的血管完全消失，仅留有模糊痕迹。

第三节　糖尿病巩膜疾病（白睛青蓝）

白睛结膜下为巩膜。巩膜为一血管较少的胶原纤维组织，很少患病，若患病其病程缓慢且难以愈合。（巩膜疾病主要是指巩膜炎，巩膜炎有浅层巩膜炎和深层巩膜炎之分。浅层巩膜炎是指表层巩膜组织的炎症；巩膜深部的炎症称为巩膜炎。浅层巩膜较深层巩膜血管相对较多。）尽管如此，患糖尿病后，仍能影响巩膜，当巩膜发生炎症时，症状比较严重，更不易治疗。因为巩膜胶原纤维组织缺少血管，故治疗巩膜疾病时，要加重活血化瘀药，当糖尿病巩膜炎时，更要加重活血化瘀药，才能取得更好的疗效。

浅层巩膜炎多因结核、梅毒、风湿和月经不调等为诱因。巩膜炎比浅层巩膜炎较为少见，但性质更为严重，它可以引起角膜和葡萄膜炎的并发症，并且为双侧性，其病程更长，容易复发，疗效较差，成人好发，尤以女性患者为最多。巩膜炎的病因与浅层巩膜炎相同。

巩膜炎相当中医的"火疳"、"白睛青蓝"。

巩膜疾病西医除对症治疗外，必须采用激素治疗，而激素治疗不仅加重糖尿病,而且还能引起激素性白内障和青光眼等,而采取中药治疗(中药有激素的治疗作用,而无激素的副作用),不仅控制了糖尿病,还能治愈眼病,避免了糖尿病巩膜炎应用激素治疗的并发症。

【临床表现】

1. 浅层巩膜炎

白睛上有一暗红色或紫色圆形或椭圆形结节,压之痛甚,结节隆起边界不清。反复发作,此处消失,彼处又起,导致睛珠高低不平。

2. 巩膜炎

若巩膜发炎,主要是疼痛剧烈为其特点,而且放射到眼部周围。若前巩膜炎通常在角膜缘的深层巩膜处有暗红色肿胀区,其周围界限不明显,有时扩展到赤道部,有的围绕角膜缘而形成环形巩膜炎,如此全眼球呈灰紫色充血,其中还出现灰白色结节。炎症经过数个月后,或数年后,浸润渐被吸收而不破溃。有的白睛呈青蓝色,有的呈暗紫色或磁白色。有的不能抵抗眼内压力而膨胀,形成巩膜葡萄肿。还有一种前巩膜炎叫肉色或胶状巩膜炎,是前巩膜炎比较严重的一种,为双眼病,老年女性多见。临床特点为环绕角膜组织发生弥漫性炎症和水肿,成胶样隆起,以手触之可凹。其后缘可向后扩展,但不超过赤道部,其前缘可向角膜中央扩展,引起角膜实质性混浊及新生血管,并发生色素膜炎。后巩膜炎为赤道后的巩膜炎症,主要症状为疼痛,病程长,可出现眼内并发症,引起视力障碍,用眼底镜检查,可发现玻璃体混浊和脉络膜炎,乳头水肿,甚至发生渗出性视网膜脱离。

【治疗】

首先控制血糖。西医认为本病细菌感染者少见,可由邻近其他组织的炎症直接蔓延而来,多是由结核、风湿、梅毒或急性化脓性病灶引起的过敏反应,和内分泌有关。可能更多的是因结缔组织病(类风湿、红斑狼疮、结节性动脉周围炎、皮肌炎、硬皮病等)引起。病因复杂,多采用激素和病因治疗,但目前疗效尚不满意。针对结缔组织疾病,激素只能起缓解作用,而难达到治愈的目的。在应用激素治疗的同时,应重视病因的检查,因可能做到病因治疗。但应想到激素治疗不仅加重糖尿病,而且还可引起白内障、青光眼等眼部及全身疾病。

中医认为本病是由于脾胃虚弱,阳气不足(其中包括肾阳),外受风邪,抑郁于内,阻血畅行,热毒火邪上攻于目所致,所以辨证论治能取得好的疗效。中药有激素的作用而无激素的副作用,当停用激素时,容易出现反跳现象,而中医中药治疗能避免这种副作用。鉴于巩膜的特殊结构,故在治疗时,加重活血的功能。

1. 浅层巩膜炎(火疳)

(1)脾胃虚弱、复受风邪型

[症状]除浅层巩膜炎的临床表现

外,尚有胃纳欠佳,口干不欲饮,口淡无味,苔薄白,脉浮数。

[治则]健脾升阳,祛风散结。

[方药]羌活胜风汤(《原机启微》)加减:羌活 10 g,防风 10 g,白术 10 g,枳壳 10 g,桔梗 10 g,黄芩 10 g,胆草 10 g,薄荷 10 g,甘草 20 g。

[加减]如合并其他症状者,可随证施治,待他症消除后,仍继续服羌活胜风汤加减,以期杜绝复发。

(2)风湿型

[症状]除眼部临床表现外,有风湿、类风湿者(血沉块,类风湿因子阳性),关节肿痛、变形,脉浮缓。

[治则]散风燥湿,活血通络。

[方药]庞氏散风除血汤加减:羌活 10 g,独活 10 g,防风 10 g,当归 10 g,川芎 6 g,赤芍 10 g,鸡内金 10 g,鸡血藤 10 g,前胡 10 g,苍术 10 g,白术 10 g,忍冬藤 20 g,红花 6 g,枳壳 10 g,甘草 10 g。水煎服,每日一剂,分早晚服。

[加减]便秘者生白术 50 g,当归 30 g,胃纳欠佳加吴茱萸 10 g,焦三仙 30 g;心悸气短者加党参 10 g,黄芪 15 g。

(3)湿热犯目型

[症状]除上述临床表现外,尚见口苦、咽干、两眦赤烂,脉弦细等。

[治则]升阳化滞,清热散结。

[方药]还阴救苦汤加减:苍术 6 g,桔梗 6 g,银柴胡 10 g,黄芩 12 g,川芎 6 g,羌活 5 g,防风 5 g,升麻 5 g,生地 15 g,知母 20 g,连翘 20 g,甘草 10 g。水煎服,每日一剂,分早晚服。

(4)阴虚燥热

[症状]除上述临床表现外,还兼有口渴烦躁,舌质绛红苔少,脉细数等。

[治则]养阴清热,清肝散风。

[方药]庞氏养阴清热汤加减:生地 15 g,花粉 15 g,知母 10 g,生石膏 20 g,芦根 30 g,银花 30 g,黄芩 10 g,黄连 10 g,胆草 10 g,荆芥 10 g,防风 10 g,白术 10 g,枳壳 10 g,甘草 10 g。水煎服,每日一剂,分早晚服。

[加减]大便秘结者加川军 10 g;鼻疮严重者加生石膏 30 g,生地 30 g;胃纳欠佳者加鸡内金 10 g,焦三仙 30 g。

(5)肝胃虚寒型

[症状]除上述临床表现外,兼见腹胀吞酸,便溏泻泄,四肢不温,舌淡,脉缓细数。

[治则]温中散寒,健脾和胃。

[方药]附子理中汤加减:制附子 10 g,吴茱萸 10 g,干姜 10 g,党参 10 g,白术 10 g,陈皮 10 g,神曲 30 g,甘草 10 g。水煎服,每日一剂,分早晚服。

[按]若病变侵及角膜虹膜,并发虹膜睫状体炎者,可按虹膜睫状体炎治疗。最主要的是千万不要忘记散瞳。

2. 巩膜炎

参照浅层巩膜炎加减治疗。

【病例】

李女,52 岁,1991 年 3 月 18 日初诊。主诉:右眼黑睛生翳 10 余年,视物不清,左眼红赤生翳半年,病变反复发作,时轻时重,曾在某医院经长期治疗不愈,近日来病情又加重,慕名前来求余治疗。

检查:OD—0.05,OS0.1,OD角膜内侧有大片云翳,OS白睛红赤,呈紫红色隆起,压之痛甚,其旁白睛呈青蓝色,角膜深层颞侧有舌状混浊,呈云翳状伸向中央部。羞明流泪,眼胀痛,牵引左半侧头痛,舌干不喜饮,胃纳尚可,大便秘结,舌润无苔,脉弦细,血糖12.8 mmol/L。

诊断:巩膜炎合并硬化性角膜炎(中医认为火疳合并风轮云翳)。

治疗:据脉证分析,此系肺热伤阴,湿热上攻于目。治疗以清热养阴消翳。方药为:生地 20 g,花粉 12 g,知母 10 g,桔梗 10 g,黄芩 10 g,生石膏 30 g,青皮 10 g,银花 30 g,胆草 10 g,荆芥 10 g,防风 10 g,川军 6 g,甘草。水煎服,每日一剂。点药马应龙八宝眼水眼膏,并用1%阿托品眼水点眼散瞳。

治疗经过:于3月25日复诊,左眼痛轻,红赤亦减,便通,继服前药。4月2日复诊,前药服后见效不大,反不能睁眼,大便反溏,每日 2～3 次,脉弦细,据此脉证分析,此为过用寒凉,损伤胃气,致脾胃虚弱,阳气不足外受风邪有关,遂改用羌活胜风汤加减,服三剂,眼痛大减,红赤减轻,但大眦部又有结节隆起,脉弦细。又改用还阴救苦汤加减、养阴清热汤加减,服至 5 月 10 日,仍是时轻时重,久治不愈。左眼白睛内上方又有结节状隆起,压痛明显,脉舌无明显变化,大便又秘结。此脉证仍与脾胃虚弱、外受风邪兼有热邪上攻有关,又改以加减羌活胜风汤治疗,服 5 剂左眼症状大减,大便亦润,脉沉弦数。继以前方加减照服。服至 5 月 31 日,左眼白睛红赤基本消失,白睛表面平滑,角膜外下方留有薄翳。后以前方服至 6 月 28 日,左眼红赤全消,角膜外缘仅留有薄翳痕迹。右眼视力仍0.05,而左眼视力已达 0.8,嘱其停药。愈后观察 1 年未复发。

第四节　糖尿病角膜病变(黑睛病变)

角膜位于眼球的正前方,也就是我们看到的黑眼珠前面的一层透明膜。

角膜有两个特点:首先是它没有血管组织,在营养供应上受到一定的限制,新陈代谢比较缓慢;其次是质地透明。当糖尿病患者长期的高血糖,造成微循环障碍,所以在营养供应上就更雪上加霜,使得透明的角膜变得混浊和角膜色素颗粒沉着,用裂隙灯检查还往往发现角膜后弹力层有直条形成或斜线形皱襞,年龄越大发病率越高。

角膜后壁沉着的颗粒称为"克鲁肯纳格梭形",这是由于糖尿病时虹膜色素上皮水肿、变性,游离沉积于角膜后壁所致。虹膜色素脱离，瞳孔圆花边呈现海绵状。同时在晶体前囊有时也可见到这种色素沉着现象。

糖尿病前房的改变一般不明显，当发生糖尿病酸中毒脱水时，眼压降低，前房可以变深。若并发虹膜睫状体炎时，前房可以有渗出物，并且可以发生虹膜根部前粘连，房角闭塞，或发生虹膜后粘连，形成继发性青光眼，甚至发生虹膜驼背，致使前房深浅不一致，出现前房中央部位深，其他部位变浅的现象。若糖尿病眼底出血机化，发生继发性视网膜脱离时，前房有时也较深（此病要在后面的糖尿病葡萄膜炎和青光眼中详述）。角膜上也可以产生新生血管。

角膜是眼屈光的第一步，如角膜出现问题可以失明。

角膜在五轮中属风轮，内应于肝，肝与胆相表里，故角膜疾病常与肝胆有关，辨证从肝胆着手。如障翳浮嫩，病情轻者，多为肝经风热；翳障色黄，溃陷深大者，多为肝胆实火；翳障时隐时现，反复发作者，多为肝阴不足等。但也有兼其他脏腑病机者，故要全面辨证，而不能专责之于肝胆。

糖尿病角膜病变的治疗原则是控制好血糖，辨证施治，祛除病邪，消退翳障，控制发展，防止传变，促使早期愈合，缩小和减少宿翳发生。诸如祛风清热、泻火解毒、清肝泻火、退翳明目等为最常用的治法，其他如点眼、熏洗、热敷等，亦不可忽视。此外，其他各轮病变均可蔓延至角膜，而角膜又常涉及虹膜和其后面组织，故辨证时应分清主次，论治时才能澄源塞流，从而防止角膜病变的发展与转变。

西医角膜炎的种类繁多，情况也复杂，其命名与分类的原则目前也不统一。由于历史条件的关系，在命名上有些古老，有些是以炎症形状来命名的，如盘状角膜炎。有的根据炎症的解剖部位，如浅层点状角膜炎、角膜基质炎等，或溃疡的发病特点，如匐行性角膜溃疡、蚕食性角膜溃疡来进行分类的。关于角膜炎和角膜溃疡的关系，西医认为是同一病不同阶段，只是外观程度的不一样而已。

一、病毒性角膜炎（聚星障）

病毒性角膜炎相当于中医之"聚星障"。病毒包括单纯性疱疹病毒、带状疱疹病毒等引起角膜炎称病毒性角膜炎。

病毒性角膜炎发病率占角膜病之首位，由于炎症反复发作，可使视力功能严重减退。临床上西医尚无控制发病的方法。中医辨证施治，两次荧光素染色不着色再停止治疗，这样可以控制本病的复发。

【临床表现】

沙涩疼痛，畏光流泪，抱轮红赤，或红赤不显。检查黑睛可见灰白色小点，用荧光素钠染色可见点状、片状、树枝样的着色，一般不化脓，但病程长。若星点连片，中间溃陷者，可变为角膜溃疡。

【诊断依据】

（1）自觉沙涩疼痛，怕光流泪，视力可减退。

（2）角膜早期有多个针尖或称星大小之星翳，继之相互融合如树枝或地图状。荧光素钠染色阳性。伴有不同程度的抱轮红赤。

（3）病变区知觉减退。

（4）多有感冒、发热、劳累或精神刺激等诱因。

（5）一般为单眼发病，少数可双眼同时或先后发病，有复发倾向。

【治疗】

本病在治疗糖尿病的同时，一定要辨证施治，要全身症状结合眼局部症状综合分析。首当辨病因，审脏腑，若为外邪者，治当疏散外邪；为肝火者，治当清肝泻火；为湿热者，治当清热化湿。对于病情缠绵反复发作者，多为虚实挟杂，治须分清虚实之孰轻孰重，采用扶正祛邪法，耐心调治，方能取效。并且只有两次染色不着色者，方可停止治疗，才能说治愈，否则容易复发。外治以清热解毒，退翳明目为主，并可结合针刺、刺血疗法等治疗。

1. 中医辨证施治

（1）风热上犯型

［症状］角膜荧光素钠染色阳性，睫状充血（抱轮红赤），羞明隐涩，发热恶寒，热重寒轻，咽痛，舌苔薄黄，脉浮数。

［治则］疏风散热。

［方药］银翘散加减：银花 30 g，连翘 10 g，竹叶 10 g，荆芥 10 g，牛蒡子 10 g，豆豉 10 g，薄荷 10 g，芦根 30 g，板蓝根 20 g，大青叶 10 g，甘草 6 g。水煎服，每日一剂，分三次服。

（2）风寒犯目型

［症状］角膜荧光素染色阳性，睫状轻度充血，羞明流泪，恶寒发热，寒重热轻，苔薄白，脉浮紧。

［治则］发散风寒。

［方药］荆防败毒散加减：羌活 10 g，防风 10 g，独活 10 g，川芎 10 g，前胡 10 g，柴胡 10 g，桔梗 10 g，甘草 10 g。水煎服，每日一剂，分两次服。服后身有小汗。

（3）肝火炽盛型

［症状］角膜荧光素钠染色阳性，白睛混合性充血（混赤），胞睑红肿，羞明流泪，头痛溲赤，口苦咽干，苔黄脉数。

［治则］清肝泻火。

［方药］龙胆泻肝汤加减：银花 30 g，龙胆草 10 g，枳壳 10 g，黄芩 10 g，柴胡 10 g，生地 30 g，车前子 10 g（包煎），泽泻 10 g，木通 10 g，当归 10 g，山栀子 10 g，荆芥 10 g，防风 10 g，甘草 10 g。水煎服，每日一剂，分早晚服。

［加减］大便秘结者加生白术 50 g，当归 30 g，热毒重可加银花 30 g，蒲公英 20 g。

（4）湿热蕴蒸型

［症状］角膜荧光素钠染色阳性，但反复发作，缠绵不愈，头重胸闷，溲黄便溏，口黏不渴，舌红苔黄腻，脉濡或滑。

［治则］化湿清热。

［方药］三仁汤加减：杏仁 10 g，薏苡仁 30 g，蔻仁 10 g，清半夏 10 g，厚朴 10 g，滑石 10 g（包煎），通草 10 g，竹叶 10 g，甘草 3 g。水煎服，每日一剂，分三次服，服至苔腻已去，头重胸闷等诸症消除。

（5）阴虚邪热

［症状］角膜荧光素钠染色阳性，迁延日久不愈，睫状充血微微，羞明亦轻，眼内干涩不适，舌红少苔少津，脉细数。

［治则］滋阴散邪。

［方药］加减地黄丸：生地 30 g，熟地 30 g，当归 10 g，牛膝 20 g，羌活 10 g，防风 10 g，鸡内金 10 g，菊花 10 g，蝉衣 10 g，甘草 3 g。水煎服，每日一剂，分早晚服。

［加减］若气阴不足者，可加党参 10 g，麦冬 15 g。阴虚火旺者加知母 10 g，黄柏 10 g。

2. 外治法

（1）点拨云锭眼水、熊胆眼水、鱼腥草眼水等中药眼水、眼膏（具有抗病毒抗细菌的双重作用）。西药点 1％的阿昔洛韦或 0.1％碘苷滴眼液，但临床体会无中药眼药水作用好。

（2）当影响瞳孔、瞳孔缩小者，必须点 1％阿托品眼水扩大瞳孔，次数因病情而定。

（3）用银花、板蓝根、大青叶、秦皮、紫草、竹叶、防风、黄芩等煎水，作湿热敷。

（4）病至后期、遗留瘢痕翳障者，点用犀黄散，以清热解毒、退翳明目。

3. 针刺疗法

（1）挑刺放血法：选攒竹、太阳、四白穴消毒挑刺放血，疗效快。

（2）针刺法：选睛明、攒竹、太阳、四白、丝竹空、外关、合谷、足三里、阳陵泉、足光明等穴，每次取局部 2～3 穴，取远端穴 1～2 穴，每日一次，视病情选用补泻手法，但以泻法为主。

【预防调摄】

本病多在抵抗力下降的情况下发病，故增强体质，保持正气存内是防止本病发生的根本措施。平素多注意锻炼身体，保持心情舒畅，饮食调理适宜，以使体内阴阳气血相对协调。如有感冒等热性病发生，在发热期或发热后，须注意眼部病情，做到早期发现、早期治疗。已病后，古人提出要善于保养，并要注意眼部的清洁，切不可乱加揉擦。在阳光下可戴蓝、灰、绿色的防护眼镜。护理上劝患者思想开朗，及时服药点药，饮食注意清淡，忌食辛辣（如生姜、生葱、生蒜），牛羊肉和炙煿之品。保持大便通畅，以利恢复健康。

二、细菌性角膜溃疡（凝脂翳）

细菌性角膜溃疡在临床上很常见。引起角膜溃疡的细菌有肺炎双球菌、葡萄球菌、链球菌、淋球菌、波替双杆菌和绿脓杆菌等。细菌性角膜溃疡，病变发展常向角膜中央匐行，故又名匐行性角膜溃疡;绿脓杆菌引起的角膜溃疡,病情发展快易失明,又有很强的传染性,故单纯提出绿脓杆菌性角膜溃疡。匐行性角膜溃疡因其前房常有积脓现象,故又称匐行性角膜溃疡。糖尿病患者角膜溃疡后发展更为迅速。

病因及发病情况,发病以夏秋季为最多,农村患者多于城市,常发生于老年人。起病常有外伤史,如树枝、麦穗等擦伤。细菌可由致伤物所带入,或正常结膜囊中已经存在,特别是慢性泪囊炎,常是造成这种细菌感染的主要原因。本病相当于中医之"凝脂翳""花翳白陷"范畴。

凝脂翳是黑睛生翳,表面色白或黄,状如凝脂,发病迅速,多伴有黄液上冲的急重眼病。花翳白陷是以黑睛生翳,灰白混浊,四周高起,中间低陷,形如花瓣为主要特征的眼病。凝脂翳类似西医之细菌性角膜溃疡,而花翳白陷相当于西医的某些角膜溃疡。

【病因病机】

(1)角膜外伤,风邪热毒乘隙入侵而引起。若素患漏睛,邪毒已伏,更易乘伤袭入而发病。

(2)脏腑热盛,肝胆火炽,上炎于目,以致气血壅滞,蓄腐成脓,角膜溃烂。

(3)因花翳白陷,聚星障等病情迁延,复加毒邪,恶化而成。

【临床表现】

初期症状自觉异物感,眼内沙涩刺痛,或烧灼感,畏光流泪,眵多黏稠、微

黄。角膜上出现白色或黄色浓密的浸润点,自芝麻粒至米粒大小,表面稍隆起,浸润点的周围有灰暗弥漫混浊的水肿区。细菌毒素刺激虹膜睫状体,出现瞳孔缩小,反应迟钝;角膜后壁出现灰白色或棕褐色粉末状沉着物(角膜后壁 KP),甚至出现前房积脓(黄液上冲)。如炎症继续发展,细菌毒素引起角膜组织坏死,而形成黄白色角膜溃疡,中医称"凝脂翳"。溃疡可继续向周围扩大,并向中央方向匐行扩展。在溃疡向四周扩展的同时,浸润尚可向角膜深层侵犯,形成基质溃疡。坏死组织不能脱落,使后弹力层膨出,最后导致角膜溃疡穿孔和角膜后脓肿。角膜穿孔后,房水流出,虹膜随之形成虹膜嵌顿或脱出,造成虹膜后粘连,中医称之为"蟹睛",形成角膜全葡萄膜水肿。如溃疡仍未控制形成眼内容物感染,最后导致全眼球炎、眼球萎缩。

【诊断依据】

(1)可有角膜浅层外伤或角膜异物剔除术史。

(2)初起患眼疼痛,畏光流泪,甚则热泪如泉,头额剧痛,胞睑肿胀难开,视力剧降。

(3)角膜有灰白色或黄色如凝脂,边界不清,白睛睫状充血或混合充血,多伴前房积脓(黄液上冲)。

【鉴别诊断】

1. 角膜炎(聚星障)与角膜溃疡(凝脂翳)的鉴别见表3-3。

表 3-3　角膜炎与角膜溃疡的鉴别

	角膜炎(聚星障)	角膜溃疡(凝脂翳)
病因	感冒、高烧	角膜浅层外伤
知觉	病变区知觉减退	病变区知觉变化不明显
角膜形态	初起为多个针尖或米粒大小或地图状、树枝状的翳障	初起为单个星状翳,色灰白或黄色如凝脂,边界不清,表面污浊

【治疗】

首先采取中西医结合的方法控制好血糖和炎症的进展。控制炎症,从西医来说疗效快,疗效好,配合中医则疗效更快更好。本病不外乎球菌和杆菌感染,因此选用青霉素和链霉素,二者合并使用疗效较为理想,可肌肉注射,可结膜下注射,但必须做皮试。输液也可使用庆大霉素、新霉素等。本病初期还必须采用阿托品散瞳。

中医治疗必须辨证施治,别病因分表里,审脏腑,察虚实。风热邪毒壅盛者,治宜祛风清热解毒;里热炽盛者,治宜泻火解毒;正虚邪留者,则宜扶正祛邪。外治当清热解毒,后期则宜退翳明目。此外,在结合热敷、针刺、针刺放血等法以提高疗效。治疗时可能多用苦寒药,苦寒伤脾胃,脾胃伤,升发之气受抑,则影响局部病变的修复。故苦寒药宜中病即止,不可过伤脾胃。千万不可犯效不更方,久用苦寒药引起冰伏之错误。

1. 中医辨证施治

(1)内热挟风型

[症状]角膜除上述症状外,还有眼痛羞明流泪,头痛鼻塞,口干不欲饮或口不干,胃纳尚好,大便润,小便数,舌苔白或微黄,舌质红,脉浮数或细数。

[治则]疏风清热。

[方药]庞氏双解汤加减:银花 30 g,公英 20 g,黄芩 10 g,桑白皮 10 g,花粉 10 g,枳壳 10 g,胆草 10 g,荆芥 10 g,防风 10 g,薄荷 10 g,甘草 5 g。水煎服,每日一剂,分早晚服。

[加减]若苔腻加滑石 10 g,薏米 30 g;便秘加生川军 10 g;口渴加生石膏 20 g。

(2)肺阴不足,外挟风热型

[症状]除角膜溃疡的上述临床表现外,还兼有口渴欲饮,或口干咽红疼痛,或生鼻疮,大便干,小便黄,苔薄黄,舌质红绛,或舌红无苔,脉弦细数。

[治则]养阴清热散风。

[方药]庞氏养阴清热汤加减:银花 30 g,花粉 20 g,生地 30 g,知母 10 g,生石膏 30 g,黄芩 10 g,黄连 10 g,胆草 10 g,枳壳 10 g,荆芥 10 g,防风 10 g,甘草 6 g。水煎服,每日一剂,分早晚服。

(3)肝胃湿热型

[症状]除角膜溃疡之临床表现外,还兼有口苦咽干,大便秘结,苔黄厚,脉

弦滑数。

[治则]清肝泻火,泻热消翳。

[方药]庞氏银花复明汤加减:银花30 g,公英30 g,花粉15 g,知母10 g,川军10 g,元明粉10 g,生地20 g,木通10 g,蔓荆子10 g,枳壳10 g,甘草5 g。水煎服,每日一剂,分早中晚睡前四次服。

[加减]头痛剧烈不止加荆芥10 g,白芷10 g,防风10 g;孕妇加当归10 g,白芍10 g;便秘者酌情用大黄和芒硝;若有黄液上冲服上方不消者,可加川军30 g,服1～2剂即可愈。

(4)脾胃虚寒型

[症状]虽有角膜溃疡,但流冷泪,眼睛喜热而恶寒,虽有抱轮红赤但色浅淡,兼有口淡纳少,腹胀,吞酸,肠鸣便溏,舌质淡,苔薄白,脉缓细或弦细。

[治则]健脾温中,和胃消翳。

[方药]吴茱萸汤或附子理中汤加减:吴萸10 g,炮姜10 g,苍术10 g,白术10 g,半夏10 g,茯苓10 g,枳壳10 g,银花30 g,荆芥10 g,防风10 g,甘草5 g。水煎服,每日一剂。

[加减]大便溏,加附子10 g;心悸气短加党参10 g;胃痛加良姜10 g,木香3 g。下肢水肿加生姜皮10 g,车前子10个、薏米30 g。

(5)风盛型

[症状]除角膜溃疡的临床表现外,兼有羞明流泪,头痛眼痛,眉棱骨痛,眼睑水肿,怕风,苔薄白,脉浮数。

[治则]健脾祛风。

[方药]羌活胜风汤(《原机启微》)加减:羌活10 g,防风10 g,黄芩10 g,胆草10 g,薄荷10 g,桔梗10 g,银花30 g,连翘10 g,白术10 g,枳壳10 g,前胡10 g,甘草6 g。水煎服。

(6)外伤型

[症状]除角膜溃疡之临床表现外,尚有外伤史,眼局部仍有青紫肿胀、眼痛、头痛,脉无定形。

[治则]祛瘀行血,散风清热。

[方药]除风益损汤加减:生地10 g,赤芍10 g,当归10 g,川芎10 g,前胡10 g,藁本10 g,防风10 g,银花30 g,黄芩10 g,枳壳10个、胆草10 g,黄连10 g,甘草6 g。水煎服。

2. 外治法

(1)点拨云锭眼水、熊胆眼水、鱼腥草眼水等中药眼水、眼膏(具有抗病毒抗细菌的双重作用)。西药点1%的阿昔洛韦或0.1%碘苷滴眼液,但临床体会不如中药眼药水作用好。

(2)当影响瞳孔,瞳孔缩小者,必须点1%阿托品眼水扩大瞳孔,次数因病情而定。

(3)用银花、板蓝根、大青叶、秦皮、紫草、竹叶、防风、黄芩等煎水,作湿热敷。

(4)病至后期,遗留瘢痕翳障者,点用犀黄散,以清热解毒、退翳明目。

3. 针刺疗法

(1)挑刺放血法:选攒竹、太阳、四白穴消毒挑刺放血,疗效快。

（2）针刺法：选睛明、攒竹、太阳、四白、丝竹空、外关、合谷、足三里、阳陵泉、足光明等穴，每次取局部 2～3 穴，取远端穴 1～2 穴，每日一次，视病情选用补泻手法，但以泻法为主。

【病例】

患者，李 XX，男，48 岁。

主诉：全身消瘦乏力，下肢痛、麻木，行路困难。多食多尿多饮 3 个月，于 1998 年 4 月入内科住院。

体格检查：皮肤颜色轻度发黄，肝脾均可触及，两侧膝腱及提睾反射均未引出。尿糖（＋＋＋＋），肝功能和胆固醇检查均正常。空腹血糖 10.8 mmol/L，尿糖 5.5 g/24h。诊断为糖尿病并发周围神经炎。在住院后第四天，左眼感觉视力减退，怕光流泪眼痛。眼科会诊发现：左眼视力仅眼前分辨指数，混合性充血，角膜中央有一豆粒大黄色凝脂状物，瞳孔小，前房积脓，虹膜纹理模糊，眼底不能检查。右眼视力 0.1，眼前部正常，而眼底检查发现，视乳头边界不清，其附近视网膜散在少许点状出血点及渗出物，并累及黄斑部。

诊断：左眼糖尿病性角膜溃疡虹膜睫状体炎，前房积脓；右眼为糖尿病视网膜病变。

治疗：左眼立即给予 1％阿托品散瞳，并给予 2％乙基吗啡点眼。鱼腥草眼水点眼。球结膜下注射及全身注射青霉素和链霉素，据苔薄黄，大便秘结，脉弦数和前房积脓，给予银花复明汤加减：银花 30 g，公英 30 g，桑白皮 10 g，花粉 10 g，黄芩 10 g，黄连 10 g，胆草 10 g，生地 30 g，知母 10 g，川军 10 g（后下），元明粉 10 g（后下），木通 5 g，蔓荆子 10 g，防风 10 g，枳壳 10 g，甘草 6 g。水煎服，分早中晚三次服。经三天治疗后，病情明显好转，前房积脓消失，左眼视力 0.5，又改服治疗糖尿病视网膜病变的方药五剂后，右眼视力达 0.4，继服中药两周后，右眼视力达 0.8，左眼视力达 1.0。左眼角膜溃疡平复，睫状充血消失，瞳孔大小正常。右眼眼底仍有小出血点可数，渗出物大部分吸收。查左眼眼底可见而正常。继服中药而善其后。

三、绿脓杆菌性角膜溃疡（花翳白陷）

绿脓杆菌性角膜溃疡为严重的急性化脓性炎症。绿脓杆菌毒素很强，一般潜伏期为 12～24 小时，24～48 小时就可致角膜穿孔而失明。所以必须及时诊断，采取中西医的各种措施治疗，方能有一线生机。

绿脓杆菌性角膜溃疡相当于中医之"花翳白陷"并认为"盲瞽者十有七八"。

由于工农业生产的迅速发展，眼外伤的机会越来越多。绿脓杆菌属革兰阴性杆菌，它直接侵入角膜而引起本病。绿脓杆菌存在于自然界土壤和水中，亦可寄生于人体组织器官的表面，更应该引起注意的是它存在于眼科的眼药和手术机械里。它最适宜繁殖生长的温度是 30℃～37℃。当外伤时或使用被污染的荧光素纳、丁卡因、可的松眼水、阿托品眼水等就可能被感染。或使用绿脓杆菌患者治疗用过的手术器械没有消毒好的再给其他患者用造成交叉感染。

鉴于本病发病急，发展迅速，失明率高，故必须及早诊断，及早治疗。并且还必须注意预防，故在此特提出本病。

【临床表现】

角膜出现浸润，部位不定，大小不一，颜色初为灰白色。裂隙灯下浸润表面稍隆起，其周围深部弥漫性水肿，部分病例可有角膜内皮弹力层皱纹。角膜后出现细小的白色或棕色沉着物，丁道尔现象常为阳性（房闪）。看似病轻，而表现的症状比较重，而且发展很快。发病后 1～2 天，浸润处很快形成圆形、环形或半环形的半透明的油脂状和轻度隆起的灰白色坏死区。坏死的组织富有黏性，依附于溃疡周围，或正常的角膜表面。前房可出现淡黄色前房积脓。此时患者常表现剧烈的眼痛及视力急剧下降。这时如有外伤或接触史者，即应想到本病，有条件者可作细菌培养。2～3 天溃疡迅速向中央发展，最后形成 5～8 mm 的坏死区。此时坏死区组织一经脱落，角膜表面溃烂成淡绿色。随着溃疡的继续发展和坏死组织的不断脱落，变薄的角膜部分抵抗不住正常眼压或升高的眼压，乃向前做弧形膨出，最后穿孔，虹膜脱出，结果形成角膜前黏性白斑或角膜葡萄肿而失明。

【诊断】

有外伤史和明显接触史，加之临床症状病情重发展快的特点，不难诊断。若有条件的医院，一边按绿脓杆菌治疗，一边进行细菌培养，很容易确诊。

【鉴别诊断】

本病初起应与角膜炎鉴别。角膜炎可见角膜有浸润数个，成簇状，表面可溃疡，但一般角膜不穿孔。角膜炎常知觉减退，病情易恢复。

【治疗】

本病急重，且以实证为多，应采取中西医的方法抓紧治疗。西医西药以胰岛素控制血糖，黏菌素和多黏菌素治疗有效，或用其制成眼水点眼，效果更好。中医采用辨证施治，初起多为肝胆风热，治宜疏风清热；若病邪入里，多系热积腑实，治宜泻热通腑。外治宜清热解毒和退翳明目为要。还要结合放血、热敷和散瞳，以减轻症状，缩短病程。

1. 中医辨证施治

（1）风热壅盛型（此型少见）

［症状］除上述临床表现外，兼有剧烈的头痛眼痛，羞明流泪、怕热、眼睑水肿、恶风，舌苔薄白，脉浮数。

［治则］疏风清热。

［方药］新制柴连汤加减：柴胡 10 g，黄连 10 g，黄芩 10 g，山栀子 10 g，胆草 10 g，赤芍 10 g，木通 10 g，荆芥 10 g，防

风 10 g,蔓荆子 10 g,忍冬藤 30 g,甘草 6 g。水煎服,每日一剂。

(2)肝胆实火,风火毒热型

[症状]除上述临床表现外,尚有口苦、咽干、便秘,苔黄或黄腻,脉弦数或弦滑数。

[治则]清泻肝胆实火。

[方药]龙胆泻肝汤加减:加银花 30 g,连翘 10 g,公英 30 g,生石膏 30 g,羚羊粉 0.5 g(冲服)。

[加减]若白睛暗红,头痛剧烈,眼珠痛甚,为瘀热壅滞,治疗宜加活血凉血之品,如赤芍 20 g,丹皮 10 g,元胡 10 g,桃仁 10 g,红花 10 g,汉三七 6 g(冲服)。若见便秘溲赤,加川军 10 g,元明粉 10 g后下。后期不用川军、元明粉而用白术 50 g,当归 30 g即可。前房积脓、大便秘结者川军可用至 30 g,便通即停,或改用庞氏银花复明汤(见前)。

(3)病情缓解期

[症状]角膜溃陷难敛,角膜凝脂薄而长期不退,疼痛及羞明症状减轻,混合充血轻微,或用苦寒药过久,脾胃大虚,饮食欠佳,苔薄白质淡红,脉细数。

[治则]清热滋阴,平肝明目。

[方药]托里排脓散加减:黄芪 15 g,党参 10 g,茯苓 15 g,白术 10 g,生地 15 g,赤芍 10 g,当归 10 g,川芎 10 g,银花 30 g,连翘 10 g,桔梗 10 g,白芷 10 g,大黄 6 g,木通 10 g,木贼 10 g,元参 10 g。

2. 西医对症治疗

首先采用输液,输胰岛素控制血糖,输抗生素(黏菌素和多黏菌素),点药控制病情(较中医为快)。多用黏菌素或黏菌素 17 万 U 结膜下注射,或配成 5 万 U/mL 的眼水滴眼。若无上药可给庆大霉素 2～4 万 U、链霉素 0.3 g 结膜下注射,每日 1 次。并 1% 阿托品眼水点眼散瞳。

3. 外治法

可点拨云锭眼水、黏菌素眼水。

【预防调摄】

因绿脓杆菌多生存于土壤和污染的眼药和手术器械里,故眼科的一切检查或治疗用药、器械,一定要严格消毒,定期调换,注意保藏,防止污染。一切化学性、器械性、物理性外伤,一定常规滴用抗绿脓杆菌感染的药物,常用 0.5%～5% 链霉素滴眼以预防感染。凡从事工农业劳动者,采取劳动保护措施,防止角膜外伤。已患绿脓杆菌患者,一定采取预防给药措施。

四、沙眼性角膜溃疡(血翳包睛)

沙眼是一种流行较为广泛的传染病,它是眼感染了沙眼衣原体而引起的眼病。沙眼衣原体是介于病毒和细菌之间的一种微生物,所以它引起的角膜溃疡既不是病毒,也不属于细菌感染,故在此将其独立提出。

中医根据沙眼的症状,状如花椒,故称"椒疮""椒疡",清代以后也称为"砂眼"。沙眼的并发症比较多,如角膜血管翳(中医称之为血翳包睛）、赤膜下垂（中医称之为垂帘翳）等。角膜血管翳的尽端通过荧光素钠染色阳性即为角膜炎，连成片则成沙眼性角膜溃疡，严重影响视力，甚至失明。由于糖尿病血糖过高，于角膜血管翳的尽端成为高血糖的细菌培养基，更容易细菌感染。所以糖尿病性沙眼性角膜溃疡，病情会发展更快，预后不佳。治疗本病必须控制血糖，控制细菌感染，方能控制角膜溃疡，保住视力。

【临床表现】

初起时角膜上缘呈水平混浊，微细之赤脉分布其间，形如赤膜，逐渐下垂，赤膜尽头，常出现细小的星点，荧光素钠染色阳性。自觉羞明流泪，灼热涩痛，视力逐渐模糊，进一步则赤膜从四周作向心性包围，最后整个角膜均呈灰红色混浊，瞳孔可被全部遮掩，视力仅有指数或光感。检查眼睑结膜，上睑可见乳头、滤泡、血管模糊，或见瘢痕，可培养出沙眼衣原体。

【诊断】

（1）上睑结膜可见乳头、滤泡、血管模糊。

（2）赤膜下垂或血翳包睛。

（3）上睑结膜可见腱样的灰白色的瘢痕。

（4）培养出沙眼衣原体。

在第一条的基础，兼有 2～4 条的其中一条即可诊断为沙眼。

【鉴别诊断】

沙眼与滤泡性结膜炎和结膜滤泡症鉴别见表 3-4。

表 3-4　沙眼与滤泡性结膜炎和结膜滤泡症鉴别

病名	沙眼	结膜滤泡症	滤泡性结膜炎
自觉症	痒涩羞明、异物感	无症状或微感痒涩	眼痒羞明异物感
分泌物	生眵多泪	无	少量眵泪
血管	上眼睑血管模糊	清楚，无充血	上下睑血管充血
乳头	增生肥大	无	无
滤泡	分布于上睑及上穹窿部大小不等，排列不整，或融合成片，内容混浊，预后结疤成瘢痕	分布以下睑为主，大小均匀，排列整齐，界限分明，呈半透明状，预后不留瘢痕。	同结膜滤泡症
角膜血管翳	有	无	无

【治疗】

本病从沙眼增剧而来,对本病的治疗当内外兼施。临床上有脾胃阳虚、外受风邪、留滞于目、阻血畅行的,有肺阴不足、肝火上乘的,有肝胃实热、热邪上攻的,但均能使瘀血停滞,发生赤膜,病变进一步发展则形成血翳包睛。故临床上必须辨证和辨病相结合治疗。

1．中医辨证施治

(1)脾胃阳虚,外受风邪型

[症状]除上述眼部临床症状外,兼有口干不欲饮,或口不干,胃纳尚可,便润,苔薄白或无苔,脉弦细或沉而有力。

[治则]健脾升阳,消风散翳。

[方药]羌活胜风汤加减(《原机启微》):羌活 10 g,防风 0 g,白术 10 g,枳壳 10 g,柴胡 10 g,黄芩 10 g,胆草 10 g,薄荷 10 g,桔梗 10 g,前胡 10 g,甘草 3 g,川芎 6 g。水煎服,每日一剂。

[加减]偏湿热者加苍术 10 g,木通 10 g;大便秘结者加生白术 50 g,当归 30 g;口渴烦躁者加生石膏 30 g,知母 10 g,麦冬 10 g;胃纳少者加焦三仙 30 g;胃寒吞酸者、肠鸣便溏者加吴萸 10 g,干姜 10 g,陈皮 10 g。

(2)肺阴不足,肝火上乘型

[症状]除上述临床表现外,还兼有肺阴不足,肝火上乘诸侯,如口渴欲饮、或咽喉疼痛、舌绛红无苔、脉弦细数等。

[治则]养阴生津,清肝消翳。

[方药]养阴清肺汤加减:银花 30 g,生地 30 g,元参 15 g,川贝 10 g,寸冬 10 g,丹皮 10 g,胆草 10 g,菊花 10 g,桔梗 10 g,薄荷 10 g,甘草 6 g。水煎服。

(3)肝胃实热,热邪上攻型

[症状]除上述临床表现外,还兼有肝胃实热症,如头目剧痛、口苦咽干、大便秘结、小便黄赤、苔黄厚、脉弦数等。

[治则]清热解毒,泻火消翳。

[方药]银花复明汤加减:见细菌性角膜溃疡。

(4)肝经郁热型

[症状]角膜被较薄翳遮蔽,赤脉不多,白睛不红,无羞明流泪现象,苔薄白,脉弦细。

[治则]清经退翳。

[方药]庞氏清经五花散加减:银花 15 g,旋复花 10 g,蒙花 10 g,菊花 10 g,红花 3 g,蔓荆子 10 g,黄芩 10 g,黄连 10 g,甘草 5 g。水煎服,每日一剂。

【病案举例】

张 XX,男,42 岁,于 1999 年 3 月 22 日就诊。主诉:右眼患病 6 年,时轻时重,屡延医治效果不显,近两年病情反而加重,视物不见,还怕光流泪,口干便秘,小便黄。

检查:双眼上睑有血管模糊、乳头、滤泡,右眼角膜有赤膜遮蔽,掩盖瞳孔不见。左眼角膜欠光泽,右眼视力光感,左眼视力 0.3。右眼白睛混合性充血,苔薄白,脉洪数有力。

诊断:右眼沙眼角膜溃疡,双眼沙眼。

治疗:双眼先行沙眼摩擦术后,上睑

之颗粒完全消失,给银花复明汤加减 7
剂后,右眼羞明、流泪减轻,角膜血翳包
睛较前消退,瞳孔隐约可见,视力由光感
增至 1 尺指数。脉稍软。继服上方 7 剂,
羞明流泪症状消失,角膜赤膜显著消退,
白睛红减,视力右眼 0.05,左眼 0.5。继
服上方加减 10 余剂,病情大有好转,白
睛红赤全消,视力为 0.2,后又按上方服
20 剂,右眼角膜赤膜基本全消,右眼视力
为 0.6,左眼视力 0.8,再服上方 10 剂,
双眼视力均为 1.0,嘱其停药。

五、真菌性角膜溃疡(凝脂翳、花翳白陷)

由真菌感染引起的角膜溃疡称"真
菌性角膜溃疡"。真菌主要有曲霉菌、镰
刀菌和白色念珠菌等。此外,还有单孢
子菌、奴卡菌、毛霉菌和头孢菌等。诊断
真菌感染必须作真菌刮片检查,即从角
膜溃疡上面刮取坏死组织接种于真菌培
养基上,发现有真菌生长者,方可诊断。
此检查方法比较麻烦费时,一般采用抗
菌素治疗角膜溃疡无效者,应想到本病。
从病因上,常见的诱因是农业性角膜外
伤,如麦秆伤及角膜,树枝树叶伤及角膜
等,极有可能引起真菌感染,因为真菌充
满于泥土和空气中,而且寄生于植物和
大多数动物上面。长期眼局部应用抗菌
素眼药或激素类药物,也有可能促进真
菌的生长(真菌与细菌共生,由于抗菌素
的大量应用,扰乱了真菌和细菌的共生
现象,或是由于激素类药长期应用,使角
膜组织抵抗力下降,促进真菌在角膜内
繁殖)。

中医尚无真菌性角膜炎的记载,但
根据真菌角膜溃疡的临床特点,它应包
括在"凝脂翳"、"花翳白陷"的范畴内。

真菌在角膜内生长时产生蛋白分解
酶,能进一步加重对角膜的毁坏,并使真
菌在角膜组织内扩展,最终导致失明。
糖尿病患者免疫机能低,极易发生真菌
感染,感染后病情发展很快,治疗不当或
不及时极易失明。

【临床表现】

有外伤史,受伤后出现角膜溃疡,但
发展缓慢,或角膜溃疡经用抗生素治疗长
期不愈,眼睑水肿,羞明、流泪,头痛眼痛
及视力障碍,自觉症状较细菌感染轻微。
球结膜可有混合性充血(中医称"混赤"),
甚或更严重,角膜中央部溃疡灰暗,呈不
规则形。其中因霉菌的菌株不同感染时
间的久暂以及个体的差异而角膜溃疡的
色泽和形态差异很大,因此临床见到的溃
疡的形态和色泽很不一致。一般的溃疡
颜色为灰白或乳白色,常为不规则形,表
面粗糙不平,稍隆起,四周围一黄边,溃疡
与健区分界清楚。病变周围的早期点状
浸润可完全脱落,逐渐深入,使实质浅层
液化。病变早期角膜后壁就有沉着物。
溃疡渐进时,有时可见其周围实质有"卫
星"状浸润蔓延(即结节状或树根样基质
浸润)。但也有的溃疡形态像细菌性化脓
性溃疡。因此必须仔细观察和病原体诊
断,以便对霉菌性角膜的溃疡病进行鉴
别。通常可见前房积脓。

裂隙灯下可见溃疡的发展由浅到深。早期溃疡可常为浅表性,角膜厚度几乎无甚改变;溃疡底部为浓密的基质浸润,可达角膜全层的 1/5、2/3 或 3/5 不等。在溃疡的发展过程中,浸润的基质一般先形成脓疡。脓疡进一步坏死溶解,以致脱落,可使角膜逐渐变薄,最后导致穿孔。

1. 自觉症状

眼外伤后,眼内隐涩不适,继而疼痛,畏光流泪,有黏性分泌物,视物模糊,视力下降,整个病程较长,可至 2~3 个月。

2. 眼部检查

抱轮红赤或混赤,黑睛生翳,呈圆形或椭圆形,或不规则形,与正常组织分界较清楚,翳色灰白,表面隆起而欠光泽,状如豆腐渣样堆积,外观干燥而粗糙且易刮除,向四周逐渐发展,黑睛后壁出现斑块状沉着物,常伴有黄液上冲,其质大多黏稠,脓量较多可遮盖大部分瞳孔,甚则黑睛溃破,虹膜脱出,形成蟹睛。

3. 实验室及特殊检查

(1)角膜组织刮片,可查到真菌。

(2)角膜共焦显微镜,检查角膜感染组织,可显示角膜超微结构,辅助真菌性角膜炎的诊断。

【诊断】

真菌性角膜溃疡诊断较困难,一般以下面三个方面着手。

1. 病史方面

有以下情况之一者应进一步作病原体检查。

(1)农村患者起病前有麦穗、稻谷等农业外伤史。

(2)眼部较长时间的滴用或结膜下注射抗生素而角膜溃疡未能控制者。

(3)细菌培养阴性,或仅杂菌生长。

2. 临床表现方面

(1)灰白色或灰黄色溃疡,伴有前房积脓,病情发展较缓者。

(2)眼部充血及刺激症状与溃疡相比,相对轻微,且病情较长者。

(3)前房有积脓,角膜后沉着物为棕灰色粉末状(早期溃疡),或黄色浆糊状(严重病例)者。

3. 病原体方面

真菌涂片与培养,找到真菌菌丝,或有真菌生长,是最可靠的诊断依据。

【鉴别诊断】

1. 细菌性角膜溃疡与真菌性角膜溃疡的形态鉴别

见表 3-5。

2. 病毒性、细菌性和真菌性角膜溃疡鉴别

见表 3-6。

【治疗】

治疗必须从速,尽可能的早期诊断。

表3-5 细菌性角膜溃疡与真菌性角膜溃疡的形态学剂

细菌性角膜溃疡	真菌性角膜溃疡
①溃疡常为圆形,浸润密度均匀一致,浸润在溃疡中央区比较浓密	溃疡大多为不规则形,浸润密度浓淡不一
②表面光滑、湿润,呈圆弧形有光泽,坏死组织有黏性不易刮下	表面粗糙、高低不平、光泽差,象似干燥,呈"舌苔样"或"牙膏样",坏死组织无黏性,易刮下
③溃疡软性,呈灰白或灰黄色,角膜基质混浊,以水肿为主,浸润次之,角膜增厚明显	溃疡硬性,基质混浊以浸润为主,水肿次之,角膜增厚不明显
④溃疡边缘整齐,与健区角膜分界模糊,呈云雾状,溃疡从边缘向外发展	溃疡边缘迂回,与健区角膜分界清楚。溃疡扩大时,可先有孤立的结节状浸润点,或伸出树枝样基质浸润分支

表3-6 病毒性、细菌性、真菌性角膜溃疡的鉴别

型别	病毒性	细菌性	真菌性
诱因	常有发热史	可有外伤和泪囊炎史	常有植物性异物外伤史
症状	睫状充血为主	混合性充血	混合性充血
分泌物	水样分泌物	脓性分泌物	可有黏性分泌物
溃疡形态	早期为半透明多个星细点状浸润溃疡为非化脓性灰白色呈树枝状、地图状或星芒状	早期为灰黄色,单个浓密浸润,溃疡为化脓性,淡黄色呈不规则圆形	早期溃疡呈灰白色,表面不平,密度不匀,边缘不齐,较大的溃疡呈黄白色,表面呈"牙膏"样、干燥,伴有基质脓疡,溃疡周围可有点状或树根样浸润灶
前房积脓	不常有,脓量很少,色白质薄	常有,脓量较多,淡黄,色质黏稠	常有,脓量多少不一,淡黄色,质黏稠
溃疡穿孔	很少穿孔	常可穿孔	常可穿孔
病程	起病缓慢,病程长而顽固,有复发性	起病急,发病快,无复发性	起病较慢,发展徐缓,病程较长,可有复发
病原体检查	可分离出病毒	角膜溃疡刮片显微镜检查,可找到细菌,结膜囊培养可见细菌生长	角膜溃疡刮片显微镜检查,可找到霉菌菌丝,培养可见霉菌生长
治疗反应	抗病毒药有效	抗生素有效	抗霉菌药有效

溃疡阶段,霉菌高度生长繁殖,要想取得良好的治疗效果,必须首先选择霉菌对之敏感的有效药物。由于霉菌潜伏于角膜组织内十分顽固,故要求药物与溃疡面,保持连续持久的接触,以达到消灭和抑制霉菌的活动。到目前为止,西医治疗霉菌感染的角膜溃疡药物尚不理想。中医辨证论治,对控制病情和预后有良好作用。中西医结合比单纯西医或单纯中医治疗要好得多。

1. 中医辨证施治

(1)湿重于热型

[症状]除上述临床表现外,多伴有不思饮食,口淡无味,苔白腻而厚,脉缓。

[治则]清热祛湿。

[方药]三仁汤加减:苡仁 30 g,杏仁 10 g,蔻仁 10 g,厚朴 10 g,木通 10 g,滑石 10 g,清半夏 10 g,竹叶 10 g,甘草 10 g。水煎服,每日一剂。

[加减]泪液黏稠者加黄芩 10 g,茵陈 20 g。口淡纳差者加茯苓 15 g,苍术 20 g。

(2)热重于湿型

[症状]除上述临床表现外,兼有便秘,溲赤,苔黄腻,脉濡数。

[治则]清热化湿。

[方药]甘露消毒丹方加减:银花 30 g,连翘 10 g,滑石 10 g,茵陈 15 g,黄芩 10 g,石菖蒲 10 g,贝母 10 g,木通 10 g,藿香 10 g,射干 10 g,薄荷 10 g、蔻仁 10 g,甘草 10 g,水煎服。

[加减]黄液上冲甚者可加苡仁 30 g,桔梗 10 g,元参 20 g。大便秘结者加白术 50 g,当归 30 g。

2. 外治法

(1)点拨云锭眼水眼膏、熊胆眼水、鱼腥草眼水,或 0.1% 二性霉素 B 眼水,每小时 1 次,晚上每 2 小时 1 次。

(2)点阿托品眼水散瞳。

(3)用苦参 20 g,白藓皮 20 g,车前草 20 g,银花 30 g,龙胆草 15 g,秦皮 12 g。水煎外洗。

(4)手术:角膜穿孔者可行结膜瓣遮盖术,或角膜移植术等。

3. 西医疗法

(1)点药:20%～30%磺胺醋酸钠眼药水点眼,半小时一次,每天不超过 20 次,晚上点金霉素眼膏。有虹膜睫状体炎者,应点 1% 阿托品眼水充分散瞳。激素对角膜溃疡有扩散发展的作用,无论局部与全身皆以禁用为宜。

(2)手术治疗:采用结膜瓣遮盖术或角膜移植术(略)。

【预防及调护】

(1)避免角膜外伤,不戴角膜接触镜。

(2)已发病者需积极治疗,防止病情进一步发展。

(3)本病忌用糖皮质激素。如已用激素者,需马上停用或迅速减量应用至停用。

(4)抗真菌中药:知母、地肤子、苦参、黄连抑制絮状表皮癣菌的生长;茵陈、黄连、胡黄连、白头翁对部分浅部真菌生长有抑制作用。苦参、甘草煎剂对浅表真菌有抑制作用；丁香、藿香合剂对红色毛癣菌及白色念珠菌有抑制作用；"大蒜素"具有很好的抑制真菌作用……，临床中可适当选用。

六、蚕食性角膜溃疡（白膜侵睛）

蚕食性角膜溃疡是一种慢性角膜表面的溃疡，逐渐匍行蚕食整个角膜表面。患者多为老年人或中青年人，通常为单眼。

现代医学研究，有人疑为病毒；有人认为是原发性缺血性坏死；也有人怀疑与外伤有关。近年来有人研究发现病变附近的结膜内胶原酶活性增高；还有人证实有对人体上皮的自家抗体，因而认为本病是自家免疫性疾病。

本病属于中医之"白膜侵睛"和"花翳白陷"的范畴内。本病的特点是反复发作，疼痛难忍等症，中医认为是湿邪入里化热，湿热交融，如油入面，势难尽除。中医只要辨证准确，合理用药，就能取得很好的疗效。

糖尿病患者患蚕食性角膜溃疡和无糖尿病患者患本病没什么差异，但糖尿病患者之蚕食性溃疡在治疗时，还是首先想到控制血糖，应用药物时不可用升高血糖的药物，而应用降低血糖的药物。

【临床表现】

本病最突出的症状是眼的疼痛，局部滴用麻醉药也不能减轻疼痛，甚至由于长期的疼痛，患者要求摘除眼球。患者还有羞明、流泪等刺激症状。检查眼部，可见眼睑水肿、痉挛、混合性充血、视力下降，角膜开始在边缘部约距角膜缘1～2毫米处出现灰色浸润点，渐渐崩溃，形成溃疡，并在角膜上皮和实质浅层组织下面向健康部分进展。其进展的方向，可向中央，可沿角膜缘，可向巩膜，但向中心最为常见。当溃疡向健康部分进展时，它潜行于角膜上皮与实质层下，形成穿凿样边缘，其上浅层呈灰色，为本病的典型症状。溃疡一面进展，一面修复，并有新生血管进入角膜，直至角膜表面全部被破坏为止。一般不会引起角膜穿孔。

一般临床将其分为良性和恶性两类。良性者常为单眼，且多是年长者，预后较好。恶性者多为双眼发病，且多见于中青年人，病变进展不易控制。

【治疗】

首先控制血糖，采取中西医结合的方法治疗，且以中医辨证施治为主。

1. 中医辨证施治

（1）湿浊侵目型

[症状]除上述临床表现外，反复发作，眼痛剧烈，兼有胸闷气短乏力，苔白腻，脉濡或弦滑数。

[治则]甘露消毒饮或三仁汤加减：二地各20 g，二冬各20 g，石斛15 g，枳壳10 g，白术10 g，茵陈10 g，枇杷叶10 g，黄芩10 g，荆芥10 g，防风10 g，白芷10 g，芦荟20 g，辛夷10 g，甘草6 g。水

煎服,每日一剂。

[加减]痛甚者加蔓荆子10 g。还不能止者用麻黄附子细辛汤:细辛10 g(左眼痛加胆草30 g;右眼痛加生石膏30 g。按三叉神经痛治疗)。热重加银花30 g,胆草10 g。大便秘结者加川军10 g。

(2)肺经燥热型

[症状]除上述临床表现外,兼有口渴引饮,舌红无苔或少苔,脉弦细数。

[治则]养阴清热。

[方药]庞氏养阴清热汤加减:银花30 g,花粉15 g,生地30 g,赤芍10 g,知母10 g,生石膏30 g,芦根30 g,黄连10 g,芦荟10 g,芜夷10 g,蔓荆子10 g,全虫10 g,甘草6 g。水煎服,每日一剂。分数服。

【病例】

刘XX,女,72岁,邢台人来天津儿子住处。2001年5月4日初诊。

主诉:眼极痛,邢台眼科医院诊为蚕食性角膜炎。

病史:1995年左眼白内障手术,2个月后头痛眼痛,诊为晶体皮质过敏性葡萄膜炎,于1997年行晶体后囊膜切除术。手术后仍然眼痛,邢台眼科医院又诊为"蚕食性角膜溃疡"。经各种方法治疗,疼痛不能缓解,视力逐渐下降而失明。其儿在天津,故来天津求中医治疗。

检查:OD 0.04 ,OS黑蒙。OD晶体混浊,OS角膜混浊呈乳白色且有新生血管,结膜红赤、流泪,OD眼底窥入不清,OS眼底不能窥入。大便干(周行一次),口干欲饮,脉弦数,舌红少苔,舌质紫。血糖餐前8.1 mmol/L,餐后11.3 mmol/L。

诊断:白膜侵睛(蚕食性角膜炎)

辨证:据脉证分析,此为肝肺胃实热证,复受风邪而致。黑睛角膜属肝,泪为肝之液,大便干为大肠热,肺与大肠相表里,肺热伤阴,故口干引饮。

治疗:庞氏银花复明汤加减:银花30 g,花粉20 g,知母10 g,生石膏30 g,黄连10 g,蔓荆子10 g,白术50 g,枳壳10 g,防风10 g,白芷10 g,川军6 g,甘草10 g。水煎服,每日一剂。点熊胆眼水和氧氟沙星眼水。针灸。

治疗经过:2001年5月18日服药及针灸后,大便2日一行,眼痛明显好转,已能入睡,苔转薄白,脉仍弦数,上方加蔓荆子为20 g照服,继续针灸。

2001年5月25日,服前药及针灸后眼痛更轻,大便二日一行,但成软便,前方加莱菔子10 g,鸡内金10 g,细辛10 g,龙胆草30 g。(注:"细辛不过钱"即细辛的用量不超过3 g,此处用10 g必用龙胆草30 g相佐,若右眼痛细辛用10 g,必用生石膏30 g相佐)

2001年5月30日前药服后痛又加重,大便4日未行,夜间痛甚,前方去细辛、胆草,黄连改5 g加瓜蒌仁10 g,白芍30 g。三剂,水煎服。

2001年6月4日,眼痛减,大便通,结膜红赤轻,眼能自行睁开。照前方服7剂。

2001年6月14日,眼痛完全消除,大便每日一行,前方照服2日一剂,以善其后,巩固疗效。降糖药继续服用。

第五节　糖尿病性色素膜疾病(瞳神疾病)

色素膜是由虹膜、睫状体和脉络膜三部分组成。色素膜富有色素和血管,且血流缓慢。糖尿病能影响到色素膜的血管和神经(三叉神经、交感神经和副交感神经)而发生病变。常见的糖尿病色素膜病变,如虹膜蔷薇疹、瞳孔调节失常、虹膜睫状体炎,脉络膜炎等。

患糖尿病后机体的新生血管生长因子如 VEGF 等就开始升高,当新生血管生长因子高到一定程度,就会产生新生血管。当虹膜表面有新生血管时,形态像蔷薇花,故称为虹膜蔷薇疹,它不仅可以诊断糖尿病的眼底有新生血管和出血,也可以预测机体的其他组织已有新生血管和出血。糖尿病虹膜上的新生血管往往位于括约肌部位,围绕着瞳孔缘,互相联络,排列如花圈状;在虹膜的周边部分也可有同样的新生血管形成,二者之间有散在的新生血管连贯,呈编织状。虹膜蔷薇疹在裂隙灯下检查,常很美观,但对患者的危害性很大,这种新生血管的管壁很薄,仅有上皮和内皮,没有肌层,极易破裂而发生前房积血,并且往往反复发作。新生血管也可以长在前房角处,发生继发性青光眼。

糖尿病患者的虹膜色素上皮层比较容易发生水肿和变性,可形成囊肿和囊状间隙,色素上皮细胞增大,色素常发生游离而使细胞脱色,这种变化,可能是糖尿病性新陈代谢产物所引起的组织变性,给糖尿病患者虹膜切除术或白内障摘除手术时,清亮的房水在手术中可被游离的色素染成棕黑色或污黑色。

糖尿病可使睫状体发生水肿和调节麻痹,这种调节麻痹,可以为不全麻痹或完全麻痹。起病往往急骤,常使双眼同时出现。一般者瞳孔仍然保持正常形状,当糖尿病受到控制后,调节仍可趋于正常。

糖尿病色素膜疾病的发病机理主要是色素膜血管微循环障碍。糖尿病早期可使色素膜小静脉扩张,血流成颗粒状,血流减慢,从外观上看,人面部潮红,久则为血管基底膜增厚。糖尿病中期,色素膜小动脉收缩,色素膜可出现局部水肿、出血,使体液渗透增高,造成局部血管损伤而渗血。当虹膜上出现玫瑰疹时,往往预示眼底视网膜也出血。糖尿病的晚期,色素小血管发生硬化,出现微血管病,即血管粗细不匀,粗大的部分血管壁很薄,极易破裂出血,一旦破裂出血即可造成前房积血,角膜血染,严重影响视力。

糖尿病色素膜疾病包括了中医治瞳仁紧小、血灌瞳仁、黑睛红染等病。治疗糖尿病色素膜病变要及时,否则出血形成机化物而影响视力的恢复。治疗此瘀血要做到活血而不妄行,止血而不留弊。

一、糖尿病性虹膜炎(瞳仁紧小症)

糖尿病使眼交感神经及副交感神经受损,神经传导及反应功能减退,或累及动眼神经,使瞳孔调节失常,产生瞳孔缩小,或两侧不对称,不等大。

本病属中医的"瞳神病""瞳仁紧小"等范畴。瞳神在五轮中属水轮,内应于肾。肝开窍于目,肝肾同源,故其发病多责于肝肾。当然也与其他脏腑有关。糖尿病日久,耗伤阴津,肝肾之阴亦可受损,瞳神失养;或肝肾阴亏,虚火上炎,损及瞳神,皆可发生本病。

【临床表现】

瞳孔调节失常,两侧常不对称,不等大,有时一侧或两侧成不等的痉挛缩小,在暗处对光反应迟钝或消失,可伴有视力下降。有的呈阿罗瞳孔;瞳孔缩小小于 3 mm 以下,形状不规则,两侧不等大;瞳孔对光反射消失;不完全性对光反射迟钝,瞳孔边缘不整及虹膜萎缩等。

【诊断】

(1)确诊为糖尿病。

(2)有上述临床表现特征。

(3)若作自主神经功能检测,可发现异常。

【鉴别诊断】

引起瞳孔改变的病症较多,应注意与本病相区别。

(1)两侧瞳孔缩小多为药物中毒,或两侧中枢病变所引起。

(2)眼病性的瞳孔缩小可有既往眼病史,除瞳孔缩小外,常有瞳孔变形和虹膜后粘连,并有其他的相应症状及体征。

(3)间歇性瞳孔缩小也可见于偏头痛;眼外伤,眼球穿刺或眼内手术后低眼压也可以发生瞳孔缩小。

(4)小瞳孔伴有上睑下垂,对光反射及调节反应正常提示为霍纳综合征。

(5)睑下垂,又无瞳孔反射异常,则属生理性瞳孔改变,一般的瞳孔缩小程度较轻。如老年人瞳孔缩小。

【治疗】

1. 中医辨证施治

(1)肝肾阴虚

[症状]除上述的临床表现外,兼眼内干涩不适,视物欠清,腰膝酸软,口干,舌红少苔,脉细数。

[治则]滋养肝肾,养肝明目。

[方药]杞菊地黄丸加减:枸杞子30 g,菊花 10 g,熟地 30 g,山药 15 g,山萸肉 30 g,茯苓 20 g,丹皮 10 g,泽泻10 g,草决明 15 g,青箱子 10 g,甘草 3 g。水煎服,每日一剂。

(2)阴虚火旺

[症候]除上述临床表现外,兼有眼红赤、眼干涩痛,虚烦不眠,口燥咽干,手足心热,舌红少苔,脉细数。

[治则]滋阴降火,清肝明目。

[方药] 知柏地黄丸加减：知母 10 g，黄柏 10 g，二地各 30 g，山萸肉 15 g，山药 15 g，茯苓 20 g，泽泻 15 g，丹皮 12 g，夏枯草 20 g，石决明 30 g，谷精草 10 g，决明子 30 g。水煎服，每日一剂。

2. 西医疗法

（1）选用合适的降糖药控制血糖

（2）选择 1% 阿托品散瞳。或托吡卡胺散瞳。对阿托品过敏者改用 0.5%～1% 东莨菪碱或 2.5%～10% 苯肾上腺素。

（3）可适当选用抗生素眼药滴眼。最好应用中药眼水，如拨云锭眼水、熊胆眼水、鱼腥草眼水等。

附：糖尿病瞳孔病变

瞳孔受自主神经和副交感神经支配，才能开大和缩小。当糖尿病自主神经受损，使交感神经和副交感神经受损，神经传导及反应功能减退，甚至累及动眼神经，使瞳孔调节失常，发生糖尿病型瞳孔病变。

本病多属中医之"瞳神缩小症"或"瞳神病"的范畴。瞳神在五轮中属水轮，在脏属肾。"肝肾同源"，"肝开窍于目"，故其发病多责之于肝肾。糖尿病日久，耗伤阴津，肝肾之阴受伤，瞳神失养，而发为本病。

【临床表现】

糖尿病日久，见瞳孔调节失常，两侧常不对称，不等大。有时一侧或双侧瞳孔呈痉挛性缩小，尤其在暗处，对光反应减弱或消失，可伴有视力下降。瞳神缩小（<3 mm），瞳孔对光反应消失或迟钝。瞳孔边缘不整及虹膜萎缩等。

【诊断】

（1）具有糖尿病史。

（2）有上述临床表现的特征。

（3）做自主神经功能检测，可发现异常。

【鉴别诊断】

（1）两侧瞳孔异常多为药物中毒，或为两侧性脑中枢病变所引起的。

（2）间歇性瞳孔缩小，常见于偏头痛。

（3）眼外伤、眼球穿刺或眼内手术后低眼压也可发生瞳孔缩小。

（4）眼病性瞳孔缩小可有既往眼病史。

【治疗】

本病由糖尿病引起，一定在用西药控制糖尿病的基础上，再据全身的症状分型辨证治疗。中医认为本病属于肝肾阴虚、肾气不固，阴虚火旺和肝郁气滞所致。只要辨证准确用药得当，必能取得很好疗效。

（1）肝肾阴虚，肾气不固型

[症状] 上述之临床表现，兼有腰痛腰酸乏力，头晕耳鸣，失眠、多梦，舌红少苔，脉沉细数。

[治则] 滋补肝肾，固肾纳气。

[方药] 滋阴地黄丸加减：熟地 30 g，山萸肉 30 g，山药 20 g，丹皮 10 g，茯苓 20 g，泽泻 10 g，女贞子 30 g，炒枣仁

30 g,楮实子 30 g,灵磁石 20 g(先煎)、神曲 30 g,元参 30 g,青箱子 10 g,决明子 20 g,甘草 10 g,朱砂 0.9 g(冲)。水煎服,每日一剂。

(2)阴虚火旺型

[症状]除上述眼的临床表现外,全身症状兼有虚烦不眠,口燥咽干,手足心热,舌质干红少苔,脉细数。

[治则]滋阴降火,清肝明目。

[方药]知柏地黄丸加减:知母 10 g,黄柏 10 g,山萸肉 12 g,熟地 15 g,山药 15 g,茯苓 30 g,泽泻 10 g,丹皮 10 g,夏枯草 15 g,决明子 20 g,谷精草 10 g,青箱子 10 g,石决明 20 g,甘草 6 g。水煎服,日一剂。

(3)肝郁气滞型

[症状]除上述临床表现外,还兼有两胁疼痛,胸闷烦躁易怒,爱生气着急,胃纳不佳,苔薄白,脉弦或弦数。

[治则]疏肝解郁,兼补肝肾。

[方药]逍遥散加减:柴胡 10 g,当归 10 g,赤芍 10 g,白芍 10 g,茯苓 20 g,白术 10 g,枳壳 10 g,佛手 10 g,枸杞子 30 g,青箱子 10 g,决明子 30 g,甘草 6 g。

二、糖尿病性虹膜睫状体出血(血灌瞳神)

色素膜分虹膜、睫状体和脉络膜三部分。它由睫状前动脉和睫状后动脉供给血液,睫状前动脉主要供给虹膜、睫状体和脉络膜前部的血液,睫状后动脉供给脉络膜的血液。虽分为三,但它们又是一个整体。当虹膜发炎时必然影响到睫状体,睫状体发炎必然影响到脉络膜,故虹膜炎常说为虹膜睫状体炎。但三者也有明确的分工:虹膜是屈光系统的隔光板,中央有瞳孔,依靠瞳孔括约肌和瞳孔开大肌的作用,对进入眼的光线进行调解。睫状体产生房水,并依据其肌肉的弛张,改变晶状体的形态,使眼对远近目标都能看清。脉络膜由于毛细血管层有丰富的储血量,除对视网膜外层供给必需的营养外,并在某种程度上起着保护眼内压的作用。脉络膜的色素细胞对外来弥散的光线起着遮隔的作用,使眼球内形成一个暗箱,从而保证了成像的清晰性。

色素膜各个部分的病变,如炎症的发生常因不同的血管分布,而局限于一定部位。例如虹膜睫状体炎不一定引起后部脉络膜炎,正同脉络膜炎一般并不立即导致虹膜睫状体炎一样。当色素膜的某一部分急剧的或长期存在的炎症,更有可能蔓延开来,而演变成全葡萄膜炎。因此尽管在多半部部位上可有虹膜睫状体与脉络膜炎之分,而就疾病的发生原因和治疗措施而言,把色素膜组织作为一个整体来看待,不仅是必要的,而且也是合理的。

色素膜有丰富的血管,虽然解决了眼内营养供给的需要,但也同时为这一组织带来了不利的条件。首先是通过血液的联系,色素膜对全身疾病糖尿病所产生的影响,反应特别灵敏。糖尿病使血管基底膜变厚,血管管腔变小变窄,任何通过血管播散的转移性栓子，都有机会在色素膜血管里停留下来。同时，因为色素膜对整个眼球的生理功能（即产生眼内液和对视网膜外层的营养供给）十分重要，该组织的任何病变，也必然对眼球其他组织发生重要影响。其葡萄膜炎组织播散开来的毒素首先侵犯脆弱的视网膜神经感觉部，然后通过房水干扰玻璃体和晶状体的新陈代谢，使之失去透明性（详细请见糖尿病性白内障）而变为混浊。炎症血管组织的高度扩张，不仅引起眼内血流量的急剧增加，同时也促进血管壁的渗透性改变，使大量富含蛋白质的渗出物灌流于前后房或玻璃体内，造成房水引流的困难和玻璃体混浊。

糖尿病造成色素膜组织破坏，导致整个眼球营养障碍，致使虹膜产生新生血管，睫状体和脉络膜水肿及出血。

糖尿病可使全身的营养失调，也可使眼局部的虹膜睫状体的营养失调，由于细菌、风湿、梅毒、结核等原因可引起虹膜睫状体炎。或是糖尿病新陈代谢的废物直接损伤虹膜睫状体组织，或是糖尿病新陈代谢障碍使得全身免疫力降低到一定程度，即便是轻微的感染，也能引起较严重的症状发生。

关于是否是糖尿病性虹膜睫状体炎的问题，直到目前为止，仍是意见不统一。我认为糖尿病这种全身代谢性疾病，对全身的血管和神经，其中包括虹膜睫状体的血管和神经肯定有严重的影响，所以糖尿病患者患虹膜睫状体炎时，症状较一般人重且预后也不佳。

虹膜睫状体炎相当于中医之"瞳仁紧小症"，若治疗不当，散瞳不充分时，可发生虹膜后粘连，中医称为"瞳仁干缺"。二病都属于虹膜睫状体炎。一般多反复发作，如迁延日久，瘀血瘀滞，虹膜上可见出血斑或新生血管。新生血管没有肌层只有上皮和内皮，极易破裂出血而造成前房积血和角膜红染，甚至可导致失明。

【临床表现】

初起有剧烈的眼痛、眼眶痛、怕光、流泪，视力下降，夜间重。检查：睫状充血，瞳仁缩小，对光反应迟钝或消失。角膜后下方可见点状灰白色或棕色沉着物，房水混浊（房闪），虹膜水肿，纹理不清，颜色变暗呈砖红色，虹膜上可见蔷薇疹或新生血管；若失于治疗或不当，瞳孔内可见虹膜后粘连或膜闭。若新生血管破裂，可见前房积血和角膜红染等。如症情继续恶化，可使眼珠变软，导致失明。

【治疗】

首先控制血糖，采取中西医结合的辨证辨病治疗，病因对症治疗。西医治疗虹膜睫状体炎要应用激素，而激素可以加重糖尿病，并能引起青光眼等眼并发症。应用激素的原则：如病情严重，应用中药仍不能控制病情时，可急用三天，当病情基本控制，停止应用。若应用激素超过三天者，需逐渐减量慢慢停药。

1. 中医辨证施治

(1)肺阴不足,外挟风邪型

[症状] 除上述临床表现症状外,伴有口渴喜饮,或口干、咽喉疼痛,便润,舌绛红无苔或薄白,脉浮弦或弦数。

[治则] 养阴清热,散风除邪。

[方药] 养阴清热汤加减(见浅层巩膜炎)。

(2)肝胃实热型

[症状] 除上述临床表现外,兼有口苦、便秘、小便黄赤,舌苔厚腻,脉弦滑数。

[治则] 泻肝胃实热。

[方药] 银花复明汤加减:银花 30 g,公英 30 g,桑白皮 10 g,花粉 15 g,黄芩 10 g,黄连 10 g,胆草 10 g,生地 20 g,知母 10 g,川军 10 g,元明粉 10 g,木通 10 g,蔓荆子 10 g,枳壳 10 g,甘草 6 g,三七粉 6 g(冲)。水煎服,每日一剂。

[加减] 头痛剧烈加荆芥 10 g,防风 10 g,蔓荆子 10 g。

(3)风盛型

[症状] 除上述临床表现外,多兼有鼻塞、流涕、脑巅沉重,或眉棱骨疼,舌苔薄白,脉弦数。

[治则] 健脾清热,散风除邪。

[方药] 羌活胜风汤加减:见前

[加减] 湿热盛加苍术 10 g,木通 10 g。大便秘结者加生白术 50 g,当归 30 g。口渴烦躁者加生石膏 20 g,知母 10 g,麦冬 10 g。胃纳少加焦三仙 30 g。胃寒吞酸加吴茱萸 10 g,干姜 10 g,陈皮 10 g,三七粉 6 g(冲)。

(4)肝胃虚寒型

[症状] 除上述临床表现之眼部症状外,尚兼有全身症,如干呕、吐涎沫,或呕吐,四肢不温,便溏,舌淡,脉沉细。

[治则] 温中补虚,降逆止呕。

[方药] 吴茱萸汤加减:吴茱萸 10 g,党参 10 g,干姜 10 g,清半夏 10 g,橘红 10 g,枳壳 10 g,甘草 6 g,大枣三枚、三七粉 6 g(冲)。水煎服,每日一剂。

2. 中医外治法

(1)局部使用扩瞳剂:只要诊断为本病,若瞳孔缩小就立即使用扩瞳剂。如 1%阿托品。瞳孔越散得早,散得越充分,则预后越好。

(2)滴用清热解毒的眼药:拨云锭眼水眼膏、鱼腥草眼水等。

(3)局部用热水或煎药渣再煎之热液作湿热敷,以退赤止痛。

3. 针刺治疗

(1)体针:攒竹、睛明、瞳子髎、丝竹空、肝俞、足三里、合谷、外关、风池。每次取远近穴各二到三个。

(2)耳针:肝、神门、目 1、目 2。

(3)手针:眼区。

【预后】

本病若诊断及时,及早散瞳和准确辨证的治疗,一般预后良好。若失治或反复发作则易变生其他症,以致预后欠佳。

第六节　糖尿病性白内障（消渴白内障）

凡晶状体混浊就叫白内障。糖尿病可引起晶状体混浊，这种白内障称为糖尿病性白内障，或称为糖尿病并发白内障。其发病率很高，仅次于糖尿病性视网膜病变。

糖尿病患者的白内障一般分为两大类，一类为真正的糖尿病性白内障，另一类为糖尿病患者的老年性白内障。糖尿病性白内障主要特点是双侧性，进展快，常于几天内白内障就形成。糖尿病性白内障主要见于青少年糖尿病患者，发病率为 10% 左右。在白内障患者总数中，糖尿病性白内障不超过 1%～2%。

白内障中医称为圆翳内障。糖尿病性白内障在中医书里尚无记载。糖尿病属中医的消渴。糖尿病性白内障我们暂定中医为"消渴白内障"。

【临床表现】

典型糖尿病性白内障为双眼，进展极快，常在几天内可成熟。开始在前囊皮质中出现多数小水泡、水隙，同时浅层有灰白致密的点状混浊。很快皮质肿胀有很多的水泡、水隙和褶隙。混浊呈云片状，晶状体囊十分紧张，屈光也随血糖上升发生变化产生近视。当血糖降低时，又变成远视。当糖尿病进入晚期时，晶状体蛋白已经过分凝固就不会再出现

上述之暂时性近视或远视。亦有糖尿病患者的老年白内障，发病早，成熟也较快。

【鉴别诊断】

糖尿病白内障与老年白内障鉴别：糖尿病性白内障发病较早，发展较快，且多为青少年患者。初起皮质有大量水泡、水隙和褶隙，以及有光辉的小点。而老年性白内障，起病缓，且多为老年人，起病多于皮质深层，特别是在皮质赤道部发生点片状混浊。

【治疗】

西医认为晶状体一旦混浊就不能消失，故不需治疗，等视力下降到不能生活自理时，就做手术。中医辨证治疗可以控制发展，甚至能提高视力。糖尿病白内障者控制好血糖，可以改善预后，提高疗效，故提早控制血糖是治疗真性糖尿病白内障的关键。

1. 中医辨证施治

（1）肝肾阴虚型

［症状］除上述临床表现外，兼见腰膝酸软、头晕耳鸣、舌红少苔、脉细等。

［治则］补益肝肾，降糖明目。

［方药］杞菊地黄丸加减：二地各

30 g,山萸肉 20 g,山药 15 g,茯苓 10 g,丹皮 10 g,泽泻 10 g,枸杞子 30 g,菊花 10 g,女贞子 30 g,旱莲草 15 g。水煎服,每日一剂。

[加减]大便秘结者加生白术 50 g,当归 30 g。大便稀薄者加砂仁 10 g,吴茱萸 10 g。合并眼底出血便秘者也可加川军炭 10 g。

（2）心肾不交

[症状]除上述临床表现外,兼有头晕失眠、脉弦细等。

[治则]摄纳浮阳,镇心明目。

[方药]磁朱丸加减:磁石 20 g(先煎),神曲 30 g,朱砂 0.6 g(冲服),女贞子 30 g,菟丝子 30 g,枸杞子 30 g,柴胡 10 g,当归 10 g,赤芍 10 g。水煎服,每日日一剂。磁朱丸有市售,可单独口服。

（3）心脾血虚

[症状]除上述临床表现外,兼有精神倦怠,肢体乏力,面色萎黄,食少便溏,舌淡苔白,脉缓或细弱。

[治则]补益心脾。

[方药]归脾汤与补中益气汤加减:焦白术 10 g,党参 10 g,黄芪 20 g,当归 10 g,茯苓 20 g,远志 10 g,炒枣仁 30 g,木香 3 g,葛根 6 g,升麻 6 g,炙甘草 6 g。水煎服,每日一剂。

[加减]若脾虚湿滞,大便溏薄者去当归加薏米 30 g,扁豆 30 g,山药 15 g。

（4）肝热上扰型

[症状]除上述临床表现外,还兼有头痛目涩、眵多眵燥、口苦咽干、脉弦等。

[治则]平肝清热。

[方药]石决明散加减:石决明 30 g(先煎),草决明 30 g,青葙子 10 g,山栀子 6 g,川军 6 g,赤芍 10 g,荆芥 10 g,木贼 10 g,羌活 10 g。水煎服。每日一剂。

[加减]若肝火不盛或脾胃不实者去川军、山栀子。无头痛者去荆芥、羌活。

（5）阴虚挟湿热型

[症状]除上述临床表现外,兼有目涩视昏,烦热口臭,大便不畅,舌红苔黄腻等。

[治则]滋阴清热,宽中利湿。

[方药]三仁汤或甘露饮加减:二地各 30 g,二冬各 20 g,石斛 30 g,黄芩 10 g,茵陈 10 g,薏苡仁 30 g,枳壳 10 g,枇杷叶 10 g,木通 10 g。水煎服,每日一剂。

2. 外治法

（1）点拨云锭眼水、麝珠明目滴眼液、卡他灵、视明露等药。

（2）外洗法:青皮 6 g,芒硝 6 g,大青盐 3 g,菊花 15 g,冰片少许,水煎外洗。

3. 针灸

（1）四穴八针:攒竹、太阳、球后、风池、百会。每隔日一次。12 次为一个疗程。

（2）耳针:肝、肾、神门、眼 1、眼 2。

4. 手术疗法

晶体混浊,视力降至 0.1 以下,光定位,色觉良好,眼部无活动性炎症及眼底基本正常者可考虑手术治疗。中医采取针拨白内障手术,西医人工晶体手术。

【病例】

[病例 1] 患者，王 XX，女，21 岁，于 1998 年 3 月 18 日初诊，自一周岁时发现糖尿病，于 1 个月前感到视物模糊，即来医院检查：OD 0.06，OS 0.04，OU 晶体混浊，尿糖（＋＋＋），血糖 10.3 mmol，眼底窥入不清，B 超检查眼底出血。苔薄白，质红，脉细数。情志不舒，爱生气着急，胃纳不香，据脉证分析，此系肝经湿热，上蒸于目，给予石决明散加减加汉三七 5 g，服 21 剂，点熊胆眼药水。于 4 月 8 日二诊：OD 0.3，OS 0.1，继服前方 10 剂，OD 仍 0.3，OS 仍 0.1，因家庭经济困难而停服药。1999 年 7 月 8 日又出现右眼上睑下垂，给予羌活胜风汤加钩藤 20 g，全虫 10 g，针灸，治疗 1 个半月，右眼上睑下垂已愈。2 年后左眼又出现上睑下垂，按上方治疗一个半月，又痊愈。检查视力 OD 仍 0.3，OS 仍 0.1，病情稳定，用胰岛素控制血糖而停止中药治疗。

[病例 2] 患者，李 XX，64 岁。2000 年 7 月 18 日初诊。主诉：糖尿病发现十余年，服用格列本脲控制血糖。近 2～3 年来视力下降，曾去眼科医院诊为白内障，糖尿病眼底出血。检查：OD 光感，1 米光定位不确定，左眼 1 尺指数，左眼外斜，结膜轻度充血，瞳孔小，不正圆，有后粘连，晶状体有不均匀灰白色混浊。B 超玻璃体混浊。双眼底不能窥入，眼压手触较软。诊断：糖尿病性陈旧虹膜睫状体炎、白内障（未成熟期）。玻璃体积血，眼底出血，增殖性视网膜炎、网脱、左眼失用性外斜视，经中医中药针灸治疗半年多，最后 OD 0.03，OS 2 尺指数，生活已能自理。

附：糖尿病性白内障并发硬皮病

本病是一种罕见的遗传性疾病，表现为过早衰老。皮肤、眼、骨及内分泌功能受损，结缔组织萎缩和营养障碍是本病综合征的基础病变，先天性内分泌功能混乱在本病综合征的发病中起重要作用。

【临床表现】

本病综合征多见于 20～30 岁男性，其典型表现有：

（1）侏儒、四肢远端消瘦，鼻呈鹰嘴样尖，即所谓鹰钩鼻。

（2）过早衰老：30～40 岁出现衰老现象，早期白发，10～20 岁时即可出现，并含有进行性脱发。

（3）白内障：20～30 岁时发生白内障。

（4）内分泌：偶有内分泌功能混乱，如性功能低下，甲状旁腺功能低下，高钙血症，骨质疏松。

（5）硬皮病：假性硬皮性改变，表现为局限性角质增生，足踝部、趾等处有溃疡倾向。

【治疗】

尚无特殊疗法。主要原则是防止外伤，预防感染及控制代谢混乱，必要时可行白内障摘除术。为治疗顽固性溃疡可考虑作皮肤移植。中医辨证治疗，参照糖尿病白内障。

第七节　糖尿病性玻璃体混浊（云雾移睛）

患糖尿病五年后就可以发生眼底出血，若眼底出血进入玻璃体内，西医称之为玻璃体积血，积血日久机化则成玻璃体混浊。

在给糖尿病患者检查眼底时，往往发现玻璃体内有星芒状亮点，状如天空中闪耀的小星。这是由于磷酸钙与类脂组成的细小黄色混浊点出现于玻璃体中。这在糖尿病患者较一般人群更为常见，但并非全部与糖尿病性视网膜病变并发。这种病变患者可无自觉症状，尚不影响视力，对患者无害。

高度近视患者，玻璃体内出现退化性产物也可造成玻璃体混浊。

综上所述，只要玻璃体内出现除正常结构外的不透明体，均称为玻璃体混浊。混浊的原因常由葡萄膜、视网膜的炎症、出血、退变，以及玻璃体的退变等引起。混浊物的内容多种多样，可为体外性，也可为体原性，还可为与玻璃体溶化并存的玻璃体浓缩块。眼底检查时，各种混浊物表现为各自的特征。

玻璃体混浊相当于中医之"云雾移睛"（《证治准绳》）。《银海精微》则称之为"蝇翅黑花"。中医辨证施治，病因治疗，还是有很好的疗效。

【临床表现】

有糖尿病和眼内炎症病史者，自觉眼前黑影茫茫，或如蛛丝漂浮，或是蚊蝇飞舞等，随眼珠转动而动荡，视力可有不同程度的减退。眼底镜下可见玻璃体内有尘状、丝状或网状混浊物飘动。

有眼内出血史者，常感眼前黑影如浮云浮动，或如旗帜漂浮。眼底镜下可见玻璃体内成厚薄不等的尘状、点状或絮状、块状之弥漫性混浊，并可见到视网膜出血性病变。

玻璃体变性者，常见玻璃体内有白色雪花样点状物飘荡，或闪辉样结晶样的沉积。若玻璃体液化，则转动眼球时可见其动荡加剧。

【诊断】

（1）有糖尿病史五年以上。

（2）眼无赤痛等症，自觉眼前有似蚊蝇、云雾等形状各异的暗影飘动。

（3）眼底镜检查玻璃体可见不同程度、形态、色泽的混浊。

【鉴别诊断】

（1）本病需与生理性飞蚊症鉴别：生理性飞蚊症上由于玻璃体中胚胎残余细胞或血细胞行经血管时，投影在视网膜层所致,对视力无影响,由于残余细胞很小,用检眼镜不易察见混浊物,不属眼病。

(2)本病应与晶状体混浊鉴别:晶状体混浊和玻璃体混浊自觉症状均有眼前黑影,但晶状体混浊的黑影转动和眼球运动方向相同,而玻璃体混浊的黑影与眼球运动的方向相反。晶状体混浊可在裂隙灯下发现晶体混浊,玻璃体混浊可在眼底镜下发现混浊。

【治疗】

本病主要由痰湿上泛,瘀血停滞或肝肾亏损,精血不足所致,故祛邪常从除痰湿、消瘀滞着手;扶正多以补肝肾、养精血为主。至于引起本病的原发病尚未控制者,应着重治疗原发病。中医治疗较西医为优。

1. 中医辨证施治

(1)痰湿上泛

①湿热蕴蒸

[症状]除上述眼部之临床表现外,兼有头重胸闷,心烦口苦,苔黄脉濡数。

[治则]宣化畅中,清热利湿。

[方药]三仁汤加减:杏仁 10 g,薏仁 30 g,蔻仁 10 g,厚朴 10 g,木通 10 g,滑石 10 g,清半夏 10 g,竹叶 10 g,黄连 10 g,车前子 10 g(包煎),甘草 6 g。水煎服,每日一剂。

②脾虚湿困

[症状]除上述眼部临床表现外,兼有面色黄白或萎黄、纳少、痰多、胸闷乏力、神疲,舌质淡嫩,苔白,脉濡。

[治则]健脾益气,渗湿化痰。

[方药]六君子汤或二陈汤加减:党参 10 g,茯苓 10 g,清半夏 10 g,陈皮 10 g,白术 10 g,山药 10 g,薏仁 30 g,白扁豆 30 g。水煎服,每日一剂。

(2)阴虚火旺,虚火上炎

[症状]除上述眼部之临床表现外,还可见全身症状如头晕、耳鸣、心烦少寐,口燥咽干,舌红少苔,脉弦细数。

[治法]滋阴清热,凉血止血

[方药]宁血汤或生蒲黄汤加减:生地 30 g,女贞子 30 g,旱莲草 20 g,白芍 20 g,丹皮 15 g,郁金 10 g,生蒲黄 10 g,荆芥炭 10 g,血余炭、仙鹤草 60 g,三七粉 3 g(冲服)。水煎服,每日一剂。

(3)气滞血瘀

[症状]除上眼部之临床表现外,可兼见情志不舒,胸闷胁胀,口苦苔黄,或舌上有瘀斑,脉弦或弦紧。

[治则]疏肝理气,化瘀止血。

[方药]丹栀逍遥散或血府逐瘀汤加减:本证出血不久者,以丹栀逍遥散加生蒲黄 10 g,汉三七 3 g。水煎服,每日一剂。若出血日久者,用血府逐瘀汤加减:柴胡 10 g,枳壳 10 g,桔梗 10 g,当归 10 g,川芎 10 g,赤芍 10 g,牛膝 20 g,桃仁 10 g,红花 10 g,三七粉 6 g 冲服。水煎服,每日一剂。

(4)肝肾亏损

[症状]除上述眼部临床表现外,兼有腰疼腰酸,头晕耳鸣,遗精早泄,口燥咽干,脉细无力。

[治则]补益肝肾。

[方药]六味地黄丸、杞菊地黄丸、明目地黄丸加减：酌加牛膝10 g,丹参20 g,女贞子30 g,枸杞子30 g,决明子30 g,楮实子30 g等。若脾虚不运加陈皮、砂仁等。

2. 外治法

(1)点拨云锭眼水、熊胆眼水、麝珠明目液等。

(2)西药点碘化钾。

(3)局部用丹参、三七、红花之类注射液作电离子导入。每日一次,10次为一个疗程。

3. 针灸

取穴风府、攒竹、太阳、四白、风池、外关、光明、足三里、阳陵泉、三阴交、太冲等穴。每日局部和远端各取3~4穴,10次为一个疗程。

第八节　糖尿病性青光眼(五风内障)

青光眼通常是因房水代谢失常,房水流出受阻,使得眼内压力增高而引起。糖尿病也可以引起青光眼,有人统计糖尿病原发性青光眼患者多于正常青光眼患者。

糖尿病性青光眼的病因病机,是由于糖尿病性眼底出血,眼内产生新血管,或是糖尿病白内障的膨胀期,或是房角因新生血管长入,或虹膜根部发生前粘连时,使眼内压力增高,发生继发性青光眼。

糖尿病性青光眼自觉症状很明显,比一般的青光眼头痛眼痛还要重,恶心呕吐还更是剧烈,且经点毛果芸香碱缩瞳见效不大。但也有人报导糖尿病患者患青光眼比一般人群更为常见,患者常无症状,视力丧失于不知不觉当中,当检查眼底时,发现视乳头生理凹陷加深加

大,血管都已推向鼻侧,甚至可见典型的青光眼杯,视野已呈管状视野,方才诊断为糖尿病性青光眼。

现代医学认为,糖尿病性青光眼发生于糖尿病视网膜病变,虹膜小环表面出现新生血管,同时前房角也有新生血管膜,由于此膜内机化物收缩,前房角的闭锁,瞳孔有色素膜外翻。新生血管可反复出血,尤其在减压术后更易出血,故眼压很高,难以挡控。

糖尿病青光眼类似视网膜静脉栓塞性青光眼。视网膜静脉栓塞性青光眼发病率占7%~10%,而糖尿病青光眼要远远高于10%。

青光眼属于中医"五风内障"范畴。五风内障即绿风内障、青风内障、乌风内障、黑风内障、黄风内障。急性充血性青光眼为绿风内障;慢性充血性青光眼为

黑风内障;慢性单纯性青光眼为青风内障;慢性充血性青光眼或虹膜睫状体炎、视网膜剥离引起的青光眼中医尚无本病的病名,但症状包括在五风内障之中。青光眼的绝对期为中医的黄风内障。

对于糖尿病性青光眼,西医多采用激光或手术摘除眼球疗法,中医中药可以止痛,但最终往往失明,故预后不佳。

【临床表现】

糖尿病患者头痛眼痛尚无休止,使用降眼压药,包括输液和点眼药基本无效,手触眼硬如石,测眼压多在 40～80 mmHg。裂隙灯检查可见虹膜红变,虹膜新生血管,或虹膜后粘连,前房变浅。眼底可见增生性网膜炎,眼底出血。也有的眼不痛、头不痛而眼底可见乳头生理凹陷加深加大,血管推向鼻侧,血管呈屈膝状(典型青光眼杯)。

【治疗】

控制好血糖。西医在无视力情况下,立即摘除眼球。在有视力情况下采取激光虹膜新生血管以减压。中医辨证论治采取活血化瘀,软坚散结,消除新生血管,也能取得良好的效果。

1. 中医辨证施治

(1)肝胃实热型

[症状]除眼部临床表现外,还兼有便秘、烦躁易怒,苔黄,脉弦数。

[治则]清肝胃实热。

[方药]绿风羚羊饮加减:羚羊粉 0.5 g(冲),川军 10 g,知母 10 g,黄芩 10 g,车前子 10 g(包煎),荆芥 10 g,元参 20 g,茯苓 10 g,桔梗 10 g,防风 10 g,赤芍 10 g,丹参 10 g,细辛 3 g,甘草 3 g。水煎服,每日一剂。

[加减]若头痛眼痛不可忍者,右眼痛加用细辛 10 g,必须配生石膏 30 g;若左眼痛加用细辛 10 g,必须配龙胆草 20 g。若大便仍干者加元明粉 10 g,等大便通后去川军、元明粉加用生白术 50 g,当归 30 g。

(2)瘀血阻络型

[症状]除上述眼部临床表现外,眼痛如针刺,舌质紫暗,脉涩或弦涩。

[治则]活血化瘀通络。

[方药]血府逐瘀汤合泻肝汤加减:当归 10 g,生地 30 g,桃仁 10 g,红花 10 g,枳壳 10 g,赤芍 10 g,柴胡 10 g,川芎 10 g,桔梗 10 g,牛膝 30 g,车前子 10 g(包煎),茺蔚子 10 g,夏枯草 30 g,香附 10 g,羌活 10 g,防风 10 g,甘草 3 g,汉三七 5 g(冲)。水煎服,每日一剂。

[加减]痛甚服麝香 0.5 g冲服。瘀血者还可加虫类药:金钱白花蛇一条、土鳖虫 10 g,地龙 10 g。后期眼内机化物者,加昆布 15 g,海藻 20 g(去甘草)。

(3)痰火动风,上扰清窍

[症状]除上述临床表现外,常伴有身热面赤,动则眩晕,恶心呕吐,溲赤便秘,舌红苔黄腻,脉弦滑数。

[治则]降火逐痰,平肝息风。

[方药]温胆汤加减:清半夏 10 g,陈皮 10 g,茯苓 10 g,黄连 10 g,礞石 20 g

（先煎），桔梗 10 g，僵蚕 10 g，天麻 10 g，白芷 10 g，薄荷 10 g，车前子 10 g（包煎），泽泻 10 g，汉三七 3 g（冲服）。水煎服，每日一剂。

[加减]便秘可加生川军 10 g。

（4）阴虚阳亢型

[症状]除上述眼部临床症状外，兼有头目眩晕，瞳神散大，心烦失眠，眩晕耳鸣，口燥咽干，舌红少苔，或舌绛少津，脉弦而数或细数。

[治则]滋阴降火，平肝息风。

[方药]知柏地黄丸或阿胶鸡子黄汤加减：知柏地黄丸重在滋阴降火，适用于肝肾阴虚，虚火上炎为重者。若兼风阳上亢，可加石决明 30 g，钩藤 20 g 以平肝息风。阿胶鸡子黄汤滋阴血而平肝风，阿胶 10 g（烊化），鸡子黄二个（冲），生地 30 g，白芍 30 g，茯苓 10 g，石决明 30 g（先煎），牡蛎 30 g，钩藤 15 g，络石藤 15 g。水煎服，每日一剂。

[加减]于上二方中加入丹参 20 g，泽泻 10 g，地龙 10 g，泽兰 10 g，可增加活血通络、利水消滞的功效。

（5）肝胃虚寒，引邪上逆型

[症状]除上述之临床表现外，头痛的特点是巅顶痛，眼珠胀痛，瞳散视昏，另外兼有干呕吐涎沫，食少神疲，四肢不温，舌淡，苔白，脉弦。

[治则]温肝暖胃，降逆止痛。

[方药]吴茱萸汤加减：吴茱萸 10 g，法半夏 10 g，人参 2 g，茯苓 10 g，陈皮 10 g，川芎 10 g，白芷 10 g，元胡 10 g，牛膝 20 g，炙甘草 5 g。水煎服，每日一剂。

2. 外治法

（1）点缩瞳药：如 1‰～2‰ 毛果芸香碱，若症状重瞳孔大时每 5～10 分钟点一次，症状缓解后改为 1～2 小时一次，或每日 2～4 次。

（2）使用缩瞳剂：可联合使用抑制房水生成的 0.25％～0.5％ 噻吗洛尔眼液，每日 2～3 次。

3. 针刺法

（1）体针：攒竹、太阳、四白、风池、外关、合谷、太冲。恶心呕吐者针内关、足三里。每次局部取 3～4 穴，远端取 2 穴。太冲穴用泻法。

（2）耳针：可取耳尖、眼 1、眼 2、太阳、内分泌、肾上腺等。

（3）手针：在第二掌骨指掌关节处找压痛点，用王不留行子胶布压盖，痛时就按压或每日按压 4～6 次均可。

4. 中西成药

（1）口服乙酰唑胺，首次服 500 mg，以后每 6 小时服 250 mg，同时服用 10％氯化钾 10 mL。

（2）20％甘露醇 250 mL，静脉滴注，30～40 分钟内滴完，滴时尽量不要喝水或吃东西。可上下午各输一次。

5. 手术疗法

（1）西医激光手术疗法（略）。

（2）摘除眼球手术疗法。

【预防调摄】

本病病因虽比较复杂，但若摄生有方，生活起居有常，劳逸得当，并注意情志安和，饮食有节，一次饮水不可太多，避免进食辛燥刺激之品，保持二便通畅等，对于预防和护理具有积极的意义。另外不要在暗的环境下工作学习，绝对不能看电影。看电视时屋内要开40 W的大灯，也不宜久看。

附：糖尿病新生血管型青光眼

糖尿病眼底出血极易造成新生血管性青光眼。糖尿病眼底出血出现新生血管，新生血管没有肌层，仅有上皮和内皮，极易损伤出血，反复发作造成眼压增高致青光眼。糖尿病虹膜上也可见新生血管，或虹膜上的新生血管长入房角，均可致糖尿病新生血管性青光眼。

新生血管性青光眼和房水代谢失常性青光眼的机制不同，但后果是一样的。新生血管性青光眼是眼球内有有形之物，不能通过利水而降压，必须利水和活血化瘀同时并用才能取得良效。

【临床表现】

（1）有糖尿病眼底出血史。

（2）自觉有头痛、眼痛，较一般青光眼更重，且持续疼痛，无休止，恶心呕吐，视力很快消失。

（3）手指按压测眼压，眼硬如石，仪器测眼压80 mmHg以上。睫状充血、混合性充血、瞳孔散大。初期尚能看到眼底新生血管，眼底出血，后期因晶体混浊，眼底不能窥入。虹膜可见新生血管虹膜红变。

【治疗】

本病西医多采激光和摘除眼球治疗。中医采用控制血糖和活血化瘀法治疗。但糖尿病已眼底出血，说明糖尿病的血管已经脆弱，若活血化瘀更易造成眼底出血产生新生血管而加重青光眼。所以治疗本病必须以凉血活血，清肝解郁为主，做到活血而不妄行，清肝而不伤脾胃。

（1）气滞水阻型

［症状］除上述临床表现外，尚有性情急躁，病情加重，舌苔薄白，脉弦细数。

［治则］疏肝理气，活血化瘀。

［方药］泻肝解郁汤加减：桔梗10 g，黄芩10 g，茺蔚子10 g，羌活10 g，防风10 g，夏枯草20 g，香附10 g，枳壳10 g，芦根30 g，汉三七3 g（冲）。水煎服，每日一剂。

（2）瘀血水阻型

［症状］除上述临床表现外，尚有舌质紫暗，脉弦数或涩。

［治则］活血化瘀，凉肝泻火。

［方药］绿风羚羊饮加减：羚羊粉0.6 g（冲），荆芥10 g，玄参20 g，川军6～10 g（后下），知母10 g，黄芩10 g，车前子10 g（包煎），茯苓20 g，桔梗10 g，防风10 g，细辛3 g，桃仁10 g，红花10 g（或藏红花3 g单煎），生石膏20 g，钩藤15 g，全

虫 10 g,汉三七 3 g(冲)。水煎服,每日一剂。

【病例】

高 XX,男,63 岁,地毯九厂工作。1998 年 4 月 4 日初诊。

主诉:OU 糖尿病眼底出血,OS 合并青光眼。

病史:糖尿病 20 余年,OU 糖尿病眼底出血 8 次,2 年前左眼痛,去眼科医院诊为糖尿病眼底出血合并青光眼。

检查:OU 光感,晶体混浊,玻璃体混浊积血,眼底不能窥入;OS 睫状充血,手触眼压高,瞳孔较大;化验血糖10.04 mmol/L,尿糖(+++),苔薄白,脉弦数。

诊断:糖尿病眼底出血合并新生血管性青光眼。

治疗:庞氏清肝解郁益阴渗湿汤加减。

治疗经过:1998/5/4,前药服后仅一个月光感增强,血糖 8.9 mmol/L,尿糖(++),但左眼痛,睫状充血,改服绿风羚羊饮加减。1998/5/22,OD2 寸指数,OS 睫状充血大减,痛亦轻。1998/5/29,OD1 尺指数,睫状充血消失,手触眼压亦不高,改服清肝解郁益阴渗湿汤加减。1998/6/15,复诊,OD2 尺指数(0.02)已能自理去厕所,因经济问题而停止治疗。

第九节　糖尿病性视网膜病变

糖尿病引起的视网膜出血、水肿、渗出和机化等糖尿病视网膜病变。糖尿病视网膜病变是糖尿病严重的并发症之一。糖尿病视网膜病变近年来已逐渐成为致盲的重要原因。

自胰岛素发明应用以来,糖尿病的治疗改善了患者的健康,延长了寿命,但也增加了糖尿病的并发症——视网膜病变的发病机会,它是糖尿病并发症中最常见而且是最早见到的疾病。文献中报道糖尿病性视网膜病变发病率在近几十年内逐渐增加,19 世纪 30 年代,一般为1.8%~38%,胰岛素应用后到 50 年代,一般为 50%最高达 62%。我国王叔咸在1937 年报告为 44.4%。首都医院 19 年连续观察 200 例糖尿病,糖尿病患者其视网膜病变的发病率为 59%。其中 55例于 10 年后进行复查,眼底有改变者为85%。

眼底血管是周身唯一可以直接观察到的小血管。糖尿病性眼底改变能早期被发现,对周身症状不明显的糖尿病患者可协助诊断。

患糖尿病一般 5 年后就可以出现视网膜病变,发病率达 50%左右,10 年达65%,20 年后达 85%。有些作者报告糖尿病性视网膜病变多见于女性。首都医院统计,男女发病率无显著变化(男

61%，女 55%）。年龄与眼底发病率亦未见特殊关系。

糖尿病视网膜病变多见于患糖尿病时间较长着，患病时间越长，眼底病变的可能性越大。在严重的糖尿病患者，并不一定发生视网膜病变，在轻度糖尿病患者有较久的糖尿病史的人，视网膜改变反较常见。糖尿病视网膜病变的发生不取决于糖尿病的轻重程度以及是否依赖胰岛素，主要取决于患病时间的长短。患糖尿病时间越长，视网膜病变的发病率越高。有人患视网膜病变，让其治疗糖尿病，显然是不正确的。利用胰岛素将血糖控制到正常水平，而视网膜病变却不能痊愈，必须服用中药治疗视网膜病变才能痊愈。当然在治疗糖尿病视网膜病变时，也必须控制血糖，这样防止视网膜病变，和眼底出血的复发。

糖尿病视网膜病变的分类分期：分为二大类即单纯性和增殖性。分期为六期，单纯性分三期，增殖性分三期，见表3-7。

表 3-7　糖尿病视网膜病变的分类分期

分类	分期	糖尿病视网膜病变的眼底镜下观察
单纯性	Ⅰ期	有微动脉血管瘤，或病有小出血点：（＋）为少数易数，（＋＋）较多不易数
	Ⅱ期	有黄色硬性渗出，或有出血斑，（＋）为少数易数，（＋＋）较多不易数
	Ⅲ期	有白色软性渗出，或见出血斑，（＋）为少数易数，（＋＋）较多不易数
增殖期	Ⅳ期	有新生血管，或玻璃体积血
	Ⅴ期	有新生血管和纤维增生
	Ⅵ期	有新生血管和纤维增生并发视网膜剥离

有关表中的内容眼底所见：

（1）单纯性视网膜病变局限于视网膜内，表现为视网膜微动脉血管瘤，出血点、出血斑，软性渗出和硬性渗出。

（2）视网膜微动脉血管瘤：微动脉血管瘤是糖尿病最早出现的体征之一。其边界清楚，为红色或暗红色，圆形或椭圆形斑点，大小不一，小如针尖，大如分枝血管直径，分布于黄斑区，并以颞侧为多，严重者密集成群，散布于眼底任何视野区，临床上称蚕咬状出血。微血管瘤通常数月数年保持不变，消失后可出现白圈，最后出现孤立的白色小点。微血管瘤的病理改变为内皮增殖体基底膜增厚，其生理机能可能与视网膜缺氧、新生血管的夭折、局部管壁薄弱有关。

（3）视网膜出血点、出血斑：视网膜出血起始为圆形或不规则小出血点，分布于后极部，主要在黄斑区颞上、下支血管附近，病变严重时可有线条状或火焰状出血斑，出血斑常此起彼伏，以致眼底图像在较长时间内不易改变。

（4）硬性渗出斑："硬性"渗出斑是蛋白质、脂肪和玻璃样物沉着，为边界清晰的黄白色、白色的斑点,大小类似于微血管瘤或小细点状出血,分布于眼底后极部,或颞上与颞下支血管所包括的区域,位于视网膜血管下。严重者可互相融合成大片块状,在黄斑区可成星点状排列。"硬性"渗出斑是糖尿病视网膜病变具有特征所见之一。

(5)软性渗出斑(亦称絮状白斑):软性渗出斑如絮状呈白色或乳白脂色,大小约 $1/4\sim2/3$ 乳头直径,形状不规则,边界模糊,多分布在动脉的分叉处,其旁常见为血管瘤和出血斑。一般眼底同时可见新旧不等的棉絮状斑,消失后可残留轻度的色素异常,血管荧光造影表现为局限性的毛细血管无灌注区。组织病理学检查显示神经节细胞坏死。

(6)视网膜静脉改变:早期视网膜静脉扩张充盈,颜色常暗红,呈均一性改变,进一步发展则出现局限性扩展或狭窄,血栓呈串珠状、棱形、球形,或呈扭曲成袢状或环状,静脉旁可见白鞘,局部血管变细。在迂曲扩张处往往出现新生毛细血管,他们可以形成网、扇、鸡爪形状的血管丛,进一步发展则导致增殖性视网膜病变。

(7)视网膜动脉改变:糖尿病患者眼底可见动脉小分支呈白线状,有的白线点只出现于该分支的近心端,远心端仍可见到血栓,有的则较大动脉近心端也呈白线,新生毛细血管伸向该区域,这样末梢小动脉的改变可能是糖尿病特异的动脉病变。另外有的糖尿病患者眼底可呈现类似高血压的轻度或中度动脉硬化改变。

(8)增殖性视网膜病变:晚期患者可出现视网膜前出血及玻璃体积血,若未能全部吸收而机化,则形成大小不等致密的白色或灰白色结缔组织索条或膜片平附于视网膜,或不同程度的突出于玻璃体内。索条或膜片可含少量的新生血管。另一种典型改变是来自静脉的丰富新生血管,在视网膜内、视网膜前或玻璃体内形成网状结构,常发生在视乳头上及上下血管等部位,早期仅组织学上可见薄薄的结缔组织和新生血管伴行,随后眼底镜下也可见到半透明的眼底组织膜。以上两种类型的增殖性病变均可牵拉视网膜,引起继发性视网膜脱离。

(9)其他:在糖尿病患者的眼底,于棉絮状白斑边缘或近旁可见扩张迂曲的毛细血管,在Ⅳ期的病变中,与视网膜小动脉之间常见迂曲的毛细血管,它们位于视网膜实质内,病理上证实它们并非新生血管,而是原来的毛细血管,但其内皮增生,管径变粗,管腔变窄。在黄斑区各种病变较多或病情变化较快时,可发生在黄斑,或在其他处,眼底镜可见的视网膜水肿,日久还可发生囊样变性。在个别病情发展迅速的病例,可出现乳头水肿,边缘模糊,附近有浅层线状或火焰状出血,继之乳头表面及附近出现新生血管。

(10)新生血管:新生血管的结构,只有上皮和内皮,没有肌层,也就是说,新生血管壁很薄,极易出血。这就是糖尿病视网膜反复出血的原因。

以上糖尿病视网膜病变的表现均可通过眼底镜观察到。糖尿病发展到一定时期而用眼底镜检查未见出血时，并不是说眼底就没有变化，它的变化可以用荧光素造影来检查。

眼底荧光素造影

方法：首先散瞳，并做荧光素过敏试验。不过敏者，将荧光素钠溶液注射肘部动脉血管内，然后观察眼底荧光素灌流情况。当荧光素通过眼底时，用眼底照相机记录其循环。

正常视网膜血管不能渗透荧光素钠，染料仅存在于血管内。在糖尿病视网膜病变中，由于血-视网膜屏障的破坏，新生血管通过其壁而发生荧光素渗漏。由于毛细血管闭塞而导致视网膜局部缺血，血管造影显示出弱荧光素灌注的暗区。

荧光素造影可以诊断出糖尿病是否有眼底出血、渗出。这也是行视网膜凝固术之前明确眼底血管结构异常的情况的方法。这是一种不需麻醉的门诊检查方法。荧光素染料可使身体其他部位组织染色，用药后皮肤会出现黄染，持续数小时，尿发黄持续数日。后者可影响尿糖测定。因为荧光素造影前散瞳，将导致数小时的视力模糊与畏光，尤其影响阅读。

糖尿病眼底血管荧光造影的表现：早期病例可见荧光素不能灌注的毛细血管闭锁区，该闭锁区多位于后极部，与棉絮状白斑所在处吻合。当棉絮状白斑消失后，毛细血管闭锁亦有所改善。在中等程度的糖尿病视网膜病变患者，毛细血管闭锁范围更加广泛，在其边缘或附近，毛细血管呈普遍扩张，有的呈环形或发针样的迂曲，有荧光素渗漏。用眼底血管荧光素检查时，视网膜微血管瘤旁，有单纯闭锁的毛细血管，也有附近并无毛细血管闭锁。荧光素存留在微血管瘤比毛细血管瘤内为久，附近有的可显渗漏。单有毛细血管闭锁，不出现棉絮状白斑，除非供养该区的末梢小动脉也闭锁时，才有棉絮状白斑出现。这说明毛细血管闭锁不都是动脉闭锁造成的。棉絮状白斑荧光素着色，硬性渗出及出血斑不着色。在较晚期病例，可见小动脉分支闭锁，附近有荧光素渗漏。增殖的新生血管有显著的荧光渗漏。新生血管周围视网膜毛细血管有广泛的闭锁区。

糖尿病视网膜病变的 B 超检查：B超可以分辨出网膜是否剥离，能诊断眼底是否出血、机化和玻璃体有无混浊等。

糖尿病视网膜病变包括于中医之"目盲"、"目黑候"、"青盲"、"暴盲"、"荧星满目"等范畴内。

一、糖尿病眼底出血

糖尿病眼底出血是糖尿病的一个症状，但它严重的影响视力，可以造成失明。

现在有了眼底镜，糖尿病眼底出血很容易诊断。它出血的特点是"蚤咬状"，往往根据此出血特点诊断糖尿病。

眼底出血的治疗是越早越好，早治疗，出血吸收的快，晚治疗出血不易吸收严重影响视力。宛如出血在衣服上，当时用凉清水洗一洗，血迹就会很快消失，若时间过一周，则须用肥皂洗，还会落一圈洗不去，过两周用肥皂洗，还会落一片，不能洗去。

过去中医治疗出血，见之就凉血止血，眼底出血千万不可一味凉血止血。若血止住了，瘀血不散，不能改善和提高视力，有悖于治疗的目的。现代医学认为，出血后凝血机制被激活，出血自止。确实，除血液病外，出血后由于血小板聚集，多在 $1\sim2$ 分钟内就自行停止出血。中医认为，出血造成了瘀血，瘀血又可以造成出血，恶性循环，致使眼底出血不可收拾。眼底出血后，要想恢复视力和提高视力，就必须采取活血化瘀的方法，但要力求做到"活血而不妄行，止血而不留弊"。

作者治疗糖尿病眼底出血积累了 40 余年的临床经验，1996 年又申请科研课题"清肝明目片治疗糖尿病眼底出血的临床研究"，1998 年经天津市科委、天津市卫生局鉴定，取得了治疗糖尿病和糖尿病眼底出血成功的经验。治疗糖尿病眼底出血，采取活血化瘀法，活血可能造成再出血，我的观点是不怕再出血，而怕出血不能运走（影响视力），只有活血化瘀，才能把出来的瘀血运走。现在有人建议，发现糖尿病后，治疗时就要配合活血化瘀法治疗，这个建议很好，很有道理。

患糖尿病后新生血管的生长因子如VEGF 等就要升高，等由量变到质变，新生血管生长因子到一定程度就会产生新生血管。新生血管的结构前已述说，只有上皮和内皮，没有肌层，极易出血。糖尿病新生血管可以在全身任何组织器官内出现。若在脑实质内就会出现脑出血而出现中风猝死，若在眼内就会造成眼内出血而暴盲。若新生血管在心肌上破裂出血而发生猝死。……患糖尿病的中医活血化瘀治疗，防止新生血管的破裂有很大的重要意义。

糖尿病眼底出血相当于中医的"视瞻昏渺"和"暴盲"。采取西医西药控制糖尿病，采用中医凉血活血化瘀治疗糖尿病眼底出血肯定能取得良好的效果。

【临床表现】

患糖尿病五年后化验血糖空腹在 $\geqslant7.0$ mmol/L 餐后血糖在 11.1 mmol/L 的患者，荧光素造影发现荧光素渗漏，或眼底检查可见出血、硬性和软性黄白色渗出，网膜水肿，玻璃体积血、网膜和玻璃体内有条索或膜状机化物（增殖性视网膜）等，视力不同程度下降或暴盲，或视网膜脱离、失明等。

【诊断】

（1）血糖：空腹血糖 $\geqslant7.0$ mmol/L；餐后血糖 $\geqslant11.1$ mmol/L。尿糖 24 小时定量成人大于 $0.58\sim2.8$ mmol/24h（$100\sim500$ mg/24h）或血糖已控制在正常范围内。

（2）眼底镜检所见：糖尿病眼底改变主要在黄斑区后极部，即颞上颞下两支血管间和视乳头附近，可见大小不一的视网膜出血和渗出物，出血常为圆形，位于深层，形如"蚤咬"。这些小出血点长久不变，实为毛细血管扩张，称之为微动脉瘤。也有较大火焰状或不规则形出血。并有很多不规则灰白色或黄白色边界清晰的点状渗出物，也位于视网膜深层。一般视网膜改变较轻。动脉可显示轻度或中度动脉硬化现象，年龄较高者血管硬化较为严重。静脉充盈而迂曲，局部扩张成念珠状或卷曲呈环状，偶见白鞘伴随。视神经乳头正常。糖尿病视网病变中并无水肿、棉絮状渗出物以及视乳头水肿。如有这些现象出现时，即表示另有血管性改变的并发症存在。

（3）荧光素血管造影：见前。

（4）电子显微镜下：早期可见毛细血管的基底膜增厚，并出现板层现象，壁细胞消失及内皮细胞消失，毛细血管闭锁，末梢小动脉狭窄及闭锁。

【鉴别】

糖尿病视网膜病变与高血压视网膜病变的鉴别：

糖尿病视网膜病变：一般视乳头正常，多件视网膜毛细血管瘤，出血多为圆形或不规则型小斑点，渗出物多为边界清楚的肥皂质样或蜡样、白色或黄白色、硬性、孤立或融合的斑点；一般黄斑星芒状渗出少见；有时散在新旧不等的棉絮状白斑。而在高血压性视乳头视网膜病变，后极部视网膜常呈水肿，视乳头亦可水肿，多见火焰状、线条状浅层出血和棉絮状浅层渗出，黄斑区星芒状渗出多见。高血压常有后极部广泛的视网膜水肿；在一般眼底镜观察下，糖尿病则少见。在糖尿病的晚期有明显的视网膜内新生血管和增殖性视网膜病变，静脉亦可有一系列的改变。而高血压视网膜病变主要是动脉显著变细，动静脉交叉有明显的交叉压迫现象。当然在糖尿病视网膜病变中既有糖尿病眼底改变，又有高血压动脉硬化两个病的眼底改变同时存在。

详尽检查，仔细分析，从眼底发现亦可推断出两个病的同时存在。

【治疗】

针对糖尿病治疗，控制血糖在 6～7 mmol/L 之间。眼底出血仅控制血糖是不行的。不是说血糖控制好了，眼底出血就好了。必须辨证分型，服用中药治疗眼底出血。治疗眼底出血必须在辨证治疗的同时，加用活血化瘀，千万不可凉血止血。西医多采取激光疗法，疗效不理想，他们自己都不满意。

1. 中医辨证施治

（1）肝郁化火型

［症状］除上述的眼部临床表现外，还有情志不遂、肝郁不舒、胸胁胀满，烦躁而怒，苔薄白，质红，脉弦数。

［治则］清肝解郁，活血明目。

［方药］清肝明目片加减：赤芍 20 g，

生地 30 g,苍术 10 g,白术 10 g,汉三七 5 g(冲),柴胡 10 g,当归 10 g,茯苓 20 g,丹参 20 g 等。水煎服,每日一剂。

(2)肝肾阴虚,虚火上炎型

[症状] 除上述主要临床表现外,眼底血管有动静脉交叉压迫现象,血压偏高,腰膝酸软,苔薄白或根黄,脉弦数。

[治则] 滋阴降火,凉血活血明目。

[方药] 知柏地黄丸加减:知母 10 g,黄柏 10 g,山萸肉 30 g,山药 10 g,生地 30 g,茯苓 15 g,丹皮 10 g,泽泻 10 g,赤芍 10 g,女贞子 30 g,旱莲草 20 g,汉三七 5 g(冲)。水煎服,每日一剂。

(3)脾肾阳虚型

[症状] 增殖性视网膜炎,眼底出血,网膜色淡,兼有腰膝酸软乏力,纳少、水肿、四肢不温,大便稀,舌质淡红有齿痕,脉细数。

[治则] 四神丸和桂附地黄丸加减:吴萸 10 g,炮姜 6 g,附子 6 g,肉桂 3 g,肉豆蔻 10 g,苍术 20 g,山药 20 g,茯苓 10 g,黄芪 30 g,车前子 10 g(包煎),三七粉 5 g(冲)。水煎服,每日一剂。

[加减] 机化物较多加昆布 20 g,海藻 20 g。下肢水肿去炮姜加葫芦巴10 g,或加车前子 10 g(包煎),牛膝 20 g。嗳气吞酸腹胀者去山药、肉桂加莱菔子 20 g,枳壳 10 g,木香 3 g。口干思饮去肉桂加麦冬 10 g,乌梅 10 g。

(4)肝风内动

[症状] 糖尿病眼底出血合并血压高、眼底动脉硬化者,头痛、眩晕、面赤、烦躁易怒,少寐多梦,耳鸣耳痛,口苦咽干,便秘,溲赤,舌红苔黄,脉弦。

[治则] 平肝潜阳,滋阴熄风。

[方药] 天麻钩藤饮加减:天麻10 g,钩藤 20 g,石决明 20 g,黄芩 10 g,山栀子10 g,牛膝 20 g,益母草 15 g,杜仲 20 g,桑寄生 20 g,夜交藤 20 g,茯苓 20 g,汉三七 5 g(冲)。

[加减] 烦躁易怒加白芍 20 g,五味子 15 g。便秘加麻仁 30 g,当归 30 g。血压仍高者加生牡蛎 30 g,龟板 10 g,鳖甲10 g。眼底出血不吸收者加丹参 20 g,红花 10 g,桃仁 10 g,或川芎 6 g,或加地龙10 g,全虫 10 g。

2. 针灸

(1)体针:四穴八针。

(2)耳针:肝、肾、神门、眼 1、眼 2。

3. 西医光凝疗法

利用氩激光机对视网膜新生血管、微血管瘤及荧光造影发现眼底血管渗漏者进行激光封闭。据西医认为激光可制止玻璃体积血和视网膜水肿,而不影响黄斑的功能,不再生长新生血管。但西医认为这是一种破坏性手术,是治标不治本,且需每年激光治疗,封闭初发的新生血管。

【预后】

以全身来说,糖尿病性视网膜病变的存在与患者的预期寿命很少有关系。由于糖尿病患者的寿命延长而发生视网膜病变的机会更多,并由于视网膜病变一旦出现,特别是在糖尿病控制不良的情况下,往往趋于进行发展而有显著的眼底改变,如增殖性视网膜病变、玻璃体积血等常导致于永久性视力障碍。因此,眼底改变对视力预后具有一定的威胁。

中医采用中药针灸可治本。患糖尿病后立即服上中药,控制新生血管生长因子 VEGF 不使出血。若已出血者,用中药活血化瘀,让出血吸收或运走,提高恢复视力。我的体验是不怕出血,怕的是出血吸收不好。眼底出血治疗越早疗效越好,出血陈旧者治疗效果就差。

二、糖尿病视网膜脂血证

当血中脂肪过度增加,使视网膜血管发生可见的特殊现象,称视网膜脂血证。血内脂肪超过 3.5% 时,脂血证可以确诊;若低于 2.5% 时则视为脂血正常。

视网膜脂血证多发生于年轻伴有严重酸中毒的糖尿病患者,少数发生于非糖尿病的原发性血脂过多证或高血脂患者。

本病对于中医来说没有这方面的报告。

【临床表现】

1. 眼底所见

(1)视网膜血管颜色变为橙黄、黄色、黄白色以及乳白色。

(2)动静脉颜色难分,称扁豆带状,动脉变细,血管反光消失或弥散,血管旁伴有一黄白线条。以上改变起始于周边小血管,逐渐波及大血管。

(3)视乳头多正常,可有类似的颜色改变。

(4)除偶有小出血斑外,视网膜无其他改变,眼底颜色正常,也有类似外层视网膜渗出病变,或因脉络膜血管有相似改变而稍苍白。

2. 自觉症状

视力可有不同程度的下降。可兼见头晕目眩等。

3. 化验

(1)血内脂肪超过 3.5%。

(2)β 脂蛋白高于 24 mg/L。

【治疗】

在控制血糖和纠正酸中毒的同时,可采用中西药物降血脂。

1. 中药治疗

参考前糖尿病视网膜病变的治疗,配以中药中的降血脂药,如草决明、菊花、决明子、地骨皮、薤白、山楂、小蓟、三七、蒲黄、姜黄、丹参、牛膝、土鳖虫、骨碎朴、水蛭、罗布麻、牛黄、钩藤、黄芪、甘草、股绞兰、沙苑子、玉竹、黄精、桑螵蛸、大蒜等。

2. 西药治疗

(1)阿妥明。

(2)胰蛋白酶。

（3）睾丸素酮。

（4）对氨柳酸。

3. 食疗

（1）节食：控制膳食脂类食物。

（2）食醋泡生姜：生姜 100 g 切片泡于食醋 500 mL 中一周，每日餐前喝一汤匙醋。

（3）食醋泡花生豆：将花生豆泡于醋中一周，每天晨起空腹嚼服七粒花生豆。

三、糖尿病视网膜中央动脉栓塞

视网膜中央动脉及其分支属于末梢动脉，供养视网膜内层。视网膜对血循环极为敏感。当中央动脉完全阻断时，视网膜于 1 小时即坏死，如治疗不及时或治疗延迟，可致永久失明。

糖尿病患者动脉基质层增厚，动脉管壁改变和血栓形成，或糖尿病高血压血管痉挛等均可致视网膜中央动脉阻塞。

糖尿病视网膜中央动脉栓塞属于中医的"暴盲"。它属于眼科的急症，据国外医学统计认为中央动脉栓塞 108 分钟视力就不可逆，必须争分夺秒挽救视力。

【临床表现】

1. 自觉症状

发病前眼无不适，突然视力急剧下降，甚至失明，或伴眼胀、头痛、头晕目眩等。

2. 眼底改变

可见视网膜动脉变细，高度弯曲，呈线状或串珠状、腊肠样，甚至呈白色线条，或部分动脉呈节段状，静脉亦变细。黄斑区呈灰白色水肿，中央凹反射区呈樱桃红色，中央凹反射消失，后期视神经、视网膜可出现萎缩现象。

【诊断依据】

（1）突然失明或视力急剧下降。

（2）黄斑区水肿呈樱桃红色。

（3）若仅中央动脉栓塞而睫状动脉未阻塞者视力可外方最大有一米指数（0.02）。

【鉴别诊断】

应与视网膜静脉栓塞、视网膜静脉周围炎、视神经乳头炎、球后视神经炎、网脱等病鉴别。

视网膜静脉栓塞者视神经乳头充血、水肿、边界模糊，或表面被出血所覆盖，视网膜静脉迂曲怒张，呈紫红色，如节段状，时隐时现。视网膜上可见广泛性出血，或以视乳头为中心，因静脉走向呈放射状或火焰状爆炸性出血，亦有呈点状条状出血。出血波及黄斑区则中心视力严重受损。视网膜灰白水肿，继而出现棉絮状渗出斑。出血量大者，可渗入玻璃体内。后期黄斑区出现囊样水肿。视乳头视网膜可出现新生血管。

视网膜静脉周围炎者，多发生于青年，且反复出血，出血可进入玻璃体。血管旁有白鞘,这是视网膜静脉周围炎的特点。

急性视神经乳头炎者,视力出现急剧下降或突然失明,眼底乳头充血,轻度隆起,边界模糊,生理凹陷消失,视网膜静脉扩张,可有后极部视网膜水肿、出血或渗出。晚期视乳头呈灰白色萎缩,边缘不清,血管变细。

球后视神经炎者,视力骤降,但眼底无明显改变,而转动眼珠时则出现隐痛,晚期出现视乳头苍白萎缩。

【治疗】

由于本病发病急剧,视力丧失迅速,一经损害,即不易恢复。西医认为本病发病108分钟即不可逆,我认为只要有光感就有治愈的希望。所以眼科医务工作者,必须争分夺秒,积极进行抢治。一旦确诊,首先采用针灸,顿时见效。然后用西药硝酸甘油或输液给扩张血管药,然后采中药辨证治疗,能取得良好效果。我认为为本病因病机有四:瘀血、痰湿、气滞、肾阴虚肝阳上亢。

1. 中医辨证施治

(1)瘀血阻络

［症状］除眼部的临床表现外,舌暗或有紫斑,脉涩等。

［治则］活血化瘀通窍。

［方药］通窍活血汤《医林改错》:麝香 0.5 g(冲),桃仁 10 g,红花 10 g,赤芍 10 g,川芎 10 g,生姜 5 片,葱白 2 根,黄酒 250 mL 煎服。每日一剂。若无麝香

时,先用血府逐瘀汤加减。

(2)痰湿阻络

［症状］除眼部的临床表现外,兼有胸闷气短,咽喉不利,恶心欲呕,苔腻,脉滑等。

［治则］祛湿化痰通窍。

［方药］温胆汤加减:半夏 10 g,陈皮 10 g,茯苓 10 g,竹茹 10 g,黄连 10 g,僵蚕 10 g,川贝 10 g,天竺黄 10 g,麝香 0.5 g(冲)。

(3)肝郁气滞

［症状］除上述眼部临床表现外,尚有七情郁结,暴怒伤肝,烦躁易怒,头晕或不晕,口苦咽干,或口微干,胃纳尚好,便润,苔薄白或舌润无苔,脉弦细或弦数。

［治则］疏肝解郁,破瘀行血。

［方药］庞氏疏肝破瘀通脉汤加减:当归 10 g,白芍 10 g,丹参 12 g,赤芍 12 g,柴胡 10 g,茯苓 10 g,羌活 10 g,防风 10 g,蝉衣 10 g,木贼 10 g,甘草 3 g。水煎服,每日一剂。

［加减］大便燥结者加生白术 50 g,当归 30 g。胃纳欠佳者加青皮 10 g,枳壳 10 g,焦三仙 30 g。大便溏,加苍术 10 g,吴萸 6 g。口渴烦躁去羌活加生石膏 20 g,瓜蒌 15,麦冬 10 g,沙参 12 g。

(4)肾阴不足,肝阳上亢

［症状］除上述眼部临床表现外,尚有高血压病史,头晕目眩,咽干咽痒,或耳鸣颧红,腰酸膝软,或半身不舒,或失眠盗汗,胃纳尚可,便润,舌绛无苔或少苔、或薄白少津,脉虚大或弦数。

［治则］育阴潜阳,破瘀行血。

[方药] 庞氏育阴潜阳通脉汤：生地15 g，山药10 g，枸杞子15 g，麦冬10 g，白芍12 g，沙参12 g，盐知柏各10 g，珍珠母15 g，生龙牡各15 g，怀牛膝10 g，丹参10 g，赤芍10 g，蝉衣10 g，木贼10 g。水煎服，每日一剂。

[加减] 大便燥加生白术50 g，当归30 g，麻仁20 g。头痛眼胀加钩藤15 g，菊花10 g，心悸失眠加炒枣仁10 g。胸闷气结加苏子10 g，瓜蒌15 g。

2. 针灸

取穴：太阳、攒竹、四白、通眼穴（自定穴）、外关（同侧）、合谷（对侧）。膈俞、肝俞。

手法：通眼穴为自拟穴，在风池与翳风连线中点，针尖向上向对侧眼刺去，针感达眼。只要针感达眼，病就能愈。

曾写论文《针灸治疗眼底中央动脉栓塞14例临床小结》，均获得良效。栓塞两年者，视力也获得提高，栓塞两天者，视力恢复到病前视力。

3. 中西成药

（1）硝酸甘油：1～2片舌下含化，服后可能头胀。或硝酸异戊脂捏破后鼻闻之。

（2）速效救心丸或麝香保心丸（中药），十粒口服，每日三次。

四、糖尿病视网膜静脉栓塞

糖尿病静脉栓塞较糖尿病动脉栓塞更为多见。患糖尿病后血黏度常增高，血流动缓慢，加之血管基底膜的增厚，则造成血液循环瘀滞，血小板聚集，血栓形成致静脉栓塞。

现代医学认为，血循环动力障碍引起视网膜静脉血循环缓慢的原因很多，例如糖尿病高血压时广泛小动脉痉挛，若高血压突然降低，在血压较低阶段可以出现视网膜静脉栓塞。因此，对于糖尿病高血压患者，避免血压突然降低，在血压降低阶段时常检查眼底，具有重要意义。此外，视神经和眶部肿物的压迫，也都可能导致视网膜静脉血循环的瘀滞。

在视网膜静脉栓塞的发病机理中，有人认为动脉供血不足是重要的因素。视网膜动脉血循环障碍对静脉阻塞的形成肯定有重要影响，一般认为视网膜动脉血循环突然中止即动脉阻塞，很快产生视网膜水肿及缺血性坏死，而动脉血循环缓慢的中止则导致视网膜静脉血栓形成。

当然，产生静脉阻塞因素比较复杂，不仅是上述所提到的，阻塞往往是几个因素综合形成，但其中某个因素是主要的。

视网膜中央静脉栓塞，多发生于一眼，但也有双眼发病的。视力损害较轻的，可包括在中医"视物昏渺"证之内，视力丧失严重或仅眼前指数的，突然发生的为中医之"暴盲"，发病日久则近似于"青盲"。

本病的预后，主要依据黄斑的情况，其损害严重者视力预后不良。在视网膜中央静脉完全阻塞时,起始视力很差,在阻塞过程中,虽然视网膜外观有所好转,但由于出血、水肿、渗出等所造成的特别是在黄斑的不可逆改变,视力常更趋恶化。在中心静脉完全阻塞时,由于部分患者发生出血性青光眼,完全丧失视力,预后更为不良。在分支静脉阻塞即不完全阻塞,预后较好。一般年轻患者局部吸收功能较强,后遗症损害较少,视力恢复比老年者为好。

【临床表现】

1. 自觉症状

突然视力下降或缓降,或眼前有黑影飘动。

2. 检查眼部

外眼正常,瞳孔端好,对光反应良好。

3. 检查眼底

可见视乳头充血,边界模糊,静脉高度扩张迂曲,呈续断状,有的隐藏于水肿和出血中,在动脉交叉处尤为明显。视网膜上可见大小不等的线状、火焰状、不规则或大片出血。视网膜可有水肿。黄斑部可见星状渗出或被出血所遮盖。还可见新生血管造成新生血管性青光眼。也有分支阻塞者,则仅限于该血管分布区出血。

【治疗】

由于视网膜静脉阻塞的原因都与全身的情况有关,为预防阻塞进一步发展或另眼发病,甚至在其他重要器官发生静脉阻塞,因此须作仔细的全身检查及适当处理。首先控制好血糖,根据中央或分支阻塞,采取不同的治疗措施:若中央静脉阻塞多用活血化瘀使阻塞通开;若分支阻塞则多采用凉血活血止血,促其出血吸收,恢复视力。

1. 中医辨证施治

(1)肝郁气滞型

[症状]除上述眼部临床表现外,兼有平素情志不舒,易怒,头晕,血压稍高,舌润无苔或薄白,脉弦数或弦细。

[治则]疏肝解郁,破血行瘀。

[方药]庞氏疏肝破瘀通脉汤(见中央动脉栓塞)。

(2)肾阴不足,肝阳上亢型

[症状]除上述眼部临床症状外,尚有高血压,腰膝酸软,耳聋耳鸣,头晕目眩等全身症状,苔薄少苔质绛,脉虚大或弦数。

[治则]滋阴益肾,平肝潜阳。

[方药]庞氏育阴潜阳通脉汤(见中央动脉栓塞)。

(3)瘀血阻络

[症状]除上述眼部临床表现外,化验血黏度高,血小板聚集,舌有紫斑,脉涩等。

[治则]活血化瘀,通脉明目。

[方药]血府逐瘀汤加减:当归10 g,生地20 g,桃仁10 g,红花10 g,枳壳10 g,柴胡10 g,川芎10 g,牛膝20 g,丹

参 20 g,甘草 6 g。水煎服,每日一剂。

（4）心血亏虚型

［症状］除上述眼部临床表现外,兼有眩晕虚烦,心悸怔忡,梦多难眠,面色萎黄,口干便秘,舌淡苔薄,脉细弱而数或见结代。

［治则］补心益阴,养血安神。

［方药］补心丹加减:党参 10 g,麦冬 10 g,五味子 10 g,生地 10 g,当归 10 g,枸杞子 10 g,丹参 10 g,赤芍 5 g,茯神 10 g,远志 10 g,炒枣仁 20 g,白芍 10 g,苏子 6 g,甘草 5 g。水煎服,每日一剂。

（5）分支静脉阻塞

［症状］分枝静脉阻塞,影响视力不大,只见分支部出血。

［治则］不破血化瘀,只凉血活血止血。

［方药］庞氏清肝解郁益阴渗湿汤加减:银柴胡 10 g,菊花 10 g,蝉衣 10 g,木贼 10 g,羌活 10 g,防风 10 g,苍术 10 g,白术 10 g,女贞子 10 g,赤芍 10 g,生地 10 g,菟丝子 10 g,甘草 3 g,三七粉 6 g（冲）。水煎服,每日一剂。

2. 针灸

（1）四穴八针:攒竹、太阳、四白、风池、百会为主穴。

（2）取穴:攒竹、瞳子髎,肝郁加光明,胃热加合谷。均用泻法,光明、合谷宜导气上行;攒竹向下透睛明穴,应使针感向整个眼球扩散。

（3）肾阴不足、肝阳上亢型取穴:睛明、肝俞、肾俞、承泣。睛明深刺 1～1.5 寸,以 30 号细毫针缓缓进针,注意避免伤及血管,至针感扩及整个眼眶及眼球,略施平补平泻法,提插及捻转幅度均宜轻宜小。承泣针法与此同。肝俞用补法,肾俞先补后泻,以补为主。

五、糖尿病-视网膜变性-耳聋综合征

本病原因不明,常为染色体隐性遗传,出生后第一年即可发现有视网膜变性,视力较差。逐渐发展至 20 岁左右视力丧失,视神经萎缩。胰岛素依赖型糖尿病,10 岁左右听力开始逐渐下降,呈进行性神经性耳聋。肥胖,尿崩症。

西医认为无特殊疗效,可应用血管扩张剂,并配以维生素 A、B、B$_{12}$ 等,以改善视网膜血液供给与营养。对糖尿病用胰岛素控制,但预后不佳。中医认为本病多由先天不足,脾阳不振,导致肝虚血损或元阳不足,命门火衰,或肾阴亏损,目失营养所致。

【诊断】

检查眼底:小时候眼底常无改变,年龄逐渐增长,眼底可见视网膜周边部有骨细胞样或斑块样色素沉着或黄斑区出现金箔样改变,视网膜血管日渐变细,以致细小血管无法辨认。视乳头呈蜡黄样萎缩。脉络膜血管亦常呈硬化现象。检查确诊为糖尿病,或肥胖症,或尿崩症。耳科检查确证为神经性耳聋。

【治疗】

本病在治疗糖尿病的基础上,也要

辨证施治。

1. 中医辨证施治

（1）脾胃虚弱型

［症状］除上述眼部临床表现外，发育不良，身体消瘦，胃纳欠佳，精神不振，面色萎黄，苔薄白舌淡，脉弱。

［治则］健脾益气，升阳养血。

［方药］健脾升阳益气汤加减：党参10 g，白术 10 g，黄芪 10 g，山药 10 g，当归 10 g，茯苓 10 g，陈皮 10 g，升麻 3 g，银柴胡 10 g，石斛 10 g，苍术 15 g，夜明沙10 g，望月沙 10 g，甘草 5 g。水煎服，每日一剂。

［加减］便秘加生白术 30 g，当归30 g。心悸怔忡加远志 10 g，炒枣仁30 g。胃纳欠佳加青皮 10 g，莱菔子10 g，焦三仙 30 g。大便溏加吴萸 10 g，干姜 5 g。

（2）命门火衰型

［症状］除上述眼部临床表现外尚见四肢发凉，腰背酸软，小便频数，脉细尺弱。

［治则］温补肾阳。

［方药］右归丸加减：熟地 15 g，山药10 g，山萸肉 10 g，茯苓 10 g，附子6～10 g，女贞子 20 g，菟丝子 20 g，枸杞子 20 g，补骨脂 10 g，葫芦巴 10 g，苍术 20 g，白术10 g，当归 10 g。水煎服，每日一剂。

［加减］五更泻加吴萸 10 g，干姜5 g。大便秘结加生白术 50 g，当归 30 g。

（3）肾阴耗损型

［症状］除上述眼部临床表现外，兼有耳鸣头晕，腰酸膝软，舌红脉沉细数。

［治则］滋阴益肾，壮水制火。

［方药］地黄汤加减：熟地 15 g，山药10 g，山萸肉 10 g，茯苓 10 g，泽泻 3 g，丹皮 3 g，生地 15 g，枸杞子 20 g，菊花 10 g，五味子 5 g，女贞子 10 g，银柴胡 10 g。水煎服，每日一剂。

2. 针灸

（1）取穴：球后、太阳、攒竹、手三里、足光明。

（2）手法：除球后穴，得气后重刺激，不留针，各穴可轮流使用，每日或隔日针一次。

六、糖尿病-侏儒-视网膜萎缩-耳聋综合征

乳儿期发育完全正常，多起病于幼年，2～4 岁开始发病。以皮下脂肪逐渐减少起病，眼球凹陷，耳郭变大，面部皮肤皱缩，呈特殊的老年面容。暴露的皮肤发红，出现水泡性表皮剥脱和色素沉着。四肢细长，手足粗，小头症。共济失调，意向性震颤，手足徐动。智能发育障碍，伴有神经性耳聋。眼瞳孔缩小，眼球震颤，白内障，视网膜色素变性，视网膜萎缩等症，这些症状均有者，我们称之为糖尿病-侏儒-视网膜萎缩-耳聋综合征。

【病理】

本病属中枢神经特异性退行性病变，大脑皮层和小脑萎缩，脑干有脱髓鞘

病灶,星状细胞广泛增生,苍白球有色素沉着,以基底核为主,大脑和小脑有为数较多的小钙化灶而引起的。

【诊断】

(1)糖尿病。

(2)侏儒症:小头、四肢细长、手足粗大、早老症(老人面容)。共济失调,手足徐动,皮肤发红,有水泡性表皮剥落。关节挛缩,脊柱弯曲等骨性畸形。

(3)眼病:瞳孔缩小,对扩瞳剂无效。眼球震颤。白内障、视网膜色素变性、视网膜萎缩、视网膜血管动脉硬化、视神经萎缩等。

(4)耳齿:耳有神经性耳聋。齿有龋齿。

(5)肾功能检查:肾功能损害,有蛋白尿,尿中尿素氮轻度增高。

(6)脑电图:电波低电位,神经传导速度减慢。

(7)X光检查:颅骨、颅底增厚,有脑内钙化影。

(8)特殊检查:皮肤对光敏感。皮肤纤维细胞集落形成试验显著降低。

【治疗】

1. 中医辨证施治

中医无本综合征的记载,更没有治疗的经验,本综合征的治疗建议结合上节(糖尿病-视网膜变性-耳聋综合征治疗,必须坚持治疗)。另外提供两种治疗方法:

(1)伤阴耗血,经络不荣

[症状]除上述证外,四肢动作不灵,神志不清,有发烧史,脉细数者。

[治则]庞氏滋阴濡肝清脑汤:生地10 g,白芍10 g,枸杞子10 g,麦冬10 g,鳖甲10 g,龟板10 g,生石决明10 g,知母10 g,菖蒲3 g,莲子3 g,银柴胡3 g,五味子3 g,枳壳3 g,甘草3 g。水煎服,每日一剂。

(2)肾虚肝郁型

[症状]除上述临床表现外,还有肾虚证和肝郁证。胸闷气短,动则喘气,四肢萎软不用。

[治则]疏肝解郁,益阴明目。

[方药]庞氏疏肝解郁益阴渗湿汤加减:柴胡6 g,当归6 g,赤芍6 g,茯苓10 g,白术10 g,丹参10 g,熟地15 g,生地10 g,枸杞子10 g,升麻3 g,五味子3 g,磁石15 g(先煎),神曲30 g,甘草3 g,朱砂0.5 g(冲)。

2. 西医外治

西医无特殊治疗方法,要求对患儿做好护理,预防继发感染。皮肤科外擦防光性药物,如5%的二氧化钛软膏。

七、糖尿病视网膜脱离

视网膜脱离并非视网膜与脉络膜分离,而是视网膜的内皮层与色素上皮层之间分离。在眼部疾病或全身致病因素作用下,视网膜的杆体、锥体层与色素上皮分离,即为临床上所见的视网膜脱离。

临床上习惯将视网膜脱离分为原发性和继发性两种。实际上视网膜脱离都是继发于眼部或全身疾病的,所以都是继发性的。这两种类型只是程度上有差异,而致病原因有的明显、有的不明显而已。

视网膜脱离的原因有眼局部及全身引起的眼外伤、近视眼的玻璃体变性、眼底肿物、高血压网膜病变、渗出性脉络膜炎、糖尿病性视网膜病变、视网膜静脉周围炎、晶体后纤维增生、重症葡萄膜炎等。

糖尿病视网膜脱离是由于糖尿病眼底出血,出血进入玻璃体使玻璃体内形成机化物,粗大的机化物条索牵引形成视网膜脱离。

视网膜脱离相当于中医之"云雾移睛"和"暴盲"。

【临床表现】

1. 糖尿病眼底病变增殖期

糖尿病眼底出血。

2. 自觉症状

(1)飞蚊证或云雾感:糖尿病患者突然眼前蚊蝇飞舞或有云雾感。

(2)闪光感:中医称之为"神光自现"。即眼内有闪电感(眼球运动时机化条索牵拉,玻璃体震溢激惹视细胞而致)

(3)视力改变:突然视力下降或消失,仅有光感。

3. 眼部检查

(1)眼底:玻璃体内呈条索状或片状

机化组织,视网膜裂孔,视网膜呈青灰色起伏状,血管在起伏的网膜上爬行。

(2)视野:视野缺损,或不能测视野。蓝色视野较红色视野大。

(3)眼压:初期眼压正常,后期眼压下降,眼球变软。

4. B超检查

B超可确诊。

5. 眼底照像

视网膜呈青灰色起伏,血管在起伏的网膜上爬行。

【鉴别诊断】

1. 实体性脉络膜脱离

脉络膜肿瘤,如黑色素瘤,血管瘤等,均将视网膜推起,称为实体性视网膜剥离。因局部组织反应,也可有渗出液发生。视网膜下的猪囊尾蚴寄生,也可使视网膜隆起,但由其特殊形态,不难鉴别诊断。

2. 中心性浆液性视网膜病变

不能仅凭患者的主诉视物模糊及小视证和小瞳检查眼底而下诊断,尤其对黄斑部病变形态不典型者,必须充分散大瞳孔,注意检查视网膜周边部,并参考视野的改变。

【治疗】

首先用西药控制好血糖。西医对于

视网膜周边局部脱离的病例,行巩膜板层缩短加电凝或合并填充手术,以松懈玻璃体索条的拉力。当手术不能获得成功,存有光感时,可以采用中药辨证治疗。作者治疗过 29 余例糖尿病视网膜脱离的患者,西医不给予手术,仅有光感的患者采用中药针灸获得一定疗效,最好的视力恢复到 0.5,还有的恢复到 0.1、0.07 等,生活能自理。过去作者也认为视网膜脱离只有西医手术治疗。但后来遇到西医不给做手术,我采取中医治疗获得一定效果,才敢说中医也能治疗网脱。恐怕,现在西医肯定不承认中医能治网脱,就连有的中医眼科大夫也不承认中医能治网脱。实践是检验真理的标准,实践出真知。

(1)气虚血瘀水湿停滞型

[症状]除上述眼部临床表现外,尚有气短、倦怠、喘息、水肿,苔腻舌体胖、脉细弱等。

[治则]补气活血,利水明目。

[方药]自拟方:西洋参 3 g,茯苓 20 g,白术 10 g,当归 10 g,川芎 10 g,赤芍 10 g,泽泻 10 g,白茅根 30 g,羌活 10 g,防风 10 g,枸杞子 30 g,决明子 30 g,汉三七 3 g(冲),生地 20 g,丹参 10 g。水煎服,每日一剂。

[加减]玻璃体机化物多者加昆布 20 g,海藻 20 g,金樱子 10 g,覆盆子 10 g。食欲缺乏者减少补肾药加枳壳 10 g,砂仁 10 g,鸡内金 10 g。

(2)肝经郁热型

[症状]除上述眼部临床表现外,兼有头痛眼胀,眩晕,口干不欲饮,大便润,小便黄,舌润无苔,或见薄白苔,脉弦数或弦细。

[治则]清肝解郁,健脾渗湿。

[方药]庞氏清肝解郁益阴渗湿汤:柴胡 10 g,当归 10 g,赤芍 10 g,女贞子 20 g,菟丝子 20 g,羌活 10 g,防风 10 g,苍术 20 g,白术 10 g,木贼 10 g,蝉衣 10 g,菊花 10 g,汉三七 3 g(冲)。水煎服,每日一剂。

八、糖尿病眼足综合征

糖尿病患者具有典型的糖尿病性视网膜病变,又具有糖尿病足的病变,称为糖尿病眼足综合征。1974 首次报导,预后多不良,47 例病例经 5～15 年的随访有 26 例死亡平均存活时间自随访起为八年,病死率在老年患者中较高。

【临床表现】

(1)确诊糖尿病五年后的中老年人出现以眼底出血为主的视网膜病变,症状前已叙述,在此不再赘述。

(2)确诊糖尿病后,出现糖尿病肢端坏疽,肢端疼痛,感染溃疡,坏死。因多发于下肢,故称"糖尿病足"。据报道已有两例"糖尿病手"出现。

(3)糖尿病合并患有末端性感觉性多发性神经病变:手或足感觉麻木、触电感、蚁行感、刺痛。其中麻木为早期最常见的症状,其次是刺痛。

【治疗】

中医认为本病主要由于糖尿病日久,经脉瘀阻,血行不畅,眼和足微循环障碍造成阴虚火旺,热灼津血,血行滞涩;或热盛耗气,气阴两虚,无以运血,血行无力;或阴液亏虚,阴损及阳,阳虚不能温煦血脉而致。

1. 西药治疗

给予降血糖药物。

2. 中医辨证施治

(1)瘀血阻络型

[症状]除上述的临床表现外,舌质紫暗或有瘀斑,苔薄白,脉沉细涩,趺阳脉细微。

[治则]行气活血,化瘀止痛。

[方药]桃红四物汤或血府逐瘀汤加减:桃仁10 g,红花10 g,当归15 g,生地30 g,川芎10 g,赤芍15 g,牛膝20 g,柴胡10 g,白术10 g,枳壳10 g,生黄芪20 g,车前子10 g(包)、汉三七6 g(冲)。

(2)阴虚毒盛型

[症状]除上述临床表现外,还有疼痛昼轻夜甚,神疲,下肢红肿热痛,足趾流出脓液,恶臭,舌质暗红或红绛,苔黄或灰黑,脉弦数或洪滑数,趺阳脉太溪脉消失。

[治则]清热解毒,活血止痛。

[方药]三两三钱三方加减:金银花30 g,当归30 g,生黄芪30 g,甘草9 g,细辛1 g,加公英20 g,生地30 g,地丁30 g,白芷30 g,牛膝30 g,三七粉6 g(冲)。

[加减]口干便秘加川军10 g、白术50 g;肿痛加乳香、没药各10 g,穿山甲10 g、皂刺10 g。

(3)阳虚寒凝型

[症状]除上述临床表现外,见怕冷畏汉,足冷如冰,足局部漫肿不红,肤色苍白,舌淡胖,苔薄白,脉沉细,趺阳脉微。

[治则]温阳散寒,活血止痛。

[方药]阳和汤加减:姜炭5 g,白芥子5 g,麻黄6 g,肉桂10 g,当归15 g,赤芍15 g,制附子10 g,牛膝30 g。

[加减]疼痛甚加乳香、没药各10 g,下肢紫暗加鸡血藤30 g、桃仁10 g。

3. 针灸治疗

取穴足三里、阳陵泉、三阴交、昆仑、太溪等。

九、糖尿病高血压眼病

近年糖尿病患者高血压患病率明显高于非糖尿病患者及一般人群。血压高不仅见于糖尿病肾病晚期,也见于糖尿病早期,可加速糖尿病肾病的发展。糖尿病高血压,大大提高了眼病的发病率。肾素血管紧张素、儿茶酚胺和水钠潴留,可诱发糖尿病患者患高血压,临床上糖尿病高血压性眼病非常多见。

据现代研究发现:糖尿病的脂肪代谢异常加速动脉粥样硬化。伴有高血压的患者的去甲肾上腺素和血管紧张素及钠潴留均可引起糖尿病眼底病变造成糖尿病高血压眼病。在 2 型糖尿病患者中，如高血压发生在糖尿病之前，多为原发性高血压。如高血压发生在糖尿病病程过程中，可能为原发性高血压，也可能是动脉粥样硬化所致的高血压。

中医对糖尿病高血压没有明确的记载，对糖尿病高血压性眼病也无记载。但从临床症状分析，它属于肝阴虚，阴虚火旺，肝火亢盛；或肾阴虚致肝阴亦虚，虚火上炎；或肝肾阴阳两虚；或痰湿壅盛而致高血压。糖尿病高血压应属于中医的"眩晕"范畴内。

【诊断依据】

（1）有糖尿病史；或先有高血压史，后发现糖尿病，又有糖尿病高血压眼底症状。

（2）有糖尿病肾脏病变的高血压：在糖尿病肾病进展过程中和并高血压，尿蛋白阳性。

（3）糖尿病自主神经病变的高血压：站立时末梢血管收缩性减低，代谢性心率加快，而产生体位性低血压（卧位血压高而立位血压低）

（4）糖尿病高血压眼底有动脉硬化和黄斑区渗出水肿等。

【治疗】

控制糖尿病可使高血压预后改善。有效治疗高血压可延缓糖尿病患者小血管并发症的发展，又可使糖尿病性肾病发病率减低或延缓其恶化。但有些降压药（见总论）对糖代谢有不良作用。

糖尿病伴高血压对改善临床症状效果好，副作用少。降低血压虽不及西药迅速但由于中药复方可照顾到各种症状尤其对眼的并发症有较好的远期效果。

1. 中医辨证施治

（1）肝火亢盛型

[症状]除有糖尿病高血压症状外，尚有视物模糊或变形，头痛眩晕，面红目赤，急躁易怒，口干口苦，便秘溲赤，舌红苔黄，脉弦数。

[治则]平肝潜阳。

[方药]天麻钩藤饮加减：天麻10 g，钩藤30 g，石决明20 g（先煎），黄芩10 g，茯苓20 g，杜仲20 g，牛膝20 g，寄生20 g，元参20 g，葛根10 g，三七粉6 g（冲）

加减：口干者加花粉10 g，麦冬20 g；易怒者加龙胆草10 g，眩晕目赤者加菊花12 g。

（2）肝肾阴虚型

[症状]除糖尿病高血压症状外，尚有头痛眩晕，眼底出血、渗出、水肿，视物不清，腰酸膝软，耳鸣健忘，五心烦热，心悸失眠，舌质红，少苔，脉细数。

[治则]滋阴清热。

[方药]杞菊地黄丸加减：二地各20 g，山药10 g，山萸肉20 g，茯苓30 g，丹皮10 g，泽泻10 g，枸杞30 g，菊花10 g，天麻10 g，钩藤20 g，寄生20 g，杜仲20 g，汉三七6 g（冲）。水煎服。

（3）阴阳两虚型

[症状]除上述主要临床表现外，尚有眩晕头痛，心悸气短，腰膝酸软，夜尿

频多,失眠多梦,畏寒肢冷,舌淡或红,苔白脉沉细或弦细。

[治则]育阴温肾。

[方药]金匮肾气丸加减:肉桂 6 g,制附子 6 g,二地各 20 g,茯苓 30 g,丹皮 10 g,车前子 10 g,枸杞子 30 g,决明子 20 g,女贞子 20 g,五味子 10 g,炒枣仁 30 g,汉三七 6 g(冲)。

2. 针灸

取四针八穴加曲池、外关、合谷、足三里、阳陵泉、三阴交、太冲等。

第十节　糖尿病视神经病变

视神经由视网膜上神经节细胞的轴索汇集而成。自乳头起至视神经交叉为止,分为眼内段(视乳头)、眶内、骨管内及颅内四部分,共长 35～55mm。其任何部位的病变,均可出现视力减退及视野改变等不同程度的损害,最终引起视神经萎缩。

糖尿病患者的视力减退,也可由视神经传导受损所致。这是与烟草中毒性弱视相似的一种中毒性弱视,偶见于糖尿病患者,发病机理尚不明。但人们把视力下降归结为糖尿病性视网膜病变所引起,而忽略了糖尿病这种视神经缺陷可能得到的挽救。从这点来说在鉴别糖尿病性视网膜病变与糖尿病视神经病变上应辨别清楚,糖尿病性视网膜病变通过眼底镜检查可见眼底出血和机化物,而糖尿病视神经病变则无眼底表现,而视力欠佳者要考虑视神经病变。当然我们能从辨色上来分辨是糖尿病视网膜病变,还是糖尿病视神经病变,若糖尿病视网膜病变则还有辨黄蓝色功能障碍,若糖尿病视神经病变则是红绿辨色缺陷。

糖尿病可能有新生血管长入视神经乳头处,也可发生乳头炎、视网膜视神经炎或视神经萎缩。如果糖尿病有了这种眼底炎症变化,则视力严重降低,有时这种症状反复发作,严重的影响视力。

糖尿病是神经病变的机理,可能是供给视神经的微血管病变引起。糖尿病视神经病变相当于中医之"暴盲",中医治疗能获得很好的疗效。一般预后较好,若治疗不当或不及时,可转为"青盲"。

一、糖尿病视乳头视网膜炎

视乳头是视神经的眼内部分,它一方面是视网膜神经轴索的延续,另一方面通过巩膜筛板就成为视神经的球后或眶内部分。因此视乳头的炎症,很少有不波及其邻近视网膜或眼球后视神经的。但如以眼底镜检查所见,其主要炎症病变表现在视乳头视网膜病变者,称之为视乳头视网膜炎。

【临床表现】

1. 自觉症状

视力骤然减退,双眼或单眼可伴有转动眼珠疼痛。有时有头痛恶心。暗适应降低。

2. 眼底所见

视乳头充血、水肿渗出。乳头隆起不超过 2～3D,视网膜血管颜色发暗,粗大、迂曲非常显著。视网膜特别是黄斑部可见有水肿,放射状皱褶及点状或扇形星芒状渗出,视乳头周围还可见小出血点。视乳头前的玻璃体内可见有尘状混浊。

【鉴别诊断】

1. 本病应与视神经乳头水肿鉴别

视乳头炎与视乳头水肿一样,视乳头炎也表现视乳头扩大、隆起、边缘模糊,视乳头上和附近可有出血和白斑,静脉充盈扩张等。但在视乳头炎,视乳头隆起一般不超过 2～3D,而在视乳头水肿通常则更高。视网膜静脉扩张、充血和出血在视乳头炎不如视乳头水肿者显著。视乳头炎通常为单侧性,而乳头水肿通常为双眼。二者眼底差别只是相对而言,在初期时两者更难鉴别,并且视乳头炎偶尔也可见双侧;视乳头水肿可先出现于一眼,后出现于另一眼。二病最重要的鉴别点是中心视力和视野的不同。视乳头水肿除阵发性视力障碍和生理盲点扩大外,中心视力和周边视力长时期保持正常。视乳头炎则相反。由于是神经纤维发炎神经传导早期就发生障碍,甚至眼底改变能用眼底镜辨认之前,患者就主述视力减退,并于几天内迅速恶化,可致全盲;检察视野时,早期就有中心、旁中心或盲点中心暗点,也可有周边视野缩小。用红色视标检查更为明显。故早期视力有无明显下降,是一个极重要的鉴别。此外在早期乳头炎,在眼球或眼球后可有疼痛,眼球移动时加剧;而在视乳头水肿则常合并颅内压增高的恶心、呕吐、普遍性头痛等症状,与眼球转动无关;在视乳头炎,玻璃体可有混浊,用裂隙灯检查前房,可有房水闪光与浮游细胞,而视神经乳头水肿则不存在这些现象。

2. 本病与假性视乳头炎或假性视神经乳头水肿的鉴别

假性视乳头炎或假性视神经乳头水肿为先天异常,常见于双眼。视神经通过的脉络膜巩膜管过小,以致视神经纤维拥挤于其间,隆起于表面,使视乳头呈现模糊,不同程度的隆起,类似于视乳头水肿或视乳头炎。但是生理盲点不扩大,无静脉扩张或出血。假性视神经乳头炎多见于高度远视或散光眼。在鉴别困难的病例,需较长时间的跟踪观察,才能确定诊断。

近年来,有用眼底荧光血管造影检查以作鉴别。在乳头炎或视乳头水肿时,有渗漏荧光现象,而假性视乳头炎或假性视乳头水肿则无渗漏荧光现象。

3. 本病与缺血性视神经乳头病变的鉴别

(1)缺血性视乳头病变的眼底检查:一眼视乳头色浅而有水肿,另眼可正常或呈萎缩(如以往曾发病)。

(2)缺血性视乳头病变的视野常有永久性扇形缺损或上下水平半盲。半盲扩大并与视野的生理缺损部相连。

(3)缺血性视神经乳头病变眼底荧光造影,可见视野缺损相应部分的视乳头上深层毛细血管不显影;视乳头及其附近毛细血管则有荧光素渗漏现象。

(4)缺血性视神经乳头病变的全身检查,特别是神经科及内科的检查,有无产生血管阻塞的疾病,如有无颞动脉炎,可通过查血沉,必要时作颞动脉活体组织检查。

【临床表现】

1. 自觉症状

常骤然发病,视力突然减退或急剧下降,或单眼或双眼。转动眼珠时则觉疼痛或隐痛。有时头痛、恶心。暗适应力减低。

2. 眼底检查

视乳头的变化主要是视乳头的充血和渗出。严重者改变明显。

(1)视乳头的颜色:视乳头充血色红或略暗灰色。

(2)视乳头大小:视乳头较正常略大。

(3)视乳头边缘:视乳头边缘模糊不清。

(4)视乳头突出度:视乳头肿胀,生理凹陷充满渗出物,视乳头突出一般不超过2～3D。

(5)视网膜血管:视网膜静脉血管色暗粗大,迂曲显著。视网膜动脉硬化(变细、反光增强),粗细不均。

【治疗】

在控制血糖的基础上采取以下疗法。

1. 中医辨病辨证相结合疗法

(1)肾虚肝郁型

[症状]除上述眼部临床表现外,兼有头晕耳鸣、逆气上冲、胃纳减少,口干、便润、舌苔薄白或无苔,脉弦细尺弱或沉弦数。

[治则]滋阴益肾,疏肝解郁。

[方药]庞氏疏肝解郁益阴汤:当归10 g,白芍10 g,茯苓10 g,白术10 g,丹参10 g,赤芍10 g,银柴胡10 g,熟地15 g,山药10 g,生地10 g,枸杞子10 g,焦神曲30 g,磁石20 g(先煎),生山栀10 g,升麻3 g,五味子10 g,甘草3 g,汉三七5 g(冲)。

[加减]便秘加生白术50 g,当归30 g。头目剧痛加荆芥穗10 g,白芷10 g,蔓荆子10 g。大便溏去熟地、生栀子加吴茱萸10 g,干姜5 g。孕妇去丹参、赤芍、磁石。

（2）产后气血亏虚型

［症状］除上述眼部临床表现外，兼见面色黄白，心悸怔忡，短气懒言，体弱乏力，或自汗，舌质淡，苔薄，脉虚数或沉细。

［治则］补中益气，养血安神。

［方药］八珍汤加减：党参 10 g，黄芪 10 g，白术 10 g，茯神 10 g，当归 10 g，白芍 10 g，川芎 3 g，熟地 10 g，升麻 3 g，柴胡 10 g，陈皮 3 g，远志 10 g，五味子 3 g，炙甘草 6 g，汉三七 3 g（冲）。

2. 西医治疗

（1）寻找病原，对症治疗。

（2）抗炎症治疗。

（3）维生素类药物：维生素 B_1、B_2、B_{12} 或甲钴胺片等。

（4）血管扩张剂药物：烟酸、地巴唑、654-2 及碳酸氢钠等药。

（5）关于口服激素问题：应用激素见效快，但加重糖尿病，故急性期可考虑应用，视力恢复后，逐渐停药，使激素副作用控制在最轻的范畴内。或可采用中药激素样作用辨证治疗。

3. 针灸

主穴：上睛明、曲池。

配穴：球后、风池、太阳。

方法：主配穴交替使用，每次取 2～3 穴。中等刺激，针曲池时可透少海。

二、糖尿病球后视神经炎

球后视神经炎有急性和慢性两种。急性的常为单眼，也有一眼先发，另一眼相继发生的，发病急剧，视力迅速减退，有时完全失明，属中医学的"暴盲"范畴。

急性者预后较好，视力虽然减退迅速，甚至失明，亦可逐渐恢复。慢性者视力每有程度不同的永久性损害。

【临床表现】

1. 自觉症状

视力骤减，发病急剧，甚至仅有光感，眼球转动时眶深部疼痛，或伴有疼痛。也有视力缓慢减退者（慢性者），自觉视力模糊，眼前有黑影。

2. 眼底检查

初期可正常，或见视乳头稍充血，乳头边界不清，静脉充盈。晚期视神经乳头颞侧成苍白萎缩。

【治疗】

首先要控制好血糖。中医认为本病多由肝肾阴虚，肝经郁热，或阴虚肺热，或产后气血两虚，导致精气不得上承，目失涵养所致。

1. 中医辨证施治

与视神经乳头炎辨证治疗基本相同。

2. 西医治疗

（1）抗炎疗法。

（2）维生素 B_1、B_{12}、甲钴胺片、血管扩张剂。

（3）发热疗法：用消毒新鲜牛奶肌肉注射，但需慎重使用。

（4）手术：急性球后视神经炎经数日视力不恢复，又原因不明者，建议行蝶窦、后筛窦环钻术。若 X 光下视神经孔小于 5.35 mm 直径时，可直接行视神经孔内壁切除术，以解除视神经孔处对视神经的直接压迫。

3. 针灸

参照视神经乳头视网膜炎。

三、缺血性视神经乳头病变

缺血性视神经乳头病变是由于乳头供血不足引起的病变。但其缺血的情况不限于视乳头，同时巩膜筛板及巩膜筛板后的神经纤维也受侵犯，故又称为前部缺血性视神经病变。过去由于对它认识不足，常误诊为视神经炎或前叶肿瘤症。近年由于应用眼底荧光血管造影检查，研究视乳头的微循环及继发于微循环障碍的改变，从而对此类病变的症状及病因等有了进一步的认识，并列为一种独立病种。

【病因病机】

缺血性视乳头病变病因很多，主要有：

（1）由于糖尿病使血管基质层增厚，使血管发生退行性病变，血管管腔变细，小血管硬化或动脉高血压而致。

（2）由于糖尿病血流缓慢致血管瘀血，或血管进行性闭塞，如颞动脉炎，结节性多发性动脉炎，或其他血管炎等。

（3）由于糖尿病后胆固醇增高，血小板聚集及细菌性的阻塞，致使局部血流停滞而致。

（4）由于糖尿病，尤其是老年糖尿病使血液黏度增加，如红细胞增多症、巨球蛋白血症等均可致本病。

（5）眼内低血压如颈动脉血栓形成所致的眼部缺血或急性大出血以致血压降低等。

（6）眼部本身疾病所致造成的缺血如青光眼、视网膜剥离等眼部手术以后。

本病在中医中无详细描述，但从其临床症状，仍属中医之"暴盲"和"青盲"的范畴。

【临床表现】

一般情况，本病多发生于 45～70 岁成年人。常合并有动脉硬化性高血压、小动脉硬化、颞动脉炎的糖尿病患者。多为两眼先后发病。

1. 自觉症状

多有偏头痛或其他血管病变，视力可突然减退，若供养血管发生慢性增生性阻塞时，则视力障碍发生缓慢。

2. 眼底检查

一般视乳头色浅而有水肿，另眼可以正常或呈视神经萎缩。

3. 视野检查

常有永久性扇形缺损或上下水平半

盲者。生理盲点扩大并与视野的缺损部相连。

4. 眼底血管荧光检查

可见视野缺损相应部分的视乳头上深层毛细血管不显影,视乳头及其毛细血管则有荧光素渗漏现象。

5. 全身检查

检查内科与神经科,以明了有无产生血管阻塞的疾患,如颞动脉炎时应检查血沉,必要时作颞动脉活体组织检查。

【鉴别诊断】

1. 本病与肯尼迪综合征鉴别

肯尼迪综合征是大脑额叶或其下方有占位性病变。肿瘤同侧有视神经萎缩,视野可有偏盲或中心暗点,因肿瘤直接压迫该侧视神经所致;对侧则因颅内压增高而产生视乳头水肿。该水肿的视乳头颜色不浅,或稍充血。另外其视力减退是缓慢发生。这些表现可与缺血性视乳头病变相鉴别。

2. 本病与视乳头炎鉴别

见前。

3. 本病与视乳头水肿鉴别

见前。

4. 本病与假性视神经乳头炎鉴别

见前。

【治疗】

本病应首先控制好血糖。然后检查有无全身疾病,如颞动脉炎、高血压、小动脉硬化、偏头痛等。若预先没有诊断糖尿病者,更要首先检查有无糖尿病。然后根据病因对症治疗。

(1)血管退行性变化,管腔变细,如小血管硬化或动脉性高血压,则采取软化血管、扩张血管药及维生素 B_1、B_{12} 等。中药给予通窍活血汤,见前中央动脉栓塞。

(2)颞动脉炎而引起的动脉栓塞,或结节性多发性动脉炎或其血管炎引起的动脉栓塞:西医采用抗生素及溶栓疗法。中医则应用黄芪桂枝五物汤或补阳还五汤治疗:黄芪 20 g,桂枝 5 g,赤芍 10 g,川芎 10 g,当归 10 g,生地 30 g,桃仁 10 g,红花 10 g,甘草 10 g。水煎服。

(3)局部因栓子致血流停滞,或胆固醇高,血小板聚集或如细菌性心内膜炎等细菌性阻塞,则西医给予抗生素和维生素治疗。中医采用四物汤加银藤30 g,连翘 10 g,蒲公英 20 g,黄连 10 g,山栀子 10 g 等中药治疗。

(4)血黏度高、红细胞增高者,采用活血化瘀之血府逐瘀汤加减。

(5)由于颈动脉血栓或青光眼或眼肌或手术形成眶内低血压的缺血,中医则用补阳还五汤加减。

(6)青光眼致缺血性乳头病变:参照前青光眼治疗。

(7)眼疾手术或视网膜剥离手术引起的缺血性视神经乳头病变:中医在辨

证论治的基础上一般多采用除风益损汤：二地各 30 g，赤芍 10 g，当归 10 g，川芎 10 g，藁本 10 g，前胡 10 g，防风 10 g。水煎服，每日一剂。

　　(8)针灸：参照前病。

【预后】

　　诊断治疗及时，预后良好。但因此病患病后，先到西医诊治，治疗疗效不佳时才求中医治疗，所以疗效较差，因视乳头血运不佳，以致视神经萎缩，故应及时求中医治疗。

四、视神经萎缩

　　视神经萎缩不是一种疾病，而是多种原因的后果。视神经为传导视网膜的兴奋到大脑的途径，因此神经纤维的任何病理改变均可影响其功能。这种传导障碍可以是部分的，也可以是全部的，可发生于视神经任何部位。

　　视神经萎缩是视神经退行性病变，是难治的眼病。临床上分原发性和继发性两种：原发性多发生于脊髓痨，眶内或颅内肿瘤的压迫，视神经外伤以及中毒症；继发性多发生于眼底疾患后。本病主要症状为视力减退，因此中医对视力减退视物昏花的称"青盲"。《诸病源候论·目病诸候》始谓："青盲者，谓眼本无异，瞳子黑白分明，直不见物耳"。《证治准绳·七窍门》谓："青盲、目内外并无障翳气色等病，只自不见者是。乃元府幽邃之源郁遏，不得发此灵明尔。此因有

二：一曰神失，二曰胆涩。须询其病之始，若伤于七情则伤于神，若伤于精血则伤于胆。皆不易治，而失神者尤难。有能保真致虚，抱元守一者，屡有不治而愈。若年高及疲病，或心肾不足者，虽治不愈。"书中还指出："世人但见目盲，便呼为青盲，缪甚！夫青盲者，瞳神不大不小，无缺无损，仔细视之，瞳神内并无些少样气色，俨然如好人一般，只是自看不见，方为此症。若有何气色，即是内障，非青盲也。"将本病与内障作了鉴别。以后各家对青盲的认识，大抵皆宗此说，并指出本病还可从青风内障、视瞻昏渺、高风内障等瞳神疾病演变而来，亦可由其他全身疾病或头眼部外伤所引起。

　　其实，现在的视神经萎缩，自从发明眼底镜能看到眼底后很容易诊断。通过看眼底视神经乳头。不仅能诊断视神经萎缩，还能确诊是何原因引起的视神经萎缩。现代医学对视神经萎缩的分类：

$$
\text{原发性}
\begin{cases}
外伤 \\
脊髓痨 \\
球后视神经炎
\end{cases}
$$

$$
\text{继发性}
\begin{cases}
视乳头炎 \\
动脉栓塞 \\
视网膜色素变性 \\
青光眼绝对期 \\
黄斑家族病变视乳头缺损 \\
炎症或肿瘤
\end{cases}
$$

　　还有一种糖尿病性视神经萎缩系指青少年型糖尿病合并视神经萎缩，是由 AIIBUTT 于 1871 年首先提出(Optic atropry diabetes meuitus 综合征)。其病

因不明,属常染色体遗传。也有人认为可能是一种遗传性神经变性疾患。多发生于青少年型胰岛素依赖型糖尿病患者。常于学龄后开始视力减退,并进展迅速,视野缩小,视神经萎缩。部分合并色素性视网膜炎及白内障等,重者可全盲。

【临床表现】

1. 自觉症状

患糖尿病后又患有球后视神经炎,视神经乳头炎、中央动脉栓塞等后期视力渐降,终致失明。或青少年胰岛素依赖型糖尿病患者,于学龄前后开始视力减退,且进展迅速。

2. 检查眼底

可见视神经乳头苍白,边界清楚,血管正常或变细,筛板明显可见。或见视神经乳头呈青灰色。生理凹陷扩大,血管推向鼻侧,出现典型青光眼杯。或视神经乳头呈蜡黄色、血管变细,血管旁出现骨细胞样的色素沉着等。

【诊断依据】

(1)眼外观端好,视力逐渐下降,终致失明。

(2)视乳头色泽变浅淡,或苍白或磁白色,或青灰色,或蜡黄色,血管变细。

(3)视野有异常改变。

(4)视觉电生理检查或头颅 CT 扫描诊断。

【治疗】

首先控制糖尿病,然后按全身脉证及眼底检查分析归纳,虚症常属肝肾不足、心营亏虚、脾肾阳虚;实证多属肝气郁结,气血瘀滞等。糖尿病患者多数于阴虚有热,再如热病伤阴,或脾虚湿滞,或气虚血瘀,其证常是虚实错杂。一般治疗以针对病因为主,并适当配用通络开窍药物,以启闭郁之玄府,复灵敏之神光。

1. 中医辨证施治

(1)肝肾不足

[症状]除上述临床表现外,兼见全身症状头晕耳鸣,腰膝酸软,舌嫩红少苔或无苔,脉细。

[治则]补益肝肾,开窍明目。

[方药]杞菊地黄丸加减:枸杞子30 g,菊花 10 g,二地各 30 g,山萸肉30 g,山药 15 g,茯苓 12 g,泽泻 10 g,牡丹皮 10 g。

[加减]肝肾亏损严重者可加用女贞子 30 g,褚实子 30 g,五味子 15 g。肾阳虚者可加川椒 5 g,或葫芦巴 10 g,或肉桂 5 g。

(2)肾虚肝郁型

[症状]除上述眼部临床表现外,尚有全身之腰痛腰酸、乏力、头晕耳鸣,胸胁胀满,逆气上冲,胃纳减少,口干,便润,苔薄白或无苔,脉弦细尺弱,或沉弦数。

[治则]滋阴益肾,疏肝解郁。

[方药]庞氏疏肝解郁益阴汤加减:

柴胡 10 g，当归 10 g，赤芍 10 g，茯苓 10 g，白术 10 g，二地各 30 g，山萸肉 20 g，山药 12 g，枸杞子 30 g，升麻 6 g，五味子 10 g，磁石 20 g（先煎），神曲 30 g，甘草 10 g，朱砂 1.5 g（冲）。水煎服，每日一剂。

［加减］便秘者加生白术 50 g，当归 30 g。头目痛剧加荆芥 10 g，蔓荆子 10 g，仍不止者加全蝎 10 g。

（3）肝郁损气型

［症状］除上述眼部临床表现外，多无明显自觉症状，口不干，胃纳尚可，便润，苔薄白或正常。脉和缓或弦细。

［治则］益气疏肝，滋阴养血。

［方药］庞氏疏肝解郁生津汤加减：柴胡 10 g，当归 10 g，赤芍 10 g，茯苓 10 g，白术 10 g，薄荷 10 g，丹参 10 g，二冬各 20 g，生地 30 g，五味子 10 g，陈皮 6 g，甘草 3 g，汉三七 5 g（冲）。水煎服，每日一剂。

（4）心脾两虚型

［症状］除上述眼部临床表现外，尚有心悸怔忡，头晕目眩，短气懒言，面色黄白，体倦无力，胃纳减少，舌润无苔，脉缓细。

［治则］健脾益气，养血安神。

［方药］人参归脾汤加减：西洋参 3 g，黄芪 20 g，白术 10 g，当归 10 g，茯苓 15 g，远志 10 g，炒枣仁 30 g，木香 3 g，升麻 10 g，女贞子 30 g，枸杞子 30 g，甘草 3 g，汉三七 5 g（冲）。水煎服，每日一剂。

（5）肝气郁结型

［症状］青少年型胰岛素依赖型糖尿病，常于学龄后开始，视力减退，且进展迅速，视野缩小，眼底乳头苍白，或合并白内障，或合并有色素膜视网膜炎等。全身症状可见胸闷、四肢乏力、动则喘促等。

［治则］疏肝解郁，健脾通络。

［方药］逍遥散加减：柴胡 5 g，当归 6 g，白芍 10 g，赤芍 10 g，白术 10 g，升麻 3 g，五味子 3 g，甘草 3 g。水煎服，每日一剂，分三次服。

［加减］有抽风症状者加全蝎 3 g，钩藤 5 g。大便溏加苍术 10 g，吴茱萸 3 g。神志不清者加菖蒲 5 g，莲子 5 g。病程较长者，上药不效者可加党参 5 g，枸杞子 10 g，熟地 10 g，寸冬 10 g。

2. 针刺疗法

（1）体针：睛明、球后、太阳、攒竹、风池、外关、肝俞、脾俞、膈俞、肾俞、足三里、阳陵泉、三阴交、足光明、太冲等。

（2）头针：取视区，每日或间日针一次，10～15 次为一个疗程，疗程之间休息 3～5 天。

（3）穴位注射：

① 取肝俞、脾俞、膈俞、肾俞穴，用复方丹参注射液作穴位注射。每次局部选一穴，远端配 1～2 穴，每穴注入药液 0.5 mL 左右。每日或间日一次，每 5～10 次为一疗程，疗程之间休 3～5 日。

② 灵光注射液：见说明书。

【预后】

古代文献中指出，本病"不易治"。根据现代临床观察，早期治疗，可以恢复一定视力,像视神经炎之视神经萎缩,多能恢复原来的视力。待病至晚期,则难奏效。但临床上应用头针治愈一例无光感的视神经萎缩。耐心治疗会取得一定疗效的。

五、糖尿病-视神经萎缩-听力减退-尿崩症综合征

本综合征属于遗传性疾病,为少年糖尿病患者发现视神经萎缩及视力障碍,又有耳聋及尿崩症。现代医学认为病因不明,属常染色体隐性遗传,一般认为视力障碍及视神经萎缩与糖尿病有关,但某些病例出现糖尿病症状前就已有眼部的改变。尸检时除有视神经萎缩外,垂体后叶、脑桥及小脑均有退变及萎缩,故本病认为是一种遗传性神经变性疾患,但以上症状在发病机理上的相互关系尚不清楚。

【临床表现】

(1)发病年龄:多在 20 岁前发病,男女比例相仿。

(2)眼部检查:多在 6～7 岁视力开始减退,并迅速发展,少数可致全盲,约 98% 病例视神经乳头苍白,39% 的人视野缩小,27% 的人色盲,少数为白内障,色素性视网膜炎及眼球震颤等。

(3)听力方面:约 39% 有听力障碍,属神经性耳聋。

(4)尿崩症:约 32% 并发尿崩症。

(5)兼或症:少数病例可合并肾盂积水,输尿管积水,低张力性神经性膀胱,共济失调等。

【治疗】

1. 控制糖尿病

本病主要控制和治疗糖尿病。武汉同济医院基因病研究中心应用注射基因药治疗糖尿病(此疗法正在研究中,正申报国家专利,进入临床研究)。对其他并发症可根据具体情况,对症治疗。

2. 中药内治法

参照糖尿病视神经萎缩进行治疗,尤其是肝气郁结和肾虚肝郁型更为合适。听力减退者用磁朱丸,尿崩者加用滋补肾阳肾阴,如龟板、鳖甲之类。

第十一节 糖尿病酮症酸中毒性眼病

糖尿病患者体内代谢混乱,脂肪分解加速,酮体生成增加超过利用,血清酮体超过正常(0.3～2.0 mmol/L)者称酮血症。其临床表现称为糖尿病酮症。当酮体积聚,血清酮体 >5 mmol/L 时,pH <7.35,$HCO_3^-<10$ mmol/L,临床称糖

尿病酮症酸中毒,因此而发生昏迷者,称为糖尿病酮症酸中毒昏迷。当糖尿病酮症酸中毒和酮症酸中毒昏迷时,眼亦会出现视力变化,如眼球凹陷,眼压低视物模糊等。

糖尿病酮症酸中毒及其昏迷的眼病治疗,应掌握现代医学知识,通过输液,补充 K^+ 等来纠正酮症酸中毒,当酮症酸中毒得到纠正后,眼的视力也就逐渐好转,依靠中药来纠正糖尿病酮症酸中毒是困难的。必须中西药结合治疗。

【临床表现】

临床中分为酮症、酮症酸中毒和酮症酸中毒昏迷。

(1)酮症:四肢无力,疲劳,多饮,多尿,食欲缺乏,皮肤黏膜干燥。化验尿:尿糖阳性,尿酮体阳性。

(2)酮症酸中毒:具有恶心呕吐,呼吸加深加快,有烂苹果样味,血压下降,四肢厥冷,脉细数弱。化验尿:尿糖阳性,酮体强阳性。验血:血糖高,CO_2CP 降低等。

(3)酮症酸中毒昏迷:除上述酮症酸中毒症状外,且有神志淡漠,倦怠昏睡,反射迟钝,甚至消失,乃至昏迷。血糖血酮高,CO_2CP 更低,pH $<$ 7.2,血 K^+、Mg^{2+} 低,体温常因体温调节中枢受累而出现高热。

【诊断】

临床见原因不明的失水,酸中毒,大口呼吸酮体味,休克,神志淡漠,模糊,甚至昏迷的患者,应考虑酮症酸中毒。急查尿糖、尿酮体、血糖,血酮体,CO_2CP、K^+、Na^+、Cl^-、Ca^{2+}、P^{3+}、HCO_3^- 等。只要血酮 $>$ 5 mmol/L 为糖尿病酮症,pH $<$ 7.33 为酮症酸中毒,加昏迷即为糖尿病酮症酸中毒昏迷。

【鉴别诊断】

1. 低血糖性昏迷

心悸、气短、汗出、乏力、饥饿感,化验血糖低,给予糖块或饼干等食物即有缓解,或给与 50% 葡萄糖 40 mL 即有缓解者。

2. 糖尿病高渗昏迷

2 型糖尿病,肾衰竭限水或有失水者,血糖 $>$ 33.3 mmol/L,血浆渗透压 $>$ 350 mOsm/L,血 Na^+ $>$ 145 mmol/L。

3. 乳酸性酸中毒

(1)缺氧及休克状态:倦怠、嗜睡、恶心呕吐、脱水、血压下降。

(2)继发于严重感染、肝肾衰竭、白血病,用双胍类降糖药后,长期食用木糖醇。

测血浆乳酸:正常范围为 0.7~1.8 mmol/L,若 $>$ 2 mmol/L 则可疑,如 5~7 mmol/L,即有诊断意义。若乳酸/丙酮酸 $>$ 15(正常为 10),且血 pH $<$ 7.35 也可以诊断乳酸性酸中毒。

4. 饥饿性酮症酸中毒

此二者血糖都不高,一般不超过 13.

88 mmol/L,或偏低,有饥饿或酗酒史。

5. 脑血管意外

可能合并须做 CT 确诊。

6. 各种急腹症

腹痛有酮症,应除外急性胰腺炎、胆囊炎、阑尾炎、盆腔炎等。

【治疗】

本病的治疗原则是先用西医输液纠正酸中毒;用小量胰岛素降糖、补钠、给钾不可操之过急,见尿补钾。在治疗过程中定期或不定期检查血糖血酮、K^+、Na^+、Cl^-、CO_2CP、血常规、尿常规等,据化验调整输液及用药。

1. 西医治疗

甲、轻度者:治疗诱因、减少食量,多饮水,先皮下注射胰岛素 20 U,按情况每次 4～6 小时肌肉注射 10～20 U。

乙、中度者:治疗诱因,控制食量,给足水,补钠钾,若不能口服者,经静脉输入,常用生理盐水加 KCl 输入,胰岛素先肌肉注射 20 U,后每 4 小时给 6 U。

丙、重度者:

(1)补液补钠钾钙磷镁:

①补液补钠:输 0.9% NaCl,补液速度应视失水程度及患者心血管功能状态而定,重病患者应在 1 小时内输入 1000 mL,以后 1～2 小时再补 1000 mL,然后据血压尿量、末梢循环、神志及心血管情况而定。有心血管病及老年人,不

宜太快,太多,第一天 3000～5000 mL 已可以纠正失水。

②因患者血糖高,故初治时只能用 NaCl,直到血糖下降到 13.88 mmol/L 时,可改用 5% 的糖盐,以防血糖下降太快形成脑水肿。若已有休克,因血容量太低而血压不能恢复者,需补充血浆等胶体液以扩容。

(2)胰岛素

①小计量法:每小时静脉滴或肌注 5～10 U,或按 0.05～0.1 U/kg 给药,若肌注尚需先给 20 U 肌注。使血糖每小时下降 4.14～5.55 mmol,这样不会引起低血糖和脑水肿,也不会造成低血钾之心率混乱等副作用。

②大计量法:初给 50～100 单位,继以每 2～4 小时再给 50～100 单位,第一日常在 300 单位以上。但大计量法易引起低血糖,低血渗和脑水肿,另外还可以造成低血钾致心率混乱;还可以诱发低血磷、低血镁、高乳酸血症。临床上使用大剂量法时一定要慎重,还要注意应用胰岛素引起胰升血糖素的作用。

(3)电解质

①钠(Na^+):经输大量 NaCl 不至于出现低血钠症。

②钾(K^+):本病丢钠排钾,但有的尿少,血钾也可正常或偏高。应用胰岛素后,糖和钾进入细胞内。当补液有尿时,钾迅速下降,故只要有尿就要补钠和钾。

③补 $NaHCO_3$:若 pH<7.0,CO_2CP< 20VOL%,给 $NaHCO_3$ 100 mmol（84 g）,

KCl 23 mmol(2 g),45分钟内滴完,但要注意心脏变化;若 pH<7.1,CO_2CP≤21VOL%,给 NaHCO₃ 50 mmol(4.2 g),KCl 13 mmol(1 g),在30分钟内输完,但也要注意心脏变化。

④若血压 < 10.7 kPa(80 mmHg)给血浆 1~2 L。

⑤若有感染,给足抗菌素。

⑥尿潴留者插导尿管。

⑦吸氧。

⑧胃扩张者插胃管排气。

⑨昏迷者特护常规。

⑩对各种并发症对症处理。

2. 中医辨证施治

从酮症酸中毒的病理基础和临床症状来看,多属于素体亏虚,不堪劳作,导致气滞、血瘀造成痰浊之邪引起,故其病多属虚实夹杂,一般分三种证候类型论治。

（1）经脉失养型

[症状]腓肠肌绞痛难忍,足趾阵挛性作痛,倦怠乏力,口干少饮,舌质红少津,苔薄白,脉弦细。

[治则]酸甘养阴,柔筋缓急。

[方药]芍药甘草汤加生地 20 g,石斛 30 g,桂枝 5 g,橘络 10 g,木瓜 10 g。水煎服,日一剂。

（2）痰瘀交阻型

[症状]肢体麻木胀痛,面色晦暗,唇甲发紫,胸闷气急,心下痞坚,舌质晦暗,有瘀点,苔薄白,脉弦涩或沉滑。

[治则]温阳活血,理气化瘀。

[方药]生姜泻心汤和桂枝茯苓丸加减,去黄连加丹参 20 g,川芎 10 g,瓜蒌 15 g,苍术 15 g,白术 10 g,枳壳 10 g 等。

（3）阴阳欲竭型

[症状]全身酸痛,或四肢抽搐,或冷汗淋漓,面色苍白,舌质淡,胖嫩有齿痕,苔薄白,脉沉细无力或微细欲绝。

[治则]回阳救逆。

[方药]参附汤和生脉散水煎服取汁灌服,病势缓,再给予桂枝加龙骨牡蛎汤加制附子 10 g,肉桂 5 g,生黄芪 30 g,车前子 10 g,当归 10 g 等。

第十二节 糖尿病脑血管病性眼病

糖尿病脑血管病性眼病其临床类型与非糖尿病脑血管性眼病相同,但其发病程度各有差异。糖尿病性脑血管病梗死居多,以多发性病灶和中小脑梗死为特点,主要是脑血栓形成,而脑出血较少,少数呈现短暂脑缺血发作,蛛网膜下腔出血极少。与非糖尿病性脑血管相比,前者脑梗死发病及死因是后者的两倍以上,脑出血的频度及死因则有与此相反的趋势,为非糖尿病患者半数以下。亦有尸检病历调查报告,脑出血的频度在糖尿病与非糖尿病者之间大体相等。

脑血管病变的基础主要是脑动脉硬化。研究结果已表明糖尿病患者脑动脉硬化的发病率较非糖尿病患者可高出一倍，且发生于较年轻时期。脑动脉损害，同冠状动脉末梢血管损害一样，是粥样硬化症。糖尿病者脑实质微小动脉损害，增殖性病多，为非糖尿病患者的2.5倍。

现代研究认为，最典型的脑血管病变并非是老年糖尿病病的直接死因，有明显的临床症状或尸检时最先见到的多发性中、小脑梗死，合并高血压者其频度较高。提醒我们值得注意的是轻度糖耐量减低者亦可引起脑血管病变。

眼距脑只有5cm，视神经通路穿过大脑深部，视中枢位于枕叶，当糖尿病脑病的病变必然能引起眼的病变。

【临床表现】

分颈内动脉梗死脑血栓形成、腔隙性梗死、脑出血、短暂脑供血不足。

1. 颈内动脉梗死

（1）全身症状：颈动脉梗死多发生于40～70岁之间，男多于女，左多于右。肢体有阵发性反复性发作的麻木感或运动失灵等脑血管机能不全的先驱症状，这是由于颈内动脉已有狭窄，加之痉挛收缩所引起的一时性脑缺血所致。当血管腔完全阻塞时，即发生对侧偏瘫及半身感觉障碍。如病变发生在半球侧伴有失语。瘫痪肢体肌张力增强，腱反射增高，但也有先降低后渐增高的可能，瘫痪侧

反射消失，并出现病理反射等。也有急性和亚急性发病，及缓慢起病者。

（2）眼部症状：当颈内动脉梗死时，可致眼动脉供血不足，在病的早期可出现视觉障碍，由于同侧视网膜供血不全，可以感到眼前闪光，或一时视力减退，尤其是当体位变动，如突然直立或抬头则可以发生，并且比较显著。严重者可以引起病侧眼暂时或永久性失明。

颈内动脉梗死时，也可出现反应性上睑下垂，瞳孔缩小等症。

颈内动脉梗死时，另一侧角膜可发生退行性混浊。虹膜可发生新生血管或萎缩。

颈内动脉梗死直接影响到眼的供血，由于眼球内供血不足，影响晶状体，可以发生白内障。眼肌可以出现麻痹导致斜视和复视。

颈内动脉梗死，可以造成眼底小动脉瘤，静脉扩张，视网膜出血或渗出，或原发性视神经萎缩等。如视网膜出血较多，还可以造成玻璃体积血及增殖性网膜炎，或乳头水肿。也可以出现中央动脉梗死而失明。也可以造成视野偏盲。

2. 脑血栓形成

（1）全身症状：可有长时间的头痛头晕、记忆力减退等脑动脉硬化症状。还可有头晕头昏，一过性肢体麻木、乏力，语言不利等短暂脑供血不足发作的前驱症状。常在夜间低血压状态，血流缓慢时起病。次晨发生偏瘫等症状。症状发生后往往经历一段进行性加重的过程而

达高峰。一般的意识清楚,但脑部梗死的范围大,脑水肿严重或梗死区波及脑干网状结构等有关部位时,亦可出现程度不同的意识障碍。虽以局限性的神经症状为主,但临床表现变异很大,随血管闭塞之部位和程度,发生的速度,脑动脉循环的结构以及侧支循环的建立状况而分为急速卒中型、短暂性脑供血不足型、慢性进展型。

(2)眼部症状:急性卒中型,属血管闭塞快,侧支循环建立不良,脑部发生大块梗死,起病急骤,除出现偏瘫、偏身感觉障碍、失语、精神状况出现昏迷外,眼可出现偏盲、暴盲、视物模糊等。

若短暂供血不足型者,出现短暂发作性头昏、晕厥、对侧肢体偏瘫,半身麻木等,出现眼的症状为一过性一眼黑蒙,视力障碍多半有对侧肢体瘫痪——黑蒙性交叉性偏瘫,但不常见。一次发作可有持久的神经体征,并发展为完全性卒中。

若慢性进展型者,即偏瘫、偏身感觉障碍、智力减退等症状,呈慢性进行性加重,有的伴有头痛。视物模糊,甚至出现视乳头水肿。

3. 腔隙性梗死

(1)全身症状:是脑的小动脉硬化、闭塞等所致的微小脑组织缺血、坏死和软化。因栓塞较小,往往临床上不引起症状,或仅引起持续时间较短、且后遗症较少的局部症状,一般无意识障碍,颅内压增高,或生命体征(呼吸、脉搏、血压、瞳孔)等严重的变化,栓塞在其他部位时,可以引起一些综合征。

(2)眼部症状:梗死部位在视交叉、视束、外侧膝状体可致偏盲。视放射区可致象限盲。梗死位于脑干的眼颅神经区,可致复视、斜视、眼睑下垂及瞳孔变化。

4. 脑出血(脑溢血)

(1)全身症状:发病前可有头痛、头昏、眩晕和肢体麻木、无力等症状。起病急剧,常在过度用力,过度劳累和情绪激动的情况下,以剧烈的头痛突然起病。脑出血后均有轻重不等的意识障碍,其程度与出血量及出血的部位有关。出血量大,病变直接波及第三脑室、周围灰质或脑干以及早期破入脑室者,昏迷出现快而深,出血量小,局限于大脑半球白质或外囊者,意识障碍较轻。这类患者常见呕吐。当丘脑下部受损时,常伴有消化道出血而呕吐咖啡样物。脑出血后迅速出现高热,是原发性桥脑出血或脑出血损害丘脑下部或脑干所致。体温由正常向弛张热转变时,多属合并感染如肺炎之类。有的体温则表现为低热。出血初期,呼吸可深而慢,血压升高,脉搏缓慢而充实。病情发展恶化时,可因呼吸中枢损害而呼吸变快,或呈潮式呼吸,叹息样、双吸气呼吸等;因循环衰竭而血压下降,脉搏快而弱。当出血进入蛛网膜下腔时,则出现明显的脑膜刺激征。当脑干出血时,要出现去大脑强直,四肢肌张力增高而致伸直状态,可伴有阵发性强直发作,病情笃重。

(2)眼部症状:脑出血早期角膜反射消失,可一侧或双侧瞳孔缩小,随病情进展恶化而瞳孔散大,光反应迟钝或消失。眼底常见动脉硬化,有的可见视网膜出血,而乳头水肿少见。当乳头水肿逐渐加重时,要考虑局限性血肿形成的可能,但一般症状较轻,无严重的意识障碍,在病情稳定约10天以后,逐渐出现局限性头痛及颅内压增高症,以致于视乳头水肿日益明显。当出血在桥脑部,初期一侧角膜反射消失,继之双侧消失,双侧瞳孔显著缩小。出血在小脑时,多出现眼球震颤等。脑室出血者瞳孔缩小,迅速昏迷,体温升高。脑内出血可出现视野象限盲或偏盲,但病情危重,很难查得视野图。

5. 暂时性脑供血不足

(1)全身症状:起病急骤,突然发生,短暂者仅几分钟,少数可持续一小时以上,最长不过24小时,即可自行缓解,恢复完全。但此病可反复发作,病变程度变异较大,间歇时间长短有别,但每次发作均涉及某动脉供应的脑功能区。

(2)眼部症状:若颈内动脉系统的短暂性脑供血不足,除出现一过性对侧偏瘫、单瘫、半身麻木,失语和短暂意识障碍外,眼部可出现单眼黑蒙,若唯一基底动脉系统短暂性脑供血不足,除常见的发作性眩晕、共济失调、吞咽发声困难,伴发一侧或双侧肢体瘫痪及感觉障碍,或交叉性麻痹外,眼部还出现眼球震颤,

复视和单眼或双眼视力障碍等。

【治疗】

糖尿病性脑血管病及眼病的治疗,首先要控制血糖,纠正各种代谢异常的基础上,针对其临床类型,确立治疗原则,选择对症的治疗方案。

临床上脑血栓形成,腔隙性梗死及短暂性脑缺血发作,均属于脑缺血性疾病,故其治疗原则具有一定的共性,如控制血压、增加脑血流量,改善脑眼血液循环、抗血栓等。只在具体应用上尚有各自禁忌。

脑出血病情严重,临床上则在急性期采用凉血活血法,将脑出血尽快运走或开颅取出,然后进一步防止再出血,降低颅内压和控制脑水肿,维持生命机能和防治并发症之治疗原则。最新研究也强调活血凉血,不可凉血止血。出血瘀久,压迫脑实质,即便是获得生命,但是后遗症多而严重。

(一)脑缺血性疾病的防治

1. 西医治疗

(1)采取措施控制血糖在8~11 mmol之间,血糖过高或过低均对病情不利。

(2)控制血压:除了血压过高,一般情况不使用降压药,使患者保持在病前平日所有的血压水平左右。

(3)改善脑血液循环,增加脑血流量:目前倾向于使用血液等容稀释疗法,即用分子量2万~4万的低分子右旋糖

酐以普通速度每日静脉滴注 1000 mL，其他液体 1000 mL，持续 7～14 天；同时可静脉切开放血，每天 300 mL，直到红细胞比容达 30％～32％。有关血管扩张剂的使用争议较大，且疗效不肯定。高血压者不宜使用。

（4）抗血栓疗法：多采用抗凝剂和溶血栓剂，短暂性脑缺血发作则还可以使用血小板聚集抑制剂，如阿司匹林、双嘧达莫。

抗凝剂对完全性栓塞作用不大，主要用于进展性出血性梗死，以限制梗死的进展，在使用肝素的抗凝治疗期间，必须经常监测凝血酶原时间和凝血时间，还需备用维生素、鱼精蛋白等对抗凝剂，以便有出血并发症的处理。凡有出血倾向、溃疡病史、严重高血压、肝肾功能疾病和年龄过大者禁用。腔隙性脑梗死者也不适宜。急性期开始用负荷计量肝素 4000～5000 mL 静脉注射，然后每小时 100 mL 静脉滴注。3～5 天后同时口服华法林（苄丙酮香豆素钠），首次剂量 6～12 mg，至少 5 天。然后单用华法林，给予维持量 2～6 mg，每晚一次。疗程不少于 3～6 个月。病情稳定后逐步减量，必须经 4～6 周才能完全停药。剂量调整以每晨所测凝血酶原时间的 1.5～2.5 倍，凝血时间（试管法）延长到 20～30 分钟为原则。

溶血栓剂亦应注意出血并发症，目前主张限用于：① 起病后的极早期；② 缓慢进展性的中风，可以用尿激酶每日 6～30 万 U，溶于低分子右旋糖酐或生理盐水中静脉滴注。亦可用链激酶或国产腹蛇抗栓酶之类。

（5）对脑梗死区域大或发病急骤者要防止脑水肿的发生，可以用 20％的甘露醇 250 mL，每日 2～4 次静脉滴注，或 10％甘油 200 mL，每日 3～4 次静脉滴注。要特别注意糖尿病患者失水，导致高渗性昏迷等严重并发症。肾上腺皮质类固醇不仅易导致继发性感染及消化道出血，眼底出血、白内障、青光眼，同时对血糖控制亦不利，倾向于不用。抗脑水肿时间一般要 3～5 天。

（6）有意识障碍者可以使用脑代谢活血剂，如色素细胞 C、γ 氨络酶等。有条件的还可用高压氧舱疗法，对部分患者有效。

（7）有手术指征，如急性小脑梗死产生脑肿胀及脑内积水时，必须转脑外科手术治疗。

2. 中医辨证施治

（1）气虚血瘀型

［症状］除上述临床表现外，尚有肢体麻木、头晕、气短、倦怠、语声低微，苔薄白舌淡，舌质或有瘀斑，脉细涩或虚弱等。CT 有梗死、栓塞者。

［治则］补气活血。

［方药］补阳还五汤加减：黄芪 30～120 g，当归尾 10 g，赤芍 10 g，川芎 10 g，桃仁 10 g，红花 10 g，地龙 10 g。水煎服，每日一剂。

（2）血瘀气滞型

［症状］除上述临床表现外，尚可有

头刺痛,舌苔薄白或少苔,质紫暗或有瘀斑,脉涩或弦而有力等。

[治则]通窍活血化瘀。

[方药]通窍活血汤加减:麝香 0.5 g(冲),桃仁 10 g,红花 10 g,川芎 10 g,赤芍 10 g,葱白二根、生姜五片、大枣五枚。黄酒半斤煎服,每日一剂。

(二)脑出血的治疗

1. 西医治疗

(1)控制血糖在 8～11 mmol 之间。

(2)施行特护,密切观察生命体征变化。

(3)要防止进一步出血,必须控制血压,使血压维持在 20～21.3/12～13.3 kPa(150～160/90～100 mmHg)收缩压超过 26.6 kPa(200 mmHg)时,可用利血平 0.5～1 mg 肌注降压。

(4)降低颅内压和控制脑水肿,立即用脱水剂:20%甘露醇 250 mL,每 6～8 小时一次,静脉快速滴注;或 10%甘油 500 mL,每日 1～2 次静脉滴注,可降地塞米松 10 mg 加入脱水剂内滴注。

(5)先禁食 1～2 天,每日输液量 2000 mL,以葡萄糖盐水 500 mL,葡萄糖 100～150 mL,钾 4 g,2～3 天后可以少量多次鼻饲牛奶,并可逐渐加量。

(6)对脑出血不使用止血剂,若有消化道出血时,可以使用对症药物或使用冰牛奶之类。

(7)恢复期均谨慎采取合适的功能恢复锻炼。

(8)可采取紧急手术。

2. 中医辨证施治

(1)瘀血积聚型

[症状]除上述脑出血临床表现外,CT 诊断脑内有积血时,或已手术将血取出者。

[治则]除风活血补血。

[方药]除风益损汤加减:四物汤加藁本 10 g,前胡 10 g,防风 10 g,汉三七 5 g(冲)。此方可将溢出血和手术残留的血运走,提高疗效,缩短疗程,本方服用 5～7 剂,改用下方治疗。

(2)后期气虚肾虚型

[症状]脑出血经手术或口服中药,生命得救,伴有高血压、半身不遂、语言障碍者。

[治则]对症治疗。

[方剂]

①气虚者——补阳还五汤加减。

②血压高者——天麻钩藤汤加减。

③痰湿者——导痰汤加减。

④肾虚者——肾气亏于下,清窍阻于上为基本病机者,肾主骨生髓通脑,脑为髓海,元神之府,肾中精气不足则髓海空虚,元神失养,加之脑络瘀阻,蒙蔽清窍,故出现神呆等症,方中选用枸杞、黄精、首乌、熟地补肾填精,黄芪、当归、川芎补气活血(川芎活血而善达巅顶,为治脑络瘀血之要药);菖蒲、郁金化痰理气,醒脑开窍;合欢皮安神定志。

第十三节　糖尿病肾病性眼病

糖尿病患者约有 20％～40％可发生糖尿病肾脏病。1 型糖尿病患者肾病的发生率与糖尿病的病程有关,病程 20～25 年者发生率为 40％～50％左右;2 型糖尿病患者糖尿病肾病的发生率为 20％～50％左右。在糖尿病肾病早期,尿常规蛋白多阴性,而尿蛋白排泄持续超过正常,达 20～200 $\mu g/min$ 或 30～300 mg/24h;在临床尿蛋白期,尿常规蛋白持续阳性,尿蛋白定量>0.5 g/24h;如进入中晚期肾衰,则可逐渐出现尿毒症症状。

因此,糖尿病患应定期检查尿常规和尿蛋白排泄率,尤其是有 5 年以上糖尿病病史的患者,应每年至少检测 2 次或 2 次以上。预防糖尿病肾病最重要的是有效控制血糖和全血糖化血红蛋白(6.5％以下);适当限制蛋白质摄入[一般 0.8～1.0 g/(kg·d),出现蛋白尿后 0.8 g/(kg·d)以下]。

防治:纠正不良生活习惯,适当运动,控制体重,吸烟者应戒烟。部分糖尿病者可以同时患有肾小球肾炎,此时治疗与糖尿病肾病完全不同。糖尿病患者出现蛋白尿后,应到肾脏病专科检查,早期明确诊断,早期治疗。

一、糖尿病肾盂肾炎性眼病

糖尿病肾盂肾炎的发病率,各家统计的意见尽管尚不一致,但是糖尿病患者因微血管病变导致肾脏缺血,以及由于糖尿病神经病变、膀胱及输尿管等功能障碍而尿液排出不畅的肾盂肾炎病较正常人为多见。此外,当糖尿病酮症酸中毒昏迷时,为收集尿液,或因尿潴留进行导尿,也是造成肾盂肾炎的因素。

首都医院 21 例糖尿病尸检病例,6 例有急性肾盂肾炎,7 例为慢性肾盂肾炎,故肾盂肾炎占 62％。肾盂肾炎可诱发酮症酸中毒及高渗性无酮症性糖尿病昏迷,并使肾功能恶化,以致某些患者死于肾衰竭,所以肾盂肾炎也是值得重视的糖尿病的一个重要并发症。当糖尿病肾盂肾炎时,也必然影响到眼而出现眼病,糖尿病眼病患者就诊于眼科时,眼科医生在治疗时一定要注意肾盂肾炎的存在。但这时根据中医治疗的原则"急则治其标,缓则治其本",首先采取措施治疗肾盂肾炎。

【临床表现】

糖尿病患者有发热(38℃左右),寒战、尿急、尿痛、尿频、腰痛、头痛恶心乏力,食欲减退等泌尿系统感染症状时,进行尿常规检查,尿有白细胞、红细胞、脓球和管型时(取中段尿),一般确诊为急性肾盂肾炎。急性肾盂肾炎发作后或经治疗已不发热寒战,其他症状较急性期为轻,或已无全身症状,仅在尿中培养发现细菌(105/mL 以上),可诊为慢性肾盂肾炎。

1. 急性肾盂肾炎的眼部表现

　　首先出现眼睑水肿,是急性肾盂肾炎的早期临床表现之一,水肿的程度轻重不一,但一般大多非常明显,并且往往迅速延及局部和全身。结膜可出现水肿和结膜下溢血。视力可发生改变。若眼底受累轻微时可以不发生改变。若视网膜血管痉挛,可以出现阵发性视物模糊。当脑血管痉挛性收缩累及视中枢时,可发生同侧偏盲或黑蒙。眼底变化:视网膜动脉狭窄,尤其是较小的动脉支更明显,视神经乳头及其周围的网膜轻度水肿,视神经乳头边界模糊,视网膜渗出棉絮状渗出物及火焰状或线条状视网膜浅层出血。若病程持续时间较长,则出现硬性光亮的小白点状斑,散在分布于视网膜各处。有时动脉血管旁出现白色鞘膜。当病情好转时,视网膜动脉痉挛可以消失,视网膜棉絮状渗出物与出血也逐渐消失,而动脉血管旁的白色鞘膜往往长期遗留不变。

2. 慢性肾盂肾炎的眼部表现

　　眼睑:眼睑常显著水肿,以晨起时最为明显。

　　结膜:球结膜可出现水肿,但一般不伴有充血;严重时球结膜呈泡状突出于睑裂部位。贫血严重时可发生球结膜下出血,睑结膜颜色变淡,也可出现血斑。

　　角膜:有时发生角膜浸润或角膜溃疡。

　　虹膜睫状体:瞳孔可出现不同程度的扩大,对光反应迟钝。

　　玻璃体:可以出现玻璃体混浊或出血。

　　眼底:① 视乳头充血,边缘不清晰。严重病例可有视神经乳头水肿,隆起的程度依病情的轻重而异。晚期严重病例视神经乳头水肿可如蕈状隆起,视网膜水肿也很严重。② 视网膜水肿:视乳头周围的网膜首先发生水肿,并向外扩展到很大的范围。此时视网膜水肿越靠近视乳头越显著,该处视网膜呈灰白色,黄斑区部位的视网膜出现放射状条纹,严重者可由视网膜水肿而继发视网膜剥离。③ 视网膜出血:视网膜出血的形状不一致,浅层出血呈线条状,放射状或火焰状,多位于神经纤维层与较大血管的附近。视网膜深层也可出现圆形或不规则形状出血。黄斑部出血多呈小圆点状。④ 视网膜棉絮状渗出物:视网膜棉絮状渗出物多位于视网膜浅层的水肿区域内,边缘不齐,大小不等,呈白色或灰色斑块,表面无光泽,数目不一通常早期数目少,以后逐渐增多,常散在分布,也有融合在一起的,或偶有在视神经乳头周围融合成一片白色斑块状,视网膜血管有时在其前面,有时被掩盖,视网膜出血常位于棉絮状渗出物的边缘。棉絮状渗出物由含纤维蛋白的渗出液所形成,多位于视网膜内层。⑤黄斑区星芒黄白点:黄斑区可见发亮的白色斑点,由黄斑中心凹向四周作放射状排列,呈扇形或星芒状,分布于黄斑区附近,黄斑区中央凹反射一般也消失。⑥视网膜血管的改变:视网膜血管的主要变化是视网膜血管的动脉硬化,动脉弯曲,管壁增厚,管腔变细。视网膜静脉呈弯曲或扩张改变,动静脉交叉处出现压迫现象。病情严重时视网膜动脉和静脉小分支可发生阻塞或视网膜中央静脉血栓形成,产生广泛的视网膜出血,甚至发生玻璃体积血或视网膜剥离。

眼眶:严重者可以发生眼眶组织水肿或眼眶内出血,以致产生眼球突出或眼肌麻痹。

视野:视野可以正常,也可以发生不同程度的缺损,这要依据视网膜病变的情况而定。例如能出现视网膜周边部收缩或缺损,或出现中心暗点或旁中心暗点,如发生视网膜血管闭锁或高血压脑病时,可出现相应的视野改变。如果脑血管收缩而累及中央视路时,也可发生同侧偏盲或黑蒙。

【鉴别诊断】

(1)急性肾盂肾炎与发热的蛋白尿鉴别:后者无泌尿系统疾病症状,尿改变较少,尿细菌检查阴性,随体温下降,尿蛋白消失。腹痛腰痛明显者要与胆囊炎、阑尾炎、盆腔炎、肾周围脓肿鉴别。一般从多饮的小便检查中即能明确诊断。

(2)与慢性肾小球肾炎的鉴别:慢性肾小球肾炎无明显的膀胱刺激症状(尿痛、尿频、尿急),尿沉渣中白细胞增多不明显,无白细胞管型,尿细菌检查阴性,而尿蛋白含量较多,故易引起低蛋白血症,肾小球功能损害不明显。肾盂肾炎的尿蛋白较少见,而且肾小管功能损害明显。

(3)肾盂肾炎与下泌尿道炎的鉴别:下泌尿道炎症多无全身表现,无腰痛,无腰痛点压痛,无肾后叩击痛,中段尿检查白细胞数不增多,或稍增多,症状经2～3天后逐渐消失,但却容易复发。尿道炎时炎症只限于尿道,易与肾盂肾炎鉴别。肾盂肾炎与膀胱炎鉴别较为困难,用灭菌后膀胱的尿标本做细菌培养,如果菌数仍多,则为肾盂肾炎;尿沉渣抗体包裹细菌阳性者,85％以上属于肾盂肾炎。

(4)与肾结核鉴别:肾结核起病缓慢,发生肉眼血尿的机会较多,膀胱刺激症状明显。尿结核杆菌检查及静脉尿路造影都可明确诊断。

【治疗】

在治疗糖尿病的同时,应用中西药控制治疗肾盂肾炎。

1. 西药治疗

应用抗生素,如磺胺嘧啶、诺氟沙星、呋喃旦丁等。

2．中医辨证施治

中医认为肾盂肾炎是湿热之邪下注，蕴蒸下焦而成。属于中医之"淋病"、"肾虚腰痛"范畴。病位在肾和膀胱，病机为肾虚而膀胱热。膀胱湿热蕴结，肾失开合，水道不利，造成尿频、尿急、腰痛、腰酸等一系列症状。本病初起邪盛为主，正邪相搏，表现为湿热征象，属于本病急性期。湿热久留，则耗伤津液，损伤正气，致使临床上出现肾阴不足，脾肾两虚症。此时正虚邪留，则属本病的慢性期。

（1）膀胱湿热型（急性期）

［症状］见前临床表现，兼见少腹胀痛，苔黄腻，脉濡数或滑数。

［治则］清热解毒，利尿通淋。

［方药］八正散加减：银花 30 g，连翘 10 g，瞿麦 30 g，扁蓄 10 g，木通 10 g，滑石 10 g，山栀子 10 g，车前子 10 g（包），阿胶 10 g（烊化），甘草梢 3 g。水煎服，每日一剂。

（2）肝胆湿热（急性期）

［症状］寒热往来，心烦、口苦、欲呕，腰痛腰酸，尿频而热，苔深黄，脉弦数。

［治则］清热利胆，通调水道。

［方药］龙胆泻肝汤加减：龙胆草 10 g，山栀子 10 g，柴胡 10 g，生地 30 g，车前子 10 g（包），泽泻 10 g，白木通 10 g，银花 30 g，连翘 10 g，甘草梢 10 g。水煎服，每日一剂。

（3）肾阴不足，湿热留滞（慢性期）

［症状］腰痛腰酸，头晕耳鸣，咽干唇燥，尿频而短，小便涩痛，欲出不尽，或伴有低热，舌质偏红，苔薄，脉弦细数。

［治则］滋阴益肾，清热降火。

［方药］知柏地黄丸加减：盐知柏各 10 g，茯苓 10 g，泽泻 10 g，丹皮 10 g，山药 15 g，山萸肉 20 g，生地 15 g，石斛 15 g，白茅根 30 g。水煎服，每日一剂。

（4）脾肾两虚余邪未清（慢性期）

［症状］面浮足肿，神疲乏力，腰膝酸软，头晕耳鸣，视物昏花，纳呆腹胀，大便溏薄，小便频数，淋漓不尽，苔薄白，舌质淡，脉沉细数。

［治则］健脾益肾兼清热利湿。

［方药］脾阳虚用参苓白术散加减，肾阳虚用金匮肾气丸加减。仙茅 10 g，仙灵脾 10 g，薏米 20 g，蔻仁 10 g，茯苓 20 g，白术 10 g，党参 10 g，盐知柏各 10 g，当归 10 g，山药 10 g 可随症加减。

（5）辨证加减：

细菌培养为大肠杆菌者应加鱼腥草、白花蛇舌草、蒲公英、地榆、黄连等。金黄色葡萄球菌者加用银花、连翘、海金沙、黄芩、地锦草、半枝莲等。具有广谱抗菌作用的中药有银花、连翘、大青叶、板蓝根、地丁、山栀子等。

3．降糖药物的应用

在泌尿系感染期间，更应控制好血糖尿糖。若血糖尿糖增高，原用降血糖尿糖药物不能控制者，可考虑改用胰岛素。待病情稳定，感染消除后，可停用胰岛素，再改用口服降糖药。如血糖升高不甚明显者，可暂不增加降糖口服药，而以抗菌消炎为主,以防应激状态消除后出现低血糖现象。

4. 饮食疗法

进食清淡食物,忌食辛辣刺激之品,忌烟酒,以免加重症状,按体型和标准体重计算每日总热量。

5. 治糖尿病肾炎食疗法

(1)芹菜猪肉汤:芹菜 200 g,瘦猪肉 100 g,盐少许,按常法煮汤食用,每日一剂。

(2)绿豆南瓜汤:绿豆 100 g,南瓜 250 g,共煮汤合用,每日一剂。

(3)黄芪猪胰汤:黄芪 100 g,猪胰 100 g,淮山药 40 g,赤小豆 30 g,共煮汤去黄芪食之,每日一剂。

(4)参芪双芪汤:党参 20 g,枸杞、山药、西瓜皮、冬瓜皮各 25 g,水煎服,每日一剂,分两次服。

6. 心理治疗

(1)使患者了解本病是糖尿病常见并发症之一,如不及时治疗,则加重糖尿病病情。

(2)积极配合,控制血糖尿糖,防止感染的发生与加重、注意个人卫生,保持阴部清洁,不要憋尿,适当多饮水,多排尿。

(3)告诉患者要适当运动。急性期要卧床休息,慢性期要适当运动,避免剧烈运动以加重肾脏负担。

二、糖尿病肾病性眼病

糖尿病可以引起肾小球硬化称为糖尿病肾病。糖尿病可以引起眼病称为糖尿病肾病性眼病。糖尿病肾病是糖尿病较为严重的并发症。一般的肾病可以引起严重的眼病,糖尿病肾病性眼病临床很多见,并且很严重。

糖尿病肾病和原发性重症尿毒症的关系,据丹麦科学家在 2004 年 3 月进行的临床调查显示,它已成为原发性重症尿毒症中发病最高的致病因素。在一千例原发性重症尿毒症患者中有 27.3％是由糖尿病引起的,在美国每年约有 4000 位糖尿病患者死于此病,随着糖尿病患者人数的增加,糖尿病肾病患者日趋增多,已经成为肾病治疗领域不可轻视的大敌。

糖尿病肾病的病因,首先是糖尿病控制不良,高血糖或血糖波动大是糖尿病肾病的最根本原因。同时糖尿病肾病的发生与遗传有关,具有明显的家族聚集倾向。其次高血压也是促发的因素,高血压不仅加速糖尿病肾病、加速肾小球损害的进展,而且还会加重糖尿病视网膜病变。

糖尿病极易引起肾小球硬化,使得肾小球滤过率增加,尿蛋白增加,使肾毛细血管基底膜增厚,影响血流变,使红细胞功能减退,结合和分解氧的能力降低,末梢组织缺氧,导致微血管病变发生,甚至血栓形成,引起肾和眼的渗出、纤维化和继发出血等。又由于肾小球毛细血管硬化程度的增加,导致肾功能逐渐减退,直到完全丧失。

中医认为消渴病治不得法,阴津继续耗伤,加之肾之禀赋有亏,肾阴不足,肝木失养,常成肝肾阴虚,阴虚而阳盛,常见尿频量多,阴伤不止,同时耗气,形成气阴两伤,气虚失摄,精微外泄,出现尿多、尿浊、尿蛋白。久则阴虚及阳,阴阳俱伤,精微外泄增多。水湿气化不利,水湿滞留,游溢肌肤,从而尿浊、尿蛋白、水肿俱见。病情继续发展,肾脏劳衰,肾脏失司,气血俱伤,血脉瘀阻,浊毒内留,诸症四起。肾水上泛注于目则产生眼病(渗血、机化物、网脱)而失明。

【临床表现】

(1)已确诊为糖尿病者,出现下肢水肿、高血压、化验尿蛋白(UAE)>20～200 $\mu g/min$。血清肌酐(Ccr)大于正常值(男53～106;女44～97 $\mu mol/L$)为肾脏损害。血尿素氮(正常值为 1.8～7.1 mmol/L),大于正常值者已是肾衰尿毒症。

(2)眼部症状:眼底水肿、渗出、出血、网脱等,视力下降,骤降或失明。

【诊断】

蛋白尿是诊断糖尿病肾病的重要标志,但是糖尿病患者出现临床蛋白尿时已属晚期表现。目前主要通过以下方法早期诊断糖尿病肾病。

(1)患者定期做蛋白尿测定(UAE),六个月内二次 UAE > 20～200 $\mu g/min$,排除其他因素和心衰,尿路感染,梗阻等即可诊断为糖尿病肾病。

(2)做激发试验,在一定运动负荷下,正常人不出现蛋白尿,而早期糖尿病患者可出现蛋白尿。

(3)作 B 超,X 线射片检查,肾脏是否较年龄相同的正常人增大。

糖尿病患者定期进行上述检查,以便早期发现糖尿病肾病。

【鉴别诊断】

糖尿病肾小球硬化症,早期出现的蛋白尿、高血压及中晚期因肾衰竭出现的一系列症状,与其他原因引起的蛋白尿、高血压、肾衰竭出现的症状很难鉴别。尤其糖尿病肾小球硬化症表现为肾病综合征者与糖尿病有合并原发性肾小球疾病肾病综合征,临床上极易误诊。而糖尿病肾病病情进展相对缓慢,在早期只要把血糖和高血压控制好,蛋白尿可以明显减少。到中晚期仍有大量蛋白尿,低蛋白血症,高甘油三酯血症为主。再一个则是糖尿病合并原发性肾小球疾病肾病综合征病情进展较为迅速,大量蛋白尿,低蛋白血症,高胆固醇血证尤为明显,血压可以不高。

【治疗】

1. 西药降糖

口服首选格列喹酮。目前降糖药如格列本脲等药均 95％从肾脏排泄,而格列喹酮 5％从肾脏排泄,伤肾比较少。或选用胰岛素治疗。

2. 中医辨证施治

(1)肾阴虚型

[症状]腰膝酸软乏力,头晕目眩,燋

热汗多,面色憔悴,耳聋耳鸣,失眠,齿摇发脱,咽干盗汗,低热颧红,五心烦热,梦遗多尿,便秘溲赤,舌红或舌边红,脉细数。化验:红细胞糖酵解与氧化强度测定高于正常值为阴虚;嗜酸粒细胞直接计数:正常人(0.05~0.3)×109/L。低于正常值为肾阴虚。

[治则]滋阴益肾。

[方药]杞菊地黄丸、左归丸、左归饮等。药物如育阴增液药天冬10 g,女贞子20 g。滋阴降火药有生地20 g,元参20 g,旱莲草20 g,龟板15 g,地骨皮10 g。益阴养血药有熟地20 g,首乌20 g,杞果30 g,阿胶10 g(烊化),寄生20 g,紫河车10 g,黑芝麻20 g,黑大豆20 g等。

(2)肾阳虚型

[症状]面色黄白、形寒肢冷、腰膝酸软、耳聋耳鸣、发落枯瘁,便溏溲清,尿频、水肿、阳痿遗精,或性欲减退,舌质胖淡,或边缘有齿痕,脉沉弱。化验:内生肌酐清除率:>100 mL/24h(正常值90±10 mL/24h);24小时尿17羟和17酮皮质类固醇:正常人男性8~12 mg,女性6~10 mg,低于正常值者为肾阳虚;红细胞糖酵解与氧化强度测定:低于正常值为肾阳虚。

[治则]温补肾阳。

[方药]金匮肾气丸、桂附地黄丸、真武汤。常用药物:温肾壮阳药有附子6 g,肉桂6 g,故纸10 g,葫芦巴10 g,葱子10 g等。强筋健骨壮阳药有续断12 g,杜仲15 g,巴戟天15 g,五加皮10 g,胡桃

20 g,骨碎补15 g,牛膝15 g,狗脊15等。补益精髓壮阳药鹿茸0.3~0.5 g(冲服),山萸肉20 g,菟丝子20 g,沙苑子20 g,肉苁蓉20 g,锁阳10 g,淫洋藿20 g,阳起石10 g,狗肾20 g,海马10 g,人参3 g,五味子10 g,蛤蚧一付。补肾固摄药桑螵蛸10 g,金樱子12 g,乌贼骨10 g,覆盆子10 g,芡实10 g,莲子10 g等。

(3)阴阳俱虚型

[症状]具有以上两种症状,至于肾阴虚偏重,还是肾阳虚偏重,则医者权衡而定。

[治则]阴阳俱补。

[方药]医者根据阴虚还是阳虚偏重的轻重而决定临床用药。

[加减]

① 肾阴虚兼肺阴虚者,可见胸背腰膝酸痛,神疲乏力,声低懒言,易于感冒,咳嗽气短,手足心热,大便常干结,舌红苔黄,脉细数。治当益气养阴,兼补肺肾,少佐清热。方用麦味地黄丸加减,或用沙参、寸冬、元参、生地、山萸肉、黄连、地骨皮、枳实等水煎服,每日一剂。

② 脾肾阳虚者,腰膝酸痛,神疲乏力、手足冷、舌胖有裂,苔薄白,脉滑细数。治宜温补脾肾,方用归脾汤合金匮肾气丸。或用党参、当归、金樱子、生地、芡实米、旱莲草、女贞子、黄连等每日一剂,水煎服。或用生黄芪、苍术、猪苓、木香、黄连、陈皮、半夏、砂仁、厚朴、金樱子,水煎服,每日一剂。

③ 血脉瘀阻型者,症见口唇暗红,舌

紫滞,手掌紫暗等,方中加丹参、川芎、三七粉等。

④ 饮停胃脘者,症见背部怕冷,手足不温等,方中加桂枝、茯苓、泽泻等。

⑤ 湿热中阻者,症见胸脘胀满,胃纳不香,时有恶心、身倦头胀、四肢沉重、大便秘结,舌胖嫩红,苔黄腻,脉弦滑数等。治用清化通利法,用平胃散合茵陈蒿汤:苍术、陈皮、厚朴、茵陈、山栀子、大黄。每日一剂,水煎服。

⑥ 湿热下注者,症见大便秘结,腰腿沉重,小便不利,舌胖嫩红,苔黄或白厚腻,脉弦滑数。方用四逆散合加味逍遥散:柴胡、赤芍、白芍、枳壳、枳实、丹皮、山栀子、当归、白术、茯苓、厚朴、甘草。每日一剂,水煎服。

⑦ 外感热毒者,症见咽喉肿痛,发热恶寒,大便秘结,尿黄舌红苔黄,脉浮数,治宜清热解毒,用银翘散加减(银花、连翘、菊花、桑叶、黄芩、地丁、黄连、川军)每日一剂,水煎服。

⑧ 水肿、血钾不高者,在辨证论治方中加白茅根、陈皮、猪苓、茯苓皮、大腹皮等。

⑨ 便秘者,尤其是老年便秘不可用川军、芒硝,否则阴越虚,我每用生白术50 g,当归30 g,麻仁30 g即可。若肾阳虚加肉苁蓉30 g。

⑩ 合并脂肪肝者,症见右胸肋部胀满不适,每因精神紧张或情志不舒时明显,且有口苦而干或口干多饮,尿多且黄,大便秘结,脉弦数。B超可证实脂肪肝。治宜疏肝解郁,养肝柔肝。疏肝解

郁用四逆散加减(柴胡、枳实、枳壳、赤白芍、香附、泽泻、丹参、荷叶、佛手、元参、花粉、厚朴等)。养肝柔肝用元参、生地、麦冬、归芍、生首乌、葛根、花粉、甘草等。水煎服,每日一剂。

⑪ 心肾气血阴阳俱虚,浊毒内停者,症见胸背腰腹酸胀,神疲乏力者,则阴阳俱补。

⑫ 血虚与浊毒内停者,兼有鼻衄、齿衄、肌衄等时用当归补血汤(黄芪、当归)加入降浊和胃之品,如陈皮、半夏、熟川军为一方,另外用犀角地黄汤加三七粉(广角、生地、丹皮、赤芍)为一方交替服用,或一日内两方交替服用。

⑬ 蛋白尿的消除,据报道应用六味地黄丸加减。水蛭可降尿蛋白。

3. 辅助疗法和注意事项

(1)心理教育:应使患者和家属了解本病是糖尿病严重的并发症,最后肾衰竭。

(2)运动:早中期可做轻体力运动,免重体力和急性运动,晚期宜做意念活动。

(3)饮食:早中期患者宜减少豆类食品,晚期应忌豆类食品。主食蛋白质食品要适量减少,增加优质蛋白,具体应用量按体重供给。例如蛋白质以牛奶和鸡蛋蛋白为主,植物蛋白尽量减少,蛋白质供给可按每天早期30 g,中期25 g,晚期20 g。此时糖类食品适量增加,早餐牛奶加白糖或藕粉加白糖,或白米饭加栗子、红枣,或莲子粥,或淀粉饼干。午餐淀粉

馒头、或花卷、包子、或饺子、或炒三鲜、或糖醋鱼、或糖醋排骨、或炖肉烩粉条等。晚餐可三鲜馅馄饨、或包子、或早中餐食品。蔬菜选用胡萝卜、黄瓜、菠菜、西红柿、鲜藕、白萝卜、冬瓜等。水果可食用西瓜、甜瓜、桃、柿子、苹果、橘子等。

（4）注意事项：损害肾脏的食品有葱、蒜、姜、辣子等食品。伤肾的药物很多，如庆大霉素、链霉素等。中药有牵牛子、商路、甘遂、大戟、芫花、朱砂、斑蝥、防己等。

三、糖尿病肾功能衰竭眼病

肾脏实质损害，出现少尿或无尿为主症者为肾衰竭，造成肾衰竭因糖尿病肾病亦可致糖尿病性肾衰竭。造成肾衰竭的原因很多，如休克、大出血、严重创伤（包括挤压伤、大手术等）、烧伤感染等。

肾功能一定影响到眼而引起眼病，但肾衰关系到生命，此时抢救生命治疗肾衰，肾衰愈后有时眼病亦好转。

肾衰竭有急性、慢性之分。急性肾衰是指各种原因，其中包括糖尿病在内造成的急性肾脏实质性损害，临床症状均可出现无尿或少尿为主症，并有代谢混乱和尿毒等表现。

在祖国医学文献中无"肾衰竭"这一病名，但在古代医籍的"关格"、"癃闭"、"虚损"、"小便不通"等证候中，却有类似本病的描述，如李用粹的《证治汇补》的关格中说："关格者……既关且格，必小便不通，且夕之间，徒增呕恶，此因浊邪壅滞三焦，正气不得升降，所以关应下而小便闭，格应上而生呕吐，阴阳闭绝，一日既死，为最危候"。指出了浊邪为患是形成本病的病理基础。

急性肾衰竭症候危重，常常造成不良后果，当糖尿病急性肾衰时，无论眼病的症候轻重如何，都要先治疗急性肾衰竭，肾衰竭好转后再治疗眼病。

慢性肾衰竭是在许多慢性肾脏病的晚期，尿路梗阻以及胶原组织疾病等全身性疾患时，肾脏随其病变的加剧，逐渐丧失排泄和调节功能，导致水和电解质的极度混乱，以及氮质代谢产物在体内潴留而致并由此而危及生命。既往认为本病为不治之症，其后经长期的透析疗法，以及肾移植等对挽救患者的生命取得了不少进展，但仍有许多问题没解决，病死率仍很高。近年来采取中西医结合的方法治疗取得了一定的效果，病死率也有所下降。

慢性肾衰竭属于中医的"关格"、"虚损"、"血症"等病的范畴。本病中医认为由于肾虚，尤其肾阳衰竭为发病之源。肾阳衰则脾失温养致脾阳亦虚，故脾阳衰微是慢性肾衰竭发生的基础。由于脾肾阳虚之极，由虚入损，肾损则阳不化阴，物质代谢障碍而积存，分清泌浊之功亦减退，致使混浊潴留；脾虚则运化输布之功降低，水谷不能化生精微，血液乏于资生，临床出现贫血，纳呆等症。同时脾肾阳虚，气化失权，则三焦之气自闭，决渎之官自废，上下出入皆不通利，气因水壅,水因气闭,水湿蓄积而不得下泄。阳虚又可以使心失养,致心阳衰耗,血失所主而瘀滞不行,肾脏因缺血液供养,进而阳损及阴,形成阴阳俱损之证。因此本病症以脾肾两虚为"本",湿浊内蓄为"标"。若湿浊内阻中焦,脾胃失其升降,证见恶心、呕吐,腹泻或便秘;湿浊蒙蔽清窍,则神志不清,甚或昏不知人。热化者伤阴而致阴竭,故本证在临床上有阴阳俱虚,虚实并见,寒热交错的复杂情况。此外肾损可以及肝,以致肝虚生风,虚风内动,证见抽搐、痉厥等症。

西医认为本病是以慢性肾小球肾炎引起者为最多,约在总发病率的 $50\%\sim60\%$,其余为肾病综合征(膜性肾小球肾炎),慢性肾盂肾炎,双肾结核,肾血管硬化,糖尿病等病均可导致本病。

【临床表现】

(一)急性肾衰

1. 临床一般表现

糖尿病肾病,加之外伤、感染、失血等。

2. 分期

临床表现分三期:

(1)少尿(或无尿)期:起病迅速,尿量迅速减少,24 小时少于 $400\sim50$ mL,持续数天。食欲减退,恶心呕吐,头痛,精神恍惚,嗜睡,烦躁不安,甚或昏迷,惊厥,呼吸深长等酸中毒现象,亦可有出血倾向。由于少尿,钾排出障碍,而致高血钾,表现为烦躁不安,神志恍惚,感觉异常,口唇麻木,四肢无力,甚则面色苍白,四肢发凉,腱反射减弱,心率缓慢,心律不齐,血压下降,或心脏停搏。肾脏可轻度肿大,有叩击痛及压痛。

(2)多尿期:一般在少尿 $8\sim14$ 天后开始,排尿量超过 400 mL 以上,而氮质血症加重,尿量过多常致失水。电解质钠和钾排泄过多,常致低血钠和低血钾,表现的症状为肌肉软弱无力,呼吸困难,腹胀,肠鸣音减弱或消失,心率增快,腱反射减弱。

(3)恢复期:尿量恢复正常,一般情况好转,但患者身体虚弱,四肢无力,面色苍白,表现为贫血虚弱。

3. 辅助诊断

(1)尿化验检查:少尿期至多尿期,尿比重均低,1.010 左右。

(2)镜检:少尿期可见较多的红细胞、颗粒管型及宽大的管型,可有少量白细胞。

(3)蛋白尿:尿中蛋白较多,至多尿期渐消失。

(4)尿中尿素:正常人 24 小时尿排出尿素氮 $10\sim15$ g,尿素 $20\sim30$ g,每 100 mL 的尿素约 2 g。正常人血中尿素氮 $10\sim20$ mg%,即每 100 mL 的血中含尿素氮 $10\sim20$ mg,血中尿素为30 mg%,即每 100 mg 血中含尿素 30 mg,若急性肾衰者则尿中尿素下降。尿中尿素/血中尿素 = 20 : 1 为正常。如 < 15 : 1

表明有肾损害；< 10∶1 即有急性肾衰竭；< 5∶1 更可确定为急性肾衰竭。

（5）化验血常规：发病开始时红细胞及血红蛋白降低，白细胞增高，(15～20)×10^9/L。有感染时常增至 $30×10^9$/L。血非蛋白质、肌酐、尿素、血清钾均增高，并与病情严重程度成正比。血清钠、氯及二氧化碳结合力降低，血清钙也常降低。

（二）慢性肾衰

分尿毒症前期和尿毒症期两期。

1. 尿毒症前期

此期有明显的氮质潴留，但临床症状仍以原发疾病的症状为主，仅有头痛、倦怠、食欲减退等。

2. 尿毒症期

（1）水、电解质代谢混乱所致的症状

a. 失水：以口渴、多尿、夜尿为主症。由于肾脏浓缩能力减低，排出大量低比重尿，每日失水达 2～6 L，有时可出现水中毒，有剧烈的头痛，恶心呕吐，惊厥等。

b. 盐代谢混乱：与失水同时伴有失钠，若因水肿、高血压限制钠盐摄入，或因肾小管病变钠盐再吸收困难，失钠多于失水，可出现低血钠症，临床表现为水肿、尿少、厌食、倦怠、昏迷等。在肾功能早期尿量增多时，血钾可降低，而尿少或尿闭时血钾常升高。血清钙常因血液中磷酸盐积聚及血浆蛋白量减少而降低，血钙过低及血无机盐过高时，甲状旁腺有代偿性功能亢进，引起骨质脱钙现象，对病程较长的患者可出现骨质疏松，全身骨骼疼痛，行动困难，并可有皮肤瘙痒，关节酸痛等症状。

c. 酸中毒：由于肾功能不全，酸性代谢产物如磷酸盐、硫酸盐等不能自肾脏排出，同时肾脏制造氮离子及保持钠、钾离子能力减退，体内丧失碱储备而形成酸中毒。临床症状可见疲乏、软弱、厌食、恶心、呕吐、换气过度、出现缓慢而深的酸中毒型呼吸，这是由于刺激延髓中枢而致的。

（2）中毒引起的症状

a. 消化系统症状：胃肠道黏膜发生水肿、炎变、消化功能降低，临床出现食欲缺乏、恶心、呕吐、口腔炎、牙龈红肿、口腔黏膜溃疡，腹泻，舌苔厚腻，呼气有氨味。

b. 神经系统症状：头痛或顽固性头痛，疲乏无力，烦躁不安，甚至抽搐，最后昏睡至昏迷。

c. 造血系统症状：一般有较严重的贫血，其原因可与骨髓造血系统功能受氮质控制及血中红细胞破坏加速有关。晚期病例有出血倾向，如鼻衄、牙衄，甚至可诱发贫血性心脏病。

d. 循环系统症状：常伴有血压升高，水盐潴留者尤甚，常因水盐潴留使心脏负担加重而引起心力衰竭，表现为阵发性呼吸困难，端坐呼吸，水肿等。

e. 皮肤症状：面容污秽发黄，眼皮肿胀，常伴有皮肤瘙痒，干燥，晚期可有紫斑或尿霜沉着。

3．辅助诊断

（1）尿液检查

a．比重：尿比重低，通常固定在 1.010 左右。

b．镜检：有少量蛋白质，红细胞、白细胞及管型。

（2）血液检查：红细胞及血红蛋白均降低。出血、凝血及凝血酶原时间可延长。

（3）肾功能检查：

a．肾小球功能：以尿素廓清试验及内生肌酐清除率测定为敏感，异常者有助肾衰竭的诊断。

尿素廓清试验：为每分钟经肾脏清除血液内尿素的毫升数。正常尿素最高清除率是 75 mL/min。标准清除率是 54 mL/min。若尿素清除量不及正常 50% 者，表示肾功能有障碍，在慢性肾炎时，尿素清除率不及 20% 者，预后不良，低于 5% 者属尿毒症。

内生肌酐清除率：肌酐的清除率即等于肾小球滤过率。正常值：24 小时肾清除率为 128 升±15%（或每分钟 90±10 mL）。清除率降低，即表示肾小球功能降低。

血非蛋白氮：40%～50% 的非蛋白氮为尿素氮所组成，肾功能不全时，尿素氮约占非蛋白氮总量的 70%～80%。血非蛋白氮超过 40 mg% 可为氮质血症。但此项并非敏感的肾功能试验。

b．肾小球功能：以浓缩试验为敏感。

浓缩试验：让患者进干食，每 2 小时留尿标本一次，共 4 次，测定各次尿量及比重。正常人每次排尿量减少（20～40～50 mL），但尿比重则逐次增高（1.026～1.030～1.035）。在肾功能不全时排尿量增多，尿比重降低。

酚红试验：若 15 分钟排泄低于 12% 或 120 分钟排泄总量低于 40%，并能除外肾外因素者，则表示肾功能不全。

二氧化碳结合力：血浆中二氧化碳含量的正常值为 50～63 容积%（44～56 mmol/L）。若肾小球和肾小管功能障碍时，二氧化碳结合力降低提示有代偿性酸中毒。

（三）肾衰的眼部表现

（1）眼睑：眼睑可出现水肿或水肿。

（2）眼眶：少数病例可并发眼眶软组织水肿，眼球突出和眼肌运动障碍。

（3）瞳孔：肾衰尿毒症性黑蒙时，双眼瞳孔有的对光反应存在，也有瞳孔成绝对麻痹状态。

（4）眼底：肾衰尿毒症的眼底常出现视网膜动脉硬化改变，视网膜动脉血管管径显著变细，走行变直，管壁光反射增强，有时因视网膜水肿、出血而出现血管被埋伏的状态。视网膜有散在的出血或大面积出血与渗出物沉积，其程度和数量往往双眼并不一致。黄斑区也常出现星芒状渗出物。伴有脑水肿的病例，往往出现视乳头水肿，其附近视网膜也水肿。

（5）视力：肾衰尿毒症患者往往主诉视力模糊与色盲症，有的出现黑蒙。糖尿病肾衰尿毒症的视力，即使是尿毒症症状好转或恢复其视力也不能恢复正常。

【鉴别诊断】

1. 急性肾衰竭鉴别

本病除与功能性少尿区分外,尚与肾脏本身疾病及尿路梗死之少尿、无尿鉴别。

(1)重症急性肾炎与慢性肾炎急性发作:虽均出现少尿、无尿、心力衰竭及尿毒症状但询问病史可资区别。

(2)本病与肾病型肾炎、肾病综合征鉴别:二者均可有显著水肿,常致血氮质升高,以及因胃肠道水肿而出现食欲减退、恶心呕吐等症状,非肾衰的表现。

【治疗】

仅控制血糖是不能治疗急慢性肾衰的,必须严格控制入液量,注意饮食调节,运用中医辨证施治。

1. 入液量的控制

在急性肾衰竭的少尿期,应严格控制入液量,其入水量要比非显性失水(皮肤和呼吸道蒸发的水分,每日约 500～600 mL)和显性失水(尿粪中水分、呕吐、出汗等)的总和略少,宜掌握"宁少勿多"的原则。一般体重每日减轻 0.2～0.5 kg 表示输液适量。如入液量过多,常致肺水肿而死亡。

2. 饮食调节

以易消化的糖类为主,适当配以脂肪,以减低组织代谢。蛋白质含量宜降低,以免代谢产物滞留体内而产生氮质血症。如 70 kg 体重的患者在饥饿状态下,每日可分解蛋白质 70 g,若内服葡萄糖 100 g,则蛋白质每日分解只 45 g。

3. 中医辨证施治

(1)气虚瘀阻型

[症状]除上述急性肾衰的临床表现外(少尿或无尿,全身水肿,食少纳呆,或有恶心呕吐,腹胀,心悸气短),或有咳嗽气急,体倦神疲,眼睑水肿,面色苍白,视物模糊,舌淡苔白,脉沉细而数。

[治则]温阳利水,行气化瘀。

[方药]真武汤加减:熟附子 10 g,白术 12 g,干姜 6 g,人参 6 g,黄芪 30 g,茯苓 30 g,猪苓 15 g,桂枝 10 g,泽泻 10 g,丹参 20 g,红花 10 g,川军 5 g。水煎服,每日一剂。

[加减]如伴高血压者加夏枯草 30 g,而血钾过高者不宜用。如伴有心力衰竭者可加葶苈子 10～20 g,大枣 5 枚,以强心力,行水液。若有感染者应配用银花、连翘、地丁、蒲公英、黄连等药以控制感染。

(2)脾肾阳虚型

[症状]除上述急性肾衰的临床表现外,尚可见面色苍白,精神疲惫,食少纳呆,下肢瘫软无力,视物不清,眼底水肿,视物变形,视物昏花,小便清长,尿量增多,舌质淡,苔薄白,脉沉细而数或结代。

[治则]补肾健脑,益气复脉。

[方药]生脉散加味:人参 5 g,麦冬 20 g,五味子 15 g,山萸肉 30 g,枸杞子

20 g,补骨脂 15 g,淫洋藿 15 g,巴戟天 15 g,桑螵蛸 15 g,黄芪 20 g,车前子 10 g 包煎。水煎服,每日一剂。

[加减]若阴血亏损显著者加阿胶、白芍、元参、黄精等。若有感染者可加银花、地丁、蒲公英、连翘等。

(3)阴阳两虚型

[症状]除上述急性肾衰的临床表现外,并有全身虚弱,消瘦,四肢无力,面色苍白,短气懒言,眼底水肿,星芒状渗出,舌淡苔白,脉细弱。

[治则]补气养血。

[方药]十全大补丸加减:人参 5 g,茯苓 10 g,白术 10 g,当归 10 g,黄芪 30 g,白芍 20 g,熟地 30 g,五味子 20 g,何首乌 20 g,枸杞子 30 g,黄精 20 g,女贞子 30 g,菟丝子 30 g,车前子 10 g 包煎。

[加减]血虚偏重者,可加紫河车、阿胶。食欲缺乏者可加焦神曲、鸡内金。

(4)脾肾阳虚,湿浊上逆型

[症状]除上述慢性肾衰的临床表现外,尚有面色晦滞、头痛,脘腹胀痛,食少纳呆,或恶心呕吐,视物模糊,视物变形,大便不爽,小便短少,舌质胖淡,脉象沉细。

[治则]温补脾肾,平逆降浊。

[方药]附子理中丸与金匮肾气丸加减:熟附子 15 g,党参 20 g,苍术 20 g,白术 10 g,陈皮 10 g,茯苓 15 g,泽泻 10 g,淫羊藿 30 g,丹皮 10 g,川军 6 g。水煎服,每日一剂。

[加减]若脾肾阳虚,寒湿内盛,可再加吴茱萸 10 g,干姜 5 g。食少不运者加鸡内金、砂仁、神曲。

(5)脾肾虚弱,湿热互结型

[症状]除上述慢性肾衰竭的临床表现外,尚有面色萎黄,腰酸乏力,纳食不佳,胸闷懊恼,口中尿臭,虚烦躁热,视物不清,便秘或大便稀薄热臭。苔黄腻而燥,脉细数。

[治则]补益脾肾,清热降浊。

[方药]黄连温胆汤加减:黄连 10 g,半夏 10 g,陈皮 10 g,人参 6 g,熟附子 10 g,大黄 6 g,枳壳 10 g,赤芍 10 g,薏米 30 g。水煎服,每日一剂。

[加减]若虚热较重者,可加用茵陈、蒲公英、白茅根、元参等。若呕吐不能食者可加竹茹、枇杷叶、倍用半夏。口臭咽干者可加寸冬。

4. 西医对症治疗

(1)急性尿毒症少尿期

a. 急性少尿期,入液量"宁少勿多",特别是高血钾者。

b. 控制电解质:少尿期电解质失调,尤以高血钾、低血钠和高血镁常见。高血钾是死亡的主要原因之一,应严格限制钾盐的摄入。当血清钾在 6.0 mmol/L 时,可用树脂 30 g 和 25% 山梨醇 100～200 mL 作高位保留灌肠,每 2～4 小时一次。若血钾在 6.5～7.0 mmol/L 时,可用碳酸氢钠、乳酸钠、葡萄糖酸钙以及胰岛素葡萄糖滴注等,可暂时将钾回入细胞内。但应控制液体入量。低钠血症者,血钠在 120 mmol/L 以下时,应立即补充,常用 3% 的盐水 300～500 mL 滴注。但应注意肺水肿和心力衰竭。摄入水液过多的"稀释性低血钠症"补钠要慎重。高镁血症的处理同高血钾。

c. 感染的防治：严格执行无菌操作，减少不必要的插管和导尿等。感染发生时，可用对肾脏无毒或毒副作用较小的药物，如青霉素、红霉素、氯霉素等。

d. 其他：应用三磷酸腺苷、辅酶 A 等可改善细胞代谢，促进恢复，调节细胞内外体液平衡的作用。透析疗法是很好的治疗方法，常用的有人工肾、腹膜透析和胃肠透析。

（2）急性尿毒症多尿期的治疗

a. 多尿期开始时，常为尿毒症及水血症的高峰，仍应按少尿期处理。若尿量大于 1500 mL/24h 时，应注意出现低血钾，可适当补钾，以口服为佳。

b. 血液非蛋白质下降后，逐渐增加蛋白质以利身体的恢复。

（3）慢性肾衰的西医治疗

a. 纠正水电解质平衡失调：对有失水者，除有严重的水肿，高血压或心力衰竭外，应鼓励饮水，以利体内代谢物的排泄。伴有失水或失盐者，可补充适量的盐水。饮食不佳，胃纳减少者，应给与维生素及助消化药。对钠、钾、氯、钙、磷等血浓度显著失常时，应适度调节。

b. 纠正酸中毒：若二氧化碳结合力低于 30 容积％，并有酸中毒症状时，可口服碳酸氢钠每次 1 g，每日 4～6 次。或用 5％的碳酸氢钠溶液 100～300 mL 静脉滴入，或 11.2％乳酸钠 60～120 mL 加 5％葡萄糖液 50～100 mL 内静脉滴注。但应避免碱中毒。

c. 降低血中氮质潴留：可用人工肾透析，腹膜透析，结肠透析，以人工肾透析为优。蛋白质同化激素如苯丙酸诺龙 25 mg 肌注，每周两次，丙酸睾酮 25 mg 肌注，每周 1～3 次，可促进蛋白质合成，使血中氮质代谢产物暂时下降。

d. 对症治疗：若严重贫血者，可小量输全血或红细胞成分血，以避免发生贫血性心脏病。若恶心呕吐严重，可给予氯丙嗪口服或甲氧氯普胺。高血压者可给予降压药。

附：治肾的中药

1. 分类

（1）寒性药物：知母、黄柏、龟板、丹皮、车前子、泽泻。

（2）热性药物：附子、肉桂、桂枝、补骨脂、肉苁蓉、鹿茸等。

（3）温性药物：狗脊、巴戟天、淫洋藿、何首乌、杜仲、仙茅、核桃仁、菟丝子、人参、五味子、当归、山药、山萸肉、熟地等。

（4）凉性药物：生地、玄参、女贞子、桑葚、磁石等。

（5）平性药物：枸杞子、沙苑子、蛤蚧、茯苓、牛膝、阿胶、川断、芡实等。

2. 临床应用

具有改善肾脏功能的药物很多，如黄芪、人参、党参、山药、山萸肉、白术、菟丝子、补骨脂、生地、元参、麦冬、枸杞子、茯苓、鳖甲等。临床已证明对肾功能有一定疗效。鉴于慢性肾衰竭是以脾肾阳虚为主,又以肾阳衰为病之本,故用益气助阳药常获得良好疗效。通过临床观察最有效的药物主要为人参、黄芪、熟附子等。据现代研究,同时人参、黄芪并用,可以改善肾脏血液循环,提高肾小球滤过率,提高酚红的排泄率,降低血中非蛋白氮,并能调节肾脏—机体平衡混乱,若与淫羊藿、巴戟天、肉苁蓉和用,其效尤佳。熟附子为温肾扶阳的首选药,临床获知对恢复肾脏功能具有显著效果,但其用量常达 25～30 g,其效始捷。熟附子宜久煎 1 小时,否则易中毒身亡。但对湿浊化热阶段,临床热象明显者,上述温热药物应暂停使用,以黄连温胆汤加减为主。

降氮质血症的药物:黄芪、人参、大黄,水煎服,每日一剂。或大黄、熟附子、槐花,水煎服用汤保留灌肠。或用琥珀末、白花蛇舌草,赤芍,水煎后,用直流电在肾区及腹部置电击板作离子透入。

第十四节　糖尿病甲亢性眼病

甲亢是内分泌类疾病中的常见病,系甲状腺分泌甲状腺素过多。一般认为甲亢本身并不会引起糖尿病,但由于两者均与自身免疫有关,具有共同的发病基础,所以甲亢往往可使原有的糖尿病加重,治疗难度增加。

【临床表现】

糖尿病甲亢眼病主要症状为突眼,突眼分两种,为浸润性突眼和非浸润性突眼。大多数患者为非浸润性突眼,治疗后常能恢复正常;约 5% 的甲亢患者为浸润性突眼。

非浸润性突眼的临床表现:① 眼球向前突出,瞬目减少,眼裂增宽,目光炯炯有神。② 上眼睑挛缩,双眼向下看时,上眼睑不能随眼球向下移动。③ 向上看时,前额皮肤不能皱起,没有抬头纹。④ 两眼看近物时,眼球向内侧聚合不良。

浸润性突眼的临床表现:① 眼部出现胀痛、刺痛、怕光、流泪、异物感、视疲劳、视力减退和复视的自觉症状。② 检查可见眼肌麻痹、视野缩小、斜视、眼球活动度减小,甚至固定。突眼严重者,眼睑水肿或不能闭合。③ 由于眼睑不能闭合,使得结膜和角膜外露,引起充血水肿,造成角膜溃疡(或称暴露性角膜炎)或眼球炎,甚至失明。

怎样区别非浸润性和浸润性突眼:① 自觉症状:非浸润性一般无自觉症状,而浸润性突眼往往有自觉症状,如眼胀、眼痛、怕光、流泪等,并且自觉症状明显。② 突眼程度:非浸润性突眼程度较轻,一般不超过 18 mm;浸润性程度重,一般在

19 mm 以上,有时可达到 30 mm,且左右突眼程度可以不相等。

甲亢突眼产生机理:非浸润突眼与交感神经兴奋眼外肌群和上睑肌并使肌肉肌力增高有关,而浸润性突眼主要与眼球后组织水肿及眼球后组织浸润,自身免疫反应有关。

【诊断】

甲亢患者确诊糖尿病必须作口服糖耐量试验(OGTT 试验)。如果达到糖尿病的诊断标准,则可确诊为该甲亢患者同时合并糖尿病。如原已确诊为糖尿病,又出现甲亢症状,化验 T_3、T_4(游离 T_3、T_4 和总 T_3、T_4)符合甲亢的诊断标准,可确诊为糖尿病甲亢。

【治疗】

1. 西医药物治疗

甲状腺激素促进肠道糖的吸收,糖进入细胞而氧化,刺激肝及肌糖原分解,且通过蛋白质及脂肪代谢加速糖原异生,故甲状腺功能亢进症中血糖有偏高,可加重或诱发糖尿病。西医治疗糖尿病抗甲状腺突眼药物分两种:硫脲类和米唑类。硫脲类有甲硫氧嘧啶和丙基硫氧嘧啶;米唑类有他巴唑和甲亢平。临床常用丙硫氧嘧啶和他巴唑等。服西药能控制甲亢,使 T_3、T_4 恢复正常,但突眼不能根治。当发生暴露性角膜炎时进行包扎或作睑缘缝合术,若已有角膜知觉减退,溃疡及视神经乳头水肿者,应考虑做眼眶减压术。

抗甲亢药物治疗缺点是用药时间长,有时有药物反应,复发率高。

2. 中医辨证施治

甲亢属中医之"瘿病"、"食亦",糖尿病甲亢属中医"中消"范围。中医学皆认为本病多由于精神刺激、情志不调所致。情志内伤致肝气郁结,郁久化火,火盛伤阴,表现为烦躁、心惊、多汗等阴虚火亢之症,热灼胃津而见善食消瘦之象。肝为刚脏,体阴而用阳,阴虚肝旺,肝火上炎而有手颤,心跳加快,眼球突出。火盛灼津为痰,痰随肝气上逆,凝结于颈,故见瘿肿。凝结于眼球后,则眼球突出。

[治则] 根据上述病机,故中医辨证治疗以养阴清热、平肝除痰为治则。

[方药] 生地 30 g,玄参 20 g,丹皮 15 g,羚羊粉 1.5~3 g,川贝 15 g,白芍 20 g,夏枯草 30 g 等。加仙鹤草、荔枝核以降糖。

[方解] 生地、玄参——清热养阴泻火解毒;牡丹皮,凉血泻火。三药相合更能壮水制火。白芍、夏枯草、羚羊粉——平肝清热。川贝——除痰散结。诸药配合达滋阴清热,平肝化痰之功。

[加减]

(1)眼红赤角膜炎者,加山栀子——泻三焦之火。

(2)阴虚加沙参、寸冬——育阴清热。

(3)肝气旺加郁金、钩藤——平肝解郁。

第四章

中医眼科学术思想及临床经验

第一节　中医眼科学术思想

一、眼病视物不清主肾论

眼病多肾虚，尤其是中老年人。

《素问·上古天真论》："肾者主水，受五脏六腑之精而藏之"；《素问·逆调论》："肾者水脏，主津液"；《灵枢·五癃津液别篇》："五脏六腑之津液，尽上渗于目"。这是说肾主藏精，精能生髓，脑为髓海，目系上属于脑。肾精充足，则目视精明。肾精充沛，髓海才充盈，则目光敏锐。肾功能正常，肾所主的津液上渗灌于目，眼才能发挥正常作用。否则房水过多不能正常排泄，就会导致青光眼。泪液少就会产生眼干或无泪症。《灵枢·海论》说："髓海有余则轻劲有力，自过其度，髓海不足，则脑转耳鸣，胫酸眩冒，目无所见。"《素问·脉要精微论》："夫精明者，所以视万物，别

黑白，审长短，以长为短，以白为黑，如是则精衰矣"。《内经》云："年近四十，阴气自半"；"男子六十四岁而精绝。"滋阴派朱丹溪认为"阳有余，阴不足"。这就是说肾阴不足，就极易引起内障眼病，如白内障、青光眼、玻璃体浑浊、黄斑变性、视神经萎缩等病变。

作者认为肾有肾阴肾阳之分。肾阳相当于激素的功能。肾阴和肾阳要保持"阴平阳秘"相对平衡，否则"阴阳离决，精气乃绝"，出现暴盲。"凡是视物不清，不能分辨物体轮廓的眼病，当责之于肾，以补肾为主治疗。"

二、眼病不分辨颜色者从肝论治

眼病分不清颜色应主肝。

《素问·金匮真言论》："东方色青，

入通于肝,开窍于目,藏精于肝。"这是论述五脏,应四时,同气相求,各有所归时的一段话,指出眼是肝与外界相通的窍道。《素问·五脏生成篇》说:"肝受血而能视",是说肝藏的精微物质源源不断的送到眼上,使眼受到滋养,从而维持眼的视觉功能。《灵枢·脉度篇》说:"肝气通于目,肝和则能辨五色矣。"是说肝主疏泄条达,具有调畅人体气机的功能。气能生血,又能行血,凡是供给眼营养无不依赖于气的推动和肝气的条达。这也强调了只有肝气冲和条达,眼才能辨别各种颜色。当色盲和色弱或视物异色等眼病时,必须调肝;当肝气不畅造成的中央动脉栓塞、中央静脉栓塞等眼病时,必须疏肝;当因肝火致眼底出血时,必须清肝;当肝风发作致眼球震颤等眼病时,必须镇肝;当肝气逆乱造成房水代谢失常成青光眼时,必须泻肝。

依据以上理论,作者多年来治愈了诸多眼疾患者。如用疏肝解郁通脉法治疗中央动脉栓塞和静脉栓塞;用泻肝解郁法治疗青光眼;用镇肝熄风法治疗眼球震颤;用滋阴濡肝法治疗热病青盲;用清肝和解法治疗眶上神经痛和视疲劳;用清肝解郁、疏肝解郁治视神经病变和眼底出血等。

《灵枢·天年篇》:"五十岁肝叶始薄,胆汁始减,目始不明。"说明老年性白内障、老花眼、青光眼、黄斑变性等眼病,也要从肝论治。

三、眼病主脾论

眼病主脾。

《素问·玉机真脏论》在论述脾之虚实时说:"其(脾)不及,则令人九窍不通"。脾胃为后天之本,脾输精气上贯于目。若脾胃功能失调,脾虚而致眼病。李东垣《兰室秘藏》云:"夫五脏六腑之精气,皆禀受于脾,上贯于目。脾者诸阴之首也,目者,血脉之宗也,故脾虚则五脏六腑之精气皆失所司,不能归明于目矣。"倪维德著《原机启微》,书中叙述羌活胜风汤时说:"诸窍不利者,皆脾胃不足之症。"

眼为五官九窍之一,眼窍病变,必定和脾胃有关。笔者撰写过"羌活胜风汤在眼科的应用"一文,九种眼病均是由于脾虚受到外界风邪的侵袭,致脾胃功能不足,选白术、枳壳作为君药,选诸多风药作为臣药开窍而治疗多种眼病。

眼与脾胃有十分重要的关系,在临床中有着重要的实用价值。脾失健运,中气不足,可致麻痹性斜视、上睑下垂等诸多眼病。重症肌无力的上睑下垂的治疗,就是用重在健脾,加以疏风的羌活胜风汤,治疗多例,取得良效。眼睑病、眼肌病和许多眼底病(中心性视网膜脉络膜炎)等都应从脾胃论治。有一患者每天下午眼球塌陷,去专科医院诊断为"眶脂体萎缩症",给药治疗无效,笔者遵脾胃派李东恒的补中益气汤,7剂而愈。

胞睑浮肿,皮色光亮,不红不痛,或

红肿热痛、红赤硬结者，或皮下生硬结，触之不痛，推之不移，肤色如常，睑弦赤烂，痒痛并作，多为脾胃热邪湿盛挟风，或挟痰郁，或挟血瘀。若痒重而结痂者，为血燥风盛；若赤烂腥秽者，为热毒交炽；上睑下垂，无力上举，为脾虚气陷；瞬目频频，或胞轮振跳，阵阵发作，为脾虚有风；胞睑色泽浅淡，为脾虚血少。内眼病常因饮食失节，损伤脾胃，以至脏腑失调湿热内蕴，或脾胃虚弱，运化失常，或思虑过度，失眠少卧，统摄失职，目失濡养，发生玻璃体浑浊、视网膜血管阻塞、黄斑病变、视网膜黄白色渗出、视神经萎缩等。脾虚不能统血，血溢络外的眼底出血；脾不运化水湿，水湿停留，发生视网膜及黄斑区水肿等。因脾虚而致眼病的治疗，应遵循李东垣所说："凡医者，不理脾胃及养血安神……治标不治本，是不明正理也"。

注重调理脾胃是治疗眼病的一个重要方法，也是治疗眼病的关键。治疗方法是根据症状分别采取健脾益气、燥湿清热、升阳化滞、开郁散结、温中散寒等几方面调理脾胃。常用中药有苍术、白术、砂仁、豆蔻、枳壳、红景天、三棱、莪术、陈皮、鸡内金等。

四、眼病玄府郁论

"玄府"首见于内经，是指汗毛孔。眼科的"玄府"是指眼气血出入的道路。眼科玄府学说萌芽于三国时期，成长于魏晋五代，独立发展于晚清。

眼为玄府，眼病是玄府被郁。郁是运行不畅而停滞，郁有六郁，即气、血、痰、湿、食、热。六郁各有其症状：气郁为胸肋痛，脉沉而涩；湿郁为周身重痛或关节疼痛，于阴雨即发作，脉沉而细；热郁为瞀闷烦心，尿赤，脉沉而数；痰郁为动则喘息，脉沉而滑；血郁为四肢无力，便血，脉沉而芤；食郁则宿食积滞，嗳酸，腹胀，不思饮食。六郁之中以气郁为主，气机通畅而诸郁皆舒，疼闷可除。朱丹溪治六郁创用越鞠丸，其重点就是行气解郁。玄府被郁，郁可致虚，虚可致郁。病初多郁少虚，久病多虚少郁。"开玄府、散郁结"是治疗眼病的重要法则，如何运用要分清郁与虚的关系，此点是辨证用药的一个重要环节。

以治视神经炎为例，患者多见于青少年，其年轻时期多气血方刚，辨证为肝气旺盛，素体肝气不达，临床以清肝解郁滋阴补肾为主，多用丹栀逍遥丸加减；如继发性视神经萎缩，患者多因工作、生活等诸多因素的影响，发病多因玄府郁闭所致，治疗以清利玄府、散郁通络为主；若没能取得疗效，则郁久不解造成伤阴损气，暗耗肝血，治疗就要在补气养血的基础上，加开通玄府、发散郁结之药。

如眼底出血、高血压综合征眼病后期、糖尿病视网膜病变等，其病因病机多因气血或肝肾出现偏盛偏衰。眼底出血有一型为肝肾阴虚，肝阳上亢所致，故治宜滋阴益肾、潜阳明目，但要佐以开通玄府、散瘀通络之品。

作者对虚与郁（瘀）两者的认识，将

这两者有机的结合起来应用于临床，形成独到的见解。气虚鼓动无力，津、液、精、血等亏虚，亦可致郁。反之，若因玄府闭塞不通，既使气阴不伤，而玄府也会郁而不启，也不会发挥应有的功能。玄府气机正常功能失调是眼病的主要的病因病机，临床据此辨证施治，可收到满意疗效。

肝郁是玄府学说用于眼科的一个重要组成部分。"肝开窍于目"，"肝喜条达"，若肝气郁结导致眼部疾患较其他脏器多，所以开玄府郁结时用舒肝解郁的药物就较多。

凡动、行、散、通的药物都能开玄府，但不一定都是舒肝药。肝郁也不等于玄府郁闭，但两者有着密切关系。玄府学说在眼科的应用广泛，是取用了肝主条达功能。目病多郁的学术思想治疗眼病，拓宽了辨证视野。如果辨证得法，可使许多疑难眼病收到满意治疗效果。

五、眼病主风论

《素问·风气篇》说："风者，百病之长也"、"风者善行而数变"、"风气藏于皮肤之间"、"风气与阳明入胃，循脉而上，至目内眦……为肺风、…终…为肾风。风中五脏六腑之俞，亦为脏腑之风。"《内经》还云："巅顶之上，唯风可到"、"风邪必害眼"。眼居高位头部，风邪必然侵及眼。眼在八卦中属"巽"，"巽为风"。

根据此经文可以认为眼病与风有密切关系。诸中医眼科名家治眼病方中，无不应用风药以祛风。傅仁宇认为眼已受损，不仅造成局部气血逆乱，而且风邪必然侵犯眼，故用四物汤调血养血，用风药前胡、藁本、防风以祛风通络，组方为"除风益损汤"。庞赞襄著《中医眼科临床实践》一书方中均有风药，如羌活、荆芥、白芷、防风、木贼、蝉衣、菊花、金银花等。

风药的作用：①可祛风；②可载药上浮到眼；③可扩张血管；④可加速血液循环；⑤可祛湿。

风邪所致眼病症状有眼恶风、眼痒、流泪、眼干、眼痛、羞明、眼睑浮肿、黑睛星翳、上睑下垂、眼睑瞤动、目偏视或口眼歪斜等，临床眼科应用，可"但见一症便是，不必悉俱。"风有内、外之风，外风应用风药如上述；内风实无风可散，但病因有痰、湿、火热、气虚、阴虚之别。脑中风是指脑梗塞和脑血栓形成；眼中风是指眼底中央动脉血栓等病。治疗此眼病应当根据不同情况、不同病因，适当采用风药。

六、凉血活血化瘀法治疗糖尿病眼底出血论

治疗糖尿病眼底出血，自古以来均采用凉血止血法，也有的人先采用凉血止血、后采用活血化瘀法。

治眼的目的是要提高视力，若仅用凉血止血法，则不能提高视力。西医认为出血后凝血机制被激活，2分钟后（除血液病）眼底出血不用止血而出血自止。

作者认为，要想提高视力，必须尽快将眼底出血运走。治疗糖尿病眼底出血，开始要采用活血凉血化瘀法，做到活血而不妄行、止血而不留弊。此观点改变了历史上的治法，获得成功，提高了视力。

糖尿病眼底出血的病机是"肝阴虚"，阴虚产生血热，热迫血妄行，引起出血。生地黄滋阴凉血清热；赤芍凉血活血；三七粉具有双重作用，当出血时，它能活血化瘀，当未出血时，它能防止出血。三药为君药，而达凉血活血化瘀效果。

七、中药激素治眼病论

西医运用激素治疗虹膜炎、色素膜炎、视神经炎等炎症和过敏眼病，但有很多副作用，除满月脸、毛囊炎、骨质疏松加重或引起糖尿病等全身症状外，还可以引起许多眼病，如白内障、青光眼、近视眼、眼突、复视、视乳头水肿、视力下降、延长角膜的修复等，且易使激素治疗的眼病发生反跳现象。

利用中药激素治疗，制止住了反跳现象，并避免了激素治疗的副作用。对于虹膜炎、色素膜炎和眼的过敏炎症的老年人、冠心病患者、糖尿病患者不用西药激素而用中药治疗，仍能痊愈。作者撰写了"激素治疗虹膜炎不良反应中医治疗举隅"和"激素治疗虹膜炎不良反应的中医治疗体会"论文，认为激素相当于中医肾阳的功能，当应用西药激素治疗时，应用中药应以补肾阴为主，当停用激素后，应以补肾阳为主，在辨证治疗中调整中药的阴阳平衡。

在黄振鸣编著的《奇难杂症》一书中，记述了金钱白花蛇有激素作用，而蕲蛇无激素作用。中药具有激素作用，能确定的具有激素作用的中药有甘草、金钱白花蛇、巴戟天、鹿茸等。中药激素的作用显著，并缩短了疗程，免除了西药激素的副作用。

八、中医中药治眼病也必须诊脉论

由于仪器和化验检查诊断眼病越来越先进，越来越科学，致使中医眼科医生在诊治眼病时忽略了诊脉。

诊脉是中医的四诊之一，不能丢掉。《难经》六十难曰："切脉而知之谓之巧。"晋代王叔和《脉经》中就有"目病脉象"，"右手关上阳绝者，无胆脉也，若膝痛，口中苦，眳目，善畏如见鬼……；右手关后尺中阴实者，肾实也，若恍恍健忘，目视……；右手寸关气口以前脉阴阳俱实者，手太阳与阳明经俱实也，病若头痛，目眩……；左手寸关口以前脉阴阳俱虚者，手太阴和阳明经俱虚，病苦耳鸣，嘈嘈、时妄见光明，情中不乐……"唐代孙思邈著《千金要方》"卷二十八论脉"说："寸口脉沉滑者，胸中有水气，面目肿"。扁鹊诊诸反逆死脉要决第十四记载着："若闭目不欲见人者，脉当得肝脉，弦急而长而反得肺脉，浮短而涩者，死。病若开目而渴，心下牢者，脉当得紧急而数，反得沉滑而微者，死……"明代傅仁宇《审视瑶函》"卷二诊视篇"中引《脉经》中眼病脉象："脉经曰，左寸脉洪数，注心火上炎；左关脉弦而洪，注乃肝火盛也……。"清代顾锡著《银海指南》有辨脉法："脉要精微论曰，微妙在脉，不可不察。邪气病形篇曰，按其脉治其病，命曰神。"《银海精微》说："若不察此（脉也），而但谓一诊可凭，信手乱治，亦岂知脉症最多真假，见有不确，安能无误。且常诊者，知之犹易，初诊者决之甚难，此四诊不可忽也。"《奇证汇》卷一目病第三十条："目病眼突出眶外候众医仅凭目痛眼突为肝火，用寒凉药治之，越治病越重。一医者诊脉为沉微，是肝肾受寒，而用麻黄附子汤治愈。"

作者在河北省人民医院跟从庞赞襄老师进修学习时有这样一个病例。山西一个高干眼病患者，在河北省人民医院住院请庞老诊治眼病，当时作者诊为"玻璃体闪辉症，且有脉结代"，给予炙甘草汤1剂，第2天病人来诊说，一宿没睡好觉。庞老仔细诊脉后给以知柏地黄丸加减1剂。患者说吃庞老1剂药后心里感觉好受，能睡，眼病也大有好转。

临床治病一定要脉症合参，仔细诊断，千万不要犯经验主义，也不能忽脉重症，更不能忽症重脉。作者曾治一发烧的8岁男孩，发烧10天，诸大夫均按感冒治近10天不愈。诊脉"微细"，且"但欲寐"，随即想到《伤寒论》，采取麻黄附子细辛汤3剂治愈。还遇到一妇女，突然失明，全身无不适感觉。查眼底动脉血管呈腊肠节段状，诊脉微细，问诊后知其

房事后动用凉水。用麻黄附子细辛汤3剂而愈。此患者若不诊脉，仅用通脉活血化瘀将后患无穷。

九、八廓学说、全息律学说、DNA学说统一论

所谓全息律，大则宇宙，小则夸克（最小物质单位）都具有宇宙全部信息。中医有"天人合一"的整体观，任何一个组织或器官，甚至是一个分子一个细胞都具有人的全部信息，即是现在人的DNA学说。一根头发、一个细胞都能测出一个人的DNA。宇宙的全息统一律揭示出了许多让人惊奇的全息相关性，从而解释了现在的科学尚不能解释的许多现象和问题。现在全世界70亿人口，没有两个人的DNA是完全相同的。世界上所有的玉米粒没有两个完全相同的DNA。美国加利福尼亚州的生物制剂研究所利用男性的皮肤细胞和女子的卵细胞制造出5个胚胎（《健康报》报道），你相信吗？根据《易经》的理论和DNA学说，这是完全可能的。《易经》的太极生两仪，两仪生四隅，四隅生八卦，八八六十四卦，它包括了宇宙的万物万事。

《灵枢·大惑论》说："五脏六腑之精气皆上注于目而为之精，精之窠为眼，骨之精为瞳子，筋之精为黑眼，血之精为络，其窠气之精为白眼，肌肉之精为约束，裹撷筋骨血气之精而与脉并为系，上属于脑，后出于项中。"我国古人根据这一段经文创造出"五轮""八廓"学说。五

轮即肉轮，血轮，水轮，气轮，风轮。肉轮与脾胃相关，水轮与肾和膀胱相关，气轮与肺和大肠相关，风轮与肝和胆相关。这就是说眼与五脏六腑相关，眼具五轮。五轮被当代中医眼科学者所接受，四川陈达夫教授运用五轮学说，又将眼球内容物进行了五轮分属说："西医学的脉络膜，应属于中医学中的手少阴心经；西医学的神经和视网膜、虹膜、睫状体、以及睫状小蒂，均应属于中医学的足厥阴肝经；西医学的视网膜的黄斑区，应属于中医学的脾脏的精华；西医学的玻璃体，应属于中医学的手太阴肺经；眼中的一切色素，应作中医学的足少阴肾经；西医学中的房水，应看作中医的足少阳胆经。"陈达夫教授不仅肯定了五轮学说，并使五轮学说的内容增扩之。陈达夫教授这种将眼内组织又进行五轮分属是完全正确的，因为它符合全息律学说，更符合DNA学说。它使中医眼科的理论更加完善，更加科学化。

目前运用八廓学说者甚少，在近代中医眼科医家中，唯有四川陈达夫教授在其著作《中医眼科六经法要》中论及"八廓"："八廓有定位，四正四隅也，八廓有代名，后天之流行八卦也，左眼以卦顺数，右眼以卦逆推，乾天名传导廓，属大肠；坎水名津液廓，属膀胱；艮山名会阴卦，属包络；震雷名抱阳廓，属命门；巽风名清净廓，属胆府；离火为养化廓，属小肠；地为水谷廓，属胃府；兑泽为关泉廓，属三焦。"陈达夫教授还对八廓进行了历史考证，定出自己对八廓的定位示意图

（图 4-1）。

八廓歌诀：乾天传导属大肠，坎水津液主膀胱；艮山包络会阴廓，震为雷分命抱阳；巽风清净原属胆，离火养化小肠疆；坤地水谷推胃府，兑泽关泉是焦乡。

临床应用：《中医眼科六经法要》厥阴日病举要篇（七）"妇女口中味涩，经前则作眼痛，八廓血弱无常，风水翳膜不厚者，丹栀逍遥丸主之。"在"论理释义"里说："连服药儿周，则病可痊愈，不再复发。"

辽宁中医学院彭静山教授 1983 年撰写《眼针疗法讲座》一书，提出划分眼球经区方法：两眼向前平视，经瞳孔中心做一个水平线，并延伸过内外眦，在经瞳孔中心做该水平线之垂直线，并延伸过上、下眼眶，将眼区分为四个象限，再将每个象限划分成两个相等区（即四象限，共分八个相等区），此八个相等区就是八个经区。如图 4-2。

经区口诀：一区肺和大肠，二区肾和膀胱，三区上焦，四区肝和胆，五区中焦，六区心和小肠，七区脾和胃，八区下焦。

看眼察病：发生疾病以后，如果病势较轻，还没有干扰到经络，则球结膜上经区血管不呈现变化；若病在脏腑或经络，病情较重时，则相应经区的血管即发生变化。

1. 血管形状的变化与疾病的关系

正常人球结膜上的血管细而不明显，生病以后其变化形状有 7 种：①根部粗大，属于顽固性疾病；②曲张或怒张，

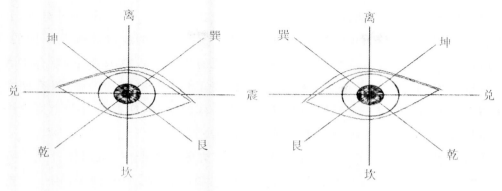

图 4-1　八廓定位

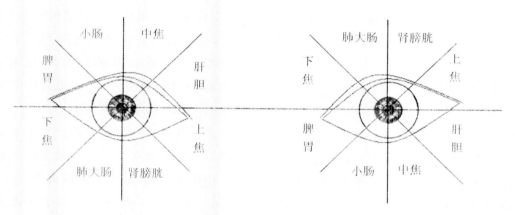

图 4-2　八个经区

病势较重；③延伸，传变到附近经区；④分岔，多发生在瞳仁以下的经区；⑤隆起一条，属于六腑的病；⑥模糊成一小片，多发生在肝胆区；⑦垂落：见于胃肠区多有虫积，见于其它区多属于血瘀。

2. 血管颜色的变化与疾病的关系

生病以后球结膜上血管颜色改变，关系到病程的长短，病势的转归等等，颇为重要。各经区的血管在生病以后，其颜色种种不同，因病而异。①鲜红：新发病，属于实证；②紫红：热盛；③深红：病势加重；④红中带黑：病势减轻；⑤红中

带黄：病势减轻；⑥淡黄：疾病将愈；⑦浅淡：虚证或寒证；⑧暗灰：陈旧性疾病。

3. 针刺治病

根据"看眼察病"和经络分布的八个经区，穴位在眼眶外一周，距离眼球一横指之外，上框在眉毛下际，下眶在边缘 2 分许，有 8 区 13 穴。在经区内针刺，可直刺，也可横刺，但不可超越所刺的经区。治疗中风、痹症、头痛等 730 例，总有效率者 683 例（占 94%），治愈 234 例（占 32%）。

1982 年云南人民出版社出版昆明医

学院第一附属医院眼科翻译的《虹膜诊断学入门》一书,籍观察虹膜和瞳孔的变化,以诊断全身各个器官系统本书中发生的病症。本书是法国人所著,译者们就眼与十二经、眼五轮八廓和眼与脏腑的关系以及"耳针"现象,提出对西欧作者在研究虹膜与中枢神经系统、内分泌系统和"虹膜诊断学与针刺疗法"等联系的中医学说,亦即《易经》中的太极八卦内容,或是现代高科技的 DNA 内容。译者们只从临床现象、实用观点说明虹膜诊断学与中医理论的联系,更希望在基础学科者的配合下,就此现象从现代科学体系探索有关经络的解剖生理,从它的生物信息、生物体的质量和能量传递等本质上,对虹膜诊断学的作用,开辟一条经络实质的新途径,负起祖国医学在这研究中应有的积极性,以求得它的科学性和实用性。

在眼科临床实践中,运用裂隙灯观察虹膜的变化,来测到患者的全身病状。患者普遍认为"神医""太神了"。

王延华等编著的《眼与全身病》一书中,有"虹膜表面有新生血管增生称为虹膜蔷薇疹……,在裂隙灯下检查,常很美观,但对患者危害性很大,这种新生血管的管壁很薄,易于破裂,而发生前房出血,并且往往反复发作,难以吸收。新生血管网也可长在前房角处,发生继发性青光眼。"根据虹膜蔷薇疹,可以预测糖尿病眼底出血。

现在对虹膜的研究已经到了一个崭新的阶段,用睁眼闭眼来开启电视、开门,实际上就是运用虹膜来开电视、开门锁。每一个人的虹膜纹理是不同的,将虹膜的信息输入电脑程序,唯有本人的虹膜才能启开电脑和门锁,没有两个完全一样的虹膜(亦即没有两个完全一样的 DNA)。

在临床实践中,运用体针光明穴治疗虹膜炎,针感一直到眼,用一定的手法,患者觉得一股凉气到眼,眼病立即好转。用安眠穴(风池和医风连线中点)来针刺,能通过病人针感情况来预测中央动脉栓塞和视神经萎缩的预后。还用第二掌骨、耳针、缪刺法、巨刺法治疗眼病和全身病都取得很好的疗效。

中国的《易经》、《黄帝内经》、全息律学说、DNA 学说将是打开科研之门的钥匙。中医要现代化,中医眼科要现代化,必需以《易经》、《内经》、全息律学说和DNA 为基础,从中找到答案,得以阐发和解决。就象视网膜色素变性这一遗传的疑难眼病也必将得到根治,目前,天津眼科医院已经找到视网膜色素变性的具体 DNA 位置,假以时日,如果能将精子和卵子的本病基因去除掉,然后精卵结合,培育出受精卵,即形成无本病基因的胚胎。

十、中医眼科中医免疫论

免疫一词始建于 18 世纪《免疫类方》,但免疫的概念则早在 2 千多年前已有一定的认识。我国古代的医学巨著《黄帝内经》就提出:"正气存内、邪不可干,邪之可凑,其气必虚;""真气从之,精神内守,病安从来"。古人认为疾病是人体正气同病邪斗争的过程,在这一对矛盾中,正气的强弱直接决定着疾病的发生、发展、变化和转归,并进而提出扶正祛邪这一基本治则。邪气是人体外部环境中多种致病的总称,如六淫之风寒、暑、湿、燥、火等;真气或正气概括了机体免疫系统的正常功能,发挥对免疫性疾病的防治作用。即现在所说的抗原抗体问题。

明代万全所著《痘疹世医心法》一书中说:"麻疹与痘疹相似,得过不再作。"陈实功著《外科正宗》中,已有用中药一枝梅贴额部,观察发泡反应预测转归的记载。李中梓在《医家必读》里提出了象肿瘤这样的"癥瘕积聚"实证,也是多因正气不足的观点。他认为"积之成者,正气不足,而后邪气踞之,"从而倡用"养正积自消"的原则。这同《内经》中所说的"大积大聚,其可犯也,衰其大半而止,过者死"的观点,可谓异曲同工。不过后者强调防治正气的损伤,前者更侧重正气的增强而已。

人工自动免疫法是我国首创的。利用狂犬脑髓干粉涂敷伤口防治狂犬病的方法,在1500年前的东晋葛洪所著《时后备急方》里有记载。人痘接种术,最早可追溯到唐朝开元间(清代董正由《种痘新书》),最迟也不会晚于明代(1567～1572年),因为该时已风行全国,证据确凿。至清康熙时,俄国也派留学生来攻此道,可见中医免疫对免疫学的贡献是非常伟大的。

现代免疫学正突飞猛进的发展。许多单位通过临床观察和实验研究,发现不少虚证患者或动物模型的免疫功能低于正常,而经扶正固本方药的治疗,可逐步升高,其中对肺、脾、肾三脏虚证效果明显,尤以肾虚最为突出。肾是调节阴阳平衡、免疫平衡的重要器官,现代医学认为,是神经系统的兴奋与抑制起调节作用,并通过脑下垂体——肾上腺皮质激素来维持机体免疫功能的相对稳定。

现在通过检验 tgA、tgG、tgE、tgM、tgD,即 B 淋巴细胞分化的浆细胞产生的各种抗体,测量抗体的滴度和效价以及补体的含量,就可以衡量体液免疫水平的高低。

临床中常用的补气药黄芪、人参、党参、灵芝、白术、茯苓、薏苡仁等,补血药当归、鸡血藤、阿胶、熟地黄、白芍等,补阳药淫羊藿、菟丝子、肉苁蓉、巴戟天、补骨脂、锁阳、肉桂等,补阴药枸杞子、山茱萸、五味子、女贞子、冬虫夏草、旱莲草、桑寄生、黄精、首乌、天冬、麦冬、元参、石斛、沙参等,都具有很好的免疫促进作用。

补气、补血、补阴、补阳药都可提高免疫功能,非是一味药制成的药就能补气又补血,既补阴又补阳。实际上是通过补气、补血、滋阴、补阳来提高患者的抗病能力(正气)。

中药还有免疫抑制作用。当免疫功能亢进,出现过高的免疫反应,会造成机体的损伤,而导致免疫性疾病。抑制免疫的常用中药有:①祛风除湿类药:苍耳子、蝉衣、僵蚕、荆芥、防风、薄荷、柴胡、桑叶、麻黄、桂枝、细辛、秦艽等；②清热解毒药：白花蛇草、穿心莲、大青叶、金银花、板蓝根、紫花地丁、蒲公英、鱼腥草、龙胆草、山栀子、黄芩、黄连、黄柏、大黄等；③活血化瘀药：丹参、赤芍、牡丹皮、桃仁、川芎、红花、益母草、三棱、莪术、乳香、没药等；④毒性攻坚类药物：雷公藤、斑蝥、蝮蛇、砒石等。抑制免疫的常用方剂有：桂枝汤、荆防败毒散、黄连解毒汤等。

运用免疫促进和抑制这一理论应用于中医眼科临床，治疗眼睑型带状疱疹、过敏性眼病、虹膜炎、视网膜色素变性、原田氏病等病，取得明显效果。例如作者对一例5年的虹膜炎患者，运用免疫疗法，仅用2个月治愈；对一例6年的胶原组织疾病——斯蒂尔病，用半年时间治愈。

通过检测免疫，可知免疫较低而预防治疗免疫性疾病。《内经》云："不治已病治未病，不治已乱治未乱，譬犹渴而掘井，斗而铸锥，不亦晚乎。"当病情发生时，利用现代科技测免疫，若免疫力低下即时给予促免疫力提高的药，既不会得疫病，即便是患疫病也不会严重。

例如，2003年"非典"流行时，不是说每个患疫病就必然死。凡正气（真气）盛者，患病也轻；凡正气虚者，病必然重而死。"非典"病就是"疫病"，就是中医温病之春温。《内经》云："四方之内皆相染易，无问大小，症状相似。"《温病学》中之春温说："瘟邪上受首先犯肺，逆传心包。""非典"病就是高烧，昏迷……。"非典"时期，西医用大剂量或长期激素治疗，均对人体产生副作用和后遗症。若用中医中药治疗者，愈后均无后遗症。用《易经》《内经》的话预测非典："先夏至日为病温，后夏至日为病署"。2003年夏至日是6月24日，6月24日非典就结束了，6月26日中央广播电台广播全国没有了"非典病例"。非典时检测出本病毒为 H_5N_1，病毒随时都在变化，西药抗生素治疗等无效，西药抗病毒药如病毒灵等疗效不佳。中医中药是靠提高免疫力和免疫抑制剂来治疗，有良好的作用。中医眼科应用免疫疗法治疗眼病，将会有快速的发展。

第二节　临床诊疗经验

通过40年的中医眼科临床实践，作者积累了丰富的治疗经验。例如外障眼病之上睑下垂、针眼、睑弦赤烂、病毒性角膜炎、鹘眼凝睛、虹膜炎、白塞氏病、眼肌麻痹，内障眼病之白内障、青光眼、屈光不正、视疲劳、视神经炎、视网膜炎、视网膜色素变性、视网膜脱离、中心性视网膜炎、眼底出血、小儿皮质盲（青盲）等，临床上要敢于实践,善于总结。限于篇幅,介绍如下几种。

一、重症肌无力上睑下垂

【病案举例】

患者男性,6 岁,1986 年 10 月 7 日初诊。其父代述:孩子已 6 岁,双睑下垂,走路困难,已 1 年之久。病史:1 年前眼睑下垂,走路无力,去两医院诊治,均诊为重症肌无力,服新斯的明药维持,服药则效,不服药则无效,慕名前来求中医治疗。检查:诊前 2 小时服药,双眼睑下垂,睑裂 1 mm,视人仰头,走路无力,苔薄白,右脉弱,左脉弦。急躁,易怒,纳少,食欲差。辨证:据脉症分析,肝气偏盛,木克土,致脾胃虚弱,脾主四肢,故乏力,眼睑下垂,纳少。治法:疏肝健脾通络。方药:羌活胜风汤加减:羌活 5 g,防风 5 g,枳壳 10 g,柴胡 5 g,黄芩 6 g,龙胆草 10 g,薄荷 10 g,桔梗 6 g,钩藤 10 g,全蝎 10 g,鸡内金 10 g,焦三仙 30 g,甘草 10 g,僵蚕 10 g。

方解:"诸窍不利者,皆脾胃不足之症",《原机启微·羌活胜风汤方解》。本病为脾虚受风。外感风邪,侵及皮肤肌肉,日久化热,虚热内生,加之烦躁易怒为肝气化火,火性炎上。脾主四肢,脾虚故乏力,纳少,食不香。故用白术、枳壳为君药,健脾;诸风药祛风通络为臣药;黄芩、龙胆草清肝胆脾热,全蝎、钩藤、僵蚕镇痉祛风,僵蚕还有修复动眼神经之

功,为佐药;甘草和诸药解百毒为使药。全方共奏疏肝健脾、疏风通络之功。

治疗经过:上药随症加减,服药半年,逐停西药痊愈。1987 年信访,未再复发。2006 年其姨母找我诊病,谈及外甥,孩子已 27 岁,去年已结婚,并生儿子 1 个。

【按语】

重症肌无力上睑下垂,目前尚属于疑难症之一。现代医学应用新斯的明和激素维持治疗,一旦停药,病即复发。若治疗不当或不及时,可有生命危险。通过临床应用金钱白花蛇确有激素样的作用。治疗本病,在辨证的基础上加上金钱白花蛇或重用甘草可提高疗效,缩短疗程。此患者没有用金钱白花蛇,是因为当时尚未知本药有激素样作用。作者撰写"羌活胜风汤在眼科的应用"一文发表在 1984 年 5 卷 1 期的《中西医结合眼科杂志》上,9 种眼病中不包括本病。

上睑下垂患者中,有糖尿病引起的,也有受风寒引起的,也有脑萎缩引起的,还有外伤引起的。糖尿病引起的上睑下垂,一般治疗一个半月能痊愈。上睑下垂,中医称之为"睑废"、"睢目",多由于脾虚气弱,脉络失养;或邪风客于胞睑,脉络不通;或睑外伤,致局部气血逆乱,复受风邪引起;或肝阳上亢,复受风邪;或髓海不足,复受风邪(脑萎缩型)引起的。若能辨证施治,定能取得良效。重症肌无力型上睑下垂,只要辨证准确,守法坚持治疗,亦能治愈。老年重症肌无力的上睑下垂,药遵育阴潜阳通络法。

现代医学认为上睑下垂是上眼睑内的提上睑肌和 muller 肌失去功能。提上睑肌是受动眼神经支配，muller 肌受交感神经支配。若二肌的功能不全或丧失，以至上睑部分或全部下垂。上睑下垂也分先天和后天。先天者为提上睑肌残缺；后天者为动眼神经麻痹性、交感神经性、肌源性和机械性 4 种。另外还有一种老年肌病性上睑下垂，为原发性肌肉萎缩所致。西医治疗本病多采用手术。用中药治疗，其效果从外观上明显好于手术治疗。手术治疗者往往能睁开眼，但又有可能闭合不全，中医治疗则无此弊病。重症肌无力上睑下垂是眼肌和神经的传导递质发生病理改变而致，中药加针灸治疗可取得明显疗效。

二、流泪症

流泪症是指泪液越过睑弦而外流的眼病总称。它有热泪和冷泪之分。热泪者多伴有眼睛红赤疼痛的眼病症状。冷泪则是无疼痛的外障眼病症状而经常流泪，如迎风流泪。另外还有溲则流泪、食则流泪（鳄鱼泪）和泪道异常（泪道阻塞、泪囊炎）的流泪等。

运用审症求因、审因论治法治疗流泪症。对炎症性流泪症，如角膜炎、青光眼、虹膜炎等引起的，认为只要治疗原发病，流泪随之而愈；而迎风流泪多为肝肾阴虚，复受风邪，风邪引泪外出，治疗则采用补益肝肾、祛风止泪法，可取得很好的疗效。

【病案举例】

1. 遇热流泪案

患者女性，40 岁，工人，1984 年 12 月 10 日初诊。主诉：每年冬天遇热流泪，因之车间冬天不能生暖气，否则泪流满面。冬天不能穿棉衣，只穿秋衣上下班。病史：发病 10 余年，遇热则流泪，冬天单位不能生暖气，上下班只能穿秋衣，否则泪流满面，十分痛苦，去多家医院治疗无效，慕名前来求治。检查：双眼视力 1.0，晶状体（一），眼底正常，泪道正常。时值 12 月 10 日他人都穿上了棉衣，她却只穿着薄薄的秋衣，舌质红少苔，脉细数。诊断：流泪症。辨证：此属阴虚火旺，复受风邪，风为阳邪，风火相煽，火邪迫泪外出之流泪。治法：滋阴止泪。方药：生地 30 g，熟地 30 g，山药 15 g，枸杞子 30 g，女贞子 30 g，地骨皮 20 g，知母 20 g，霜桑叶 20 g，菊花 10 g，五味子 10 g，甘草 10 g，水煎服。

治疗经过：服 7 剂后，自觉症状明显好转。上方照服 7 剂后，能穿绒衣上下班。服 21 剂后，遇热流泪症状消除。1985 年 12 月 30 日追访来信说，遇热流泪已愈。

2. 溲则流泪案

患者女性，18 岁，学生，1994 年 10 月 4 日初诊。主诉：眼平时不流泪，眼常干涩，但每次小便时则泪出如涌，站起后泪止。流泪后眼微觉不适。检查：泪囊、结膜、角膜均正常。视力:双眼戴镜 1.0,裸视为 0.4、0.6。苔黄,脉弦数。平时爱生气、着急。诊断:溲则流泪症。辨证:此属三焦郁热,上蒸肺之阴液,肺之阴液为郁火所迫,气化过度,溲是尿液下流,郁火上乘,携津液自泪窍涌出。治法:清肝止泪。方药:丹栀逍遥散加减:牡丹皮 10 g,山栀子 10 g,柴胡 10 g,当归 10 g,赤芍 20 g,茯苓 30 g,猪苓 20 g,白术 10 g,枳壳 10 g,薄荷 10 g,五味子 10 g,防风 10 g,甘草 10 g。水煎服。

治疗经过:上方服 10 剂后明显好转,继服 10 剂而痊愈。

3. 食则流泪案

患者男性,24 岁,1989 年 3 月 24 日初诊。主诉:一进食流泪,曾多处就医无效,已 6 年余。检查:双眼泪道通畅,泪小管正常。双眼视力 1.0,眼无内翻、倒睫,睑球结膜不红赤,泪腺触不到。舌质红,苔薄白,脉弦数。问及病史,曾失恋致失眠,两胁胀痛,但肝功能正常。诊断:食则流泪症。辨证:此乃属肝肾阴虚,肝郁化火,火邪伤阴,肝脉失养,目窍失营,食时血入胃消化食物,而致肝血更不足,故不能约束肝主的泪液而泪涌出。肝脉失养则胁肋胀痛,肾阴不足则腰痛。治法:滋养肝肾,柔肝止泪。方药:柴胡 10 g,枸杞子 30 g,女贞子 30 g,墨旱莲 20 g,山萸肉 30 g,白芍 20 g,茯苓 30 g,香附 10 g,郁金 10 g,当归 10 g,赤芍 20 g,五味子 10 g,白菊花 10 g,霜桑叶 10 g,鸡内金 10 g,三棱 10 g,莪术 10 g,甘草 10 g,水煎服,每日 1 剂。

治疗经过:上药服 7 剂有好转,但脾胃仍弱,前方加生黄芪 30 g,党参 10 g,白术 10 g,再服 7 剂。三诊告知食则流泪,大有好转,继服上方 7 剂。四诊告之,病已痊愈。再服 7 剂以巩固疗效。

【按语】

食则流泪,西医称之为"鳄角泪综合症",但病因不明,也无有效疗法。有西医报道,采用手术将泪腺和腮腺接在一起治疗。中医古籍《诸病源侯论》云:"夫五脏六腑,皆有津液,通于目者为泪。若脏气不足则不能治其液,故目自然泪下……。"中医一般认为流泪与风有关,风邪可引泪外出。此症非风邪,乃肝肾脾功能不足,思虑劳倦脾胃气虚,后天不足,肝肾不足,脏气虚弱。或先天不足,或先后天二气不足,不能升发于目,泪液失于统摄,故可致食则流泪。

三、无泪症

副泪腺炎(Mikulicz 综合征)典型症状是双侧泪腺肿胀增大,任何年龄都可发生,但以 30 岁以上者为多见。无任何症状,也无压痛。初为单侧,继发展为双侧,泪腺肿胀而柔软,可以移动,经过数周和数年后,腮腺也发生类似的对称肿胀,有时侵犯副泪腺和涎腺,使唾液分泌量减少,口腔鼻咽部,喉部呈现干燥症状。其病因目前尚不清楚。本病为一种良性症候群,可能为多种周身疾病引起的继发性泪腺、副泪腺、及腮腺慢性炎症。西医采用病因治疗。如病因不明，可采用试用抗生素、激素结合 X 放射治疗。中医没有"无泪症—副泪腺炎"的病名和治疗记载。曾治愈一例诊断为无泪症—副泪腺炎的患者，经过中医辨证治疗，半年而愈。

【病案举例】

患者男性，48 岁，2002 年 8 月 10 日初诊。主诉：眼干，无泪，眼痛，西医诊为副泪腺炎 1 年之久。病史：1 年前眼干痛，无泪，去天津专科医院找一专家诊治，给予人工泪液、激素、抗生素治疗 1 年无效，建议中医治疗。检查：双眼视力矫正 0.8，结膜稍红赤，其他未见明显异常。泪液试纸实验 0.3cm/5 分钟，滴人工泪液后稍微舒适，5 分钟后眼干痛如前。口干欲饮，便秘溲黄；苔薄白质红，脉弦数。西医诊断：无泪症—副泪腺炎。辨证：此乃脾肺蕴热，肾阴虚。中医之"白涩痛"或"眼干症"，肾阴虚无以蒸腾阴液上渗于目，《内经》云："肾主津液"，泪液就是肾的津液蒸腾上渗于目的津液；加之脾肺有热，热邪又伤阴，造成肺之阴液也不足。肺与大肠相表里，肺热致大便干溲赤；津液不能上乘故口干；目中津液被劫，故无泪。治法：清肺抑火，滋水明目。方药：金银花 30 g，连翘 10 g，紫花地丁 10 g，元参 20 g，枇杷叶 10 g，生石膏 30 g，知母 10 g，霜桑叶 10 g，麦冬 20 g，沙参 20 g，杏仁 10 g，生白术 50 g，枳壳 10 g，甘草 10 g，水煎服，每日 1 剂；

并滴熊胆眼药水、拔云锭滴眼液；每 2 日针灸 1 次（太阳、攒竹、风池、四白、曲池、合谷、足三里、三阴交等）。嘱其禁食辛辣炙煿之物。

治疗经过：上方药加减口服半年后，口不干，便润，小便正常，眼不红不痛。泪液试纸实验 3cm/5 分钟。口服中药 8 个月后，泪液恢复正常，眼不痛不红。停服中药，继滴眼药，每年春夏季节针灸，口服中药 7 剂量。2011 年 7 月 25 日来信：病痊愈，未再复发。

四、结膜炎

1. 睑内异物（头发碴）的结膜炎

【病案举例】

患者女性，58 岁，2001 年 9 月 10 日初诊。主诉：右眼红赤流泪时痛 3 年，伴有视物不清。病史：3 年半前，右眼红赤，曾去××和××医院，均诊为结膜炎，给予消炎眼药水无效，后回到当地医院仍给予消炎眼药水，维持治疗。检查：右眼睑结膜和球结膜红赤，探通泪道通畅。右眼视力 0.6，左眼 1.0；双眼晶体混浊，眼底动脉硬化 Ⅱ 期。用裂隙灯仔细检查，发现结膜囊内有一根 3 mm 的头发（其夫是理发师），大便时干，苔薄红，脉弦数。治疗：立即取出睑内头发，并给以消炎眼药水。

治疗经过：3 天后复查，红赤消，不流泪，高兴而去。3 年半的右眼红赤、流泪，一朝治愈。

2. 春季卡他性结膜炎（中医之时复证或目痒症）

春季卡他性结膜炎简称"春卡"，是一种季节性过敏性的结膜炎症，属于中医之"时复证"或"目痒症"范畴。它常见于春季发病，秋凉季节好转，冬季无症状，翌年春季又发病，如此反复发作。一般3～4年痊愈，不再发作，但据资报导，也有反复发作一、二十年者。本病多见于儿童和青年，男性较多。本病病因不明，一般认为是眼对于光热或空气中某些物质（如花粉等）的过敏反应；或为自身代谢中产生某种物质，而本身又对其过敏。中医认为是脾肺湿热，反复受风邪而致。

主要临床表现是"立春"节气那天开始，眼就开始奇痒，至夏季天热则更甚，秋凉好转，冬季无症状，来年又复发。患者有眼烧灼感，沉重感，羞明流泪，甚至有粘丝状分泌物。眼局部症状有结膜充血、肥厚，继而发生许多坚硬而扁平的乳头，乳头之间有淡蓝色之沟，状如卵圆石所铺成的路面。睑结膜面略带灰白色，似涂一层乳汁。球结膜与角膜外周接触部位（多见于睑裂部）可见褐黄色或污红色胶样肥厚等。

春夏季节，时复病病人多是阴虚体质，秋冬季节多是阳虚体质。《内经》说："春夏养阳，秋冬养阴"。一年四季春生夏长秋收冬藏，天人相应，人也如此，要顺应四时。春夏要顺应生长阳气之势，

给予养阳治疗，使体内阳气旺盛，阳生阴长；秋冬是肃杀收藏，故应给予养阴治疗，使人体阴精充实。因势力导来纠正人体阴阳虚弱的偏颇，抗邪外出，从而达到根治疾病的目的。春夏养阳的具体方法，是在春夏季节根据春夏发病，辨证何脏阳虚，选用适当的温阳方剂。肝阳虚选用吴茱萸汤，心阳虚选桂枝甘草汤，脾阳虚选大建中汤，肺阳虚选甘草干姜汤，肾阳虚选人参鹿茸丸，心肾阳虚选保龙丸合真武汤，脾肾阳虚选用理中汤合右归丸。阳虚兼阴虚血虚精虚者，根据兼证的量变程度，在养阳方剂中加入适量的养血滋阴、填精的药物，所谓阴中求阳也。"阳盛阴虚"，故服补阳药时，以不出现口干、口渴、烦热等症为宜，不能养阳太过，防反伤阴。

秋冬养阴的具体方法，是在秋冬季节，根据春季所发疾病，辨证为何脏阴虚，选用适当的养阴药。如肝阴虚用滋水清肝饮，若心阴虚用酸枣仁汤，脾阴虚用参苓白术散，肺阴虚选用桑白皮汤或百合固全汤，肾阴虚选用左归饮，肝肾阴虚选用大补阴丸。临床上阴虚者多数脏并见，可数脏合裁。兼阳虚气虚者，根据阳虚气虚的量变程度，于养阴方中配合适当的补气温阳药物，即所谓阳中求阴也。

春夏养阳、秋冬养阴治法坚持3年以上，对于时复症这一奇难大证，多能治愈。

西医治疗本病多采用激素疗法，但激素治疗法有一定的副作用，长期滴用

激素可引发青光眼而失明。根据"春夏养阳，秋冬养阴"原则，加上具有中药激素药的治疗获得满意疗效。

【病案举例】

患者男性，14 岁，中学生，1994 年 4 月 1 日初诊。主诉：眼痒红，去眼院诊治已 3 年，今年又开始，眼红眼痒。病史：3 年前的春季开始眼红眼痒，即去医院诊为"春卡"，给予可的松滴眼液，滴后立即不红不痒，但每天随时滴药，已连续 3 年。听说中医能治，故慕名前来求中医治疗。检查：视力：右眼 0.2，左眼 0.5。怕光，目痒，痒即揉之，越揉越痒。双眼球结膜红赤，球结膜与角膜接壤处有暗红色污浊的赤红物，睑结膜可见铺路石样的乳头，及乳头间常有蓝色。有粘丝状的分泌物。双眼眼底为近视眼底。苔薄黄，脉弦数。诊断：西医"春季卡他性结膜炎"；中医"时复症"、"目痒症"。治疗：①放血：太阳、攒竹、四白，三棱针点刺出血。②点中药眼药：复方熊胆滴眼液、八宝眼膏，如实在忍不住痒时，滴醋酸氢化可的松滴眼液 1 滴，尽量不点。③中药：桑白皮汤加减（《审视瑶函》）：桑白皮 10 g，桔梗 10 g，茯苓 15 g，黄芩 10 g，泽泄 10 g，寸冬 10 g，菊花 10 g，旋复花 20 g，元参 20 g，荆芥 10 g，防风 10 g，全蝎 10 g，金钱白花蛇 1 条，甘草 10 g。水煎服，每日 1 剂。忌食辛辣炙煿鱼虾之品。夏天外出戴墨镜。

治疗经过：1996 年 4 月 20 号复诊：经前治疗，眼红赤痒较前减轻，不再滴醋

酸氢化可的松滴眼液。继用上方法治疗。1996 年 8 月 8 日立秋节，所有症状全除，如常人，球结膜和睑结膜乳头全消失。嘱其来年"立春"节前来复诊用药。第二年"立春"节后 5 月 2 日复诊，病已痊愈未复发。

【按语】

本例发病已 4 年，经过中医治疗，最后红赤痒证均除，也不能否认中医治疗的效果。查阅资料治目痒症，一般选用驱风一字散或藁本乌蛇汤。中医眼科专家庞赞襄采用淫羊藿 30 g，黄芩 10 g，香附 10 g，夏枯草 30 g，羌活 10 g，秦皮 10 g，水煎服，疗效亦可。作者用《审视瑶函》之桑白皮汤加减辨证治疗亦取得明显疗效，应用确有激素样作用、而无激素副作用的中药，可大大缩短了疗程，取得明显效果。

五、鹘眼凝睛

【病案举例】

患者男性，6 岁，1985 年 8 月 22 日初诊。主诉：患者自幼右眼球突出，逐渐加重，1981 年 1 月 29 日在天津某医院诊治，心肝脾（一），Hg 12.5 kg，WBC 7.8×10^9/L，未见幼稚细胞，做 A、B 超声波检查，诊为"眶内肿物"。1981 年 7 月 20 日又去上述医院诊治，双眼视力为 1.0，眼球突出计检查：$PE \dfrac{13\quad85\quad10}{0D\qquad\qquad0S}$，眼底未见异常，

做 B 超检查,诊为"右眼眶内球后多囊性静脉扩张症"。1985 年 8 月 10 日又去天津某医院眼科诊治,视力右眼 1.0,左眼 1.5;PE $\frac{22}{0D}\frac{87}{}\frac{13}{0S}$。B 超检查:球后占位性质,在视神经外上、外侧及下部有肿物,肿物上部存间隔外下方多囊性,诊为"右眼眶内静脉性血管畸形"。检查:患儿右眼球突出,眼球转动不灵,上下睑不能闭合,睑裂距为 9 mm,内、外眦存泪液,球结膜血管红赤且紫滞,眼睑皮肤青紫肿胀,双眼 4 个方位均复视,视力为 1.0,眼球突出计检查:PE $\frac{23}{0D}\frac{87}{}\frac{13}{0S}$,苔薄白,脉浮弦而数。诊断:鹘眼凝睛症。辨证:此为脾胃虚弱,风热壅阻眼络。治法:健脾升阳,疏风通络。方用羌活胜风汤加减:羌活 5 g,防风 5 g,白术 5 g,枳壳 5 g,柴胡 5 g,黄芩 5 g,当归 5 g,龙胆 5 g,桔梗 3 g,赤芍 5 g,薄荷 5 g,前胡 5 g,甘草 6 g。水煎服,每日 1 剂。

8 月 26 日二诊:上方服 4 剂,自觉病轻,眼球稍转动,泪亦少,眼睑青紫肿胀也减。据中医"治风先治血,血行风自灭"的理论,上方加丹参 10 g 照服。

9 月 1 日三诊:上下眼睑已能闭合,眼睑青紫肿胀基本消失,白睛红赤亦大大减轻,唯大便二日一行,又于上方加酒大黄 5 g 照服。

9 月 5 日四诊:上方共服 15 剂,诸症消失,大便亦一日一行,上方去酒大黄,再服 4 剂。

9 月 9 日五诊:患儿及其父母叔父携带锦旗同来医院,深表感谢,病告痊愈。

1990 年 8 月 12 日信访,患儿身体健康,已念初中,病愈后未复发。

【按语】

鹘眼凝睛首见于《世医得效方》,"鹘眼凝睛,轮硬而不能转动者是也。"《目经大成》以其眼球突出,似鱼眼不能闭目而又称之为"鱼睛不夜"。本病起病缓慢,可单眼发病,亦可双眼发病,主要见于西医之眼眶假瘤、眶部肿瘤及甲亢性突眼等。鹘眼凝睛的病因,古医籍认识基本一致,如《秘传眼科龙木论》谓:"此疾皆因五脏热壅冲上,脑中风热入眼所致。"《证治准绳》七窍门记载较详,云:"其状目如火赤,绽大胀于睥间,不能敛运转动,若庙塑凶神之目,犹鹘鸟之珠,赤而绽凝者,凝定也,乃三焦关格,阳邪实壅,亢极之害,风热壅阻,诸络涩滞,目欲暴出矣。"对本症的治疗,《世医得效方》云:"此不可治"。《审视瑶函》用"泻脑汤"和"摩风膏"治疗,但临床亦罕见报道。(注:本病例刊于《中西医结合眼科》1992 年 2 期)。

六、角膜炎

1. 病毒性角膜炎

由于西药抗菌素的大量和不合理运用,造成病毒性角膜炎眼病越来越多。细菌性角膜炎和病毒性角膜炎诊断比较容易,但治疗起来,细菌性角膜炎应用相应的抗菌素疗效极佳。当角膜炎经西药抗菌素治疗一周见效者，一般就可以认为是细菌性角膜炎。超过一周不愈者，即可诊为病毒性角膜炎。西药也有治疗病毒性角膜炎的药，但它治疗的面非常窄。中医治疗的疗效好，且不易复发。

曾遇到 10 年的病毒性角膜炎，西医治疗，反复发作，不能根治，采取中医中药辨证治疗，疗效甚佳。病毒性角膜炎一般见于二个类型，一是肝经湿（实）热，复受风邪型，二是肝肺阴虚，复受风邪型。肝经湿（实）热型者用龙胆泻肝汤加祛风药荆芥、防风治疗。肝肺阴虚复受风邪型应用双解汤加减，重用金银花连翘板蓝根等药，坚持治疗，必能治愈。中医中药治疗，目前来说，还不是某种药对某种病毒起作用，而是认为感染病毒与患者的免疫有关。中医的免疫认为气虚、血虚、阴虚、阳虚。中药不是一味药就能统治免疫性疾病，而是气虚者，应用中药黄芪、党参等补气，来提高免疫力；血虚者用补血的药如当归、阿胶等来提高免疫，中医治疗病毒性眼病，一定仔细辨证，辨证准确，方能效如浮鼓。本病易复发，如何防止复发呢？治疗本病不可有效就停治，治愈后要两次荧光素染色，不着色方可停止治疗。病毒性角膜炎的饮食禁忌非常重要，在治疗过程中，一定不能吃辛辣灸煿之品，如生葱、生姜、生蒜、牛羊肉、炸鱼、炸虾等，这些食品是辛辣发性之物。患病毒性眼病，忌食这些东西非常重要，它直接影响疗效。在治疗病毒性眼病时，除服中药外，还可以配合应用放血拔罐的物理疗法。

2. 眼睑型的带状疱疹角膜炎

【病案举例】

患者女性，55 岁，2011 年 6 月 5 日初诊。主诉：患者头部带状疱疹 5 个月，现仍有疱疹，尤其是夜间非常疼痛。病史：右侧额痛，5 个月前去某医院诊为带状疱疹，令其去天津专治带状疱疹的皮肤病医院，经治五个月，疼痛没有止住，且有角膜炎，住院请眼科医院会诊。诊为疱疹病毒性角膜炎，给予疱疹净、无环鸟苷、病毒灵、干扰素等滴眼剂，不见好转。后经人介绍，请中医眼科治疗。检查：右眼 0.02，左眼 0.5；右额部仍有疱疹数 10 个，不越中线。角膜灰白色浑浊，睑结膜红赤、球结膜红赤，苔薄白稍腻，口苦便秘，脉弦数。诊断：眼睑型带状疱疹合并病毒性角膜炎。辨证：据脉症分析，此属，肝胆经湿热，复受风邪而致。治法：清肝胆湿热兼以祛风。治疗：①方药：龙胆泻肝汤加金银花 30 g，连翘 10 g，板蓝根 20 g，荆芥 10 g，防风 10 g，7 剂，水煎服，每日 1 剂。②针刺：刺头部疱疹周边放血，并用小火罐拔之。然后在后背找红点，三棱针点刺放血并拔火罐。③外洗：用升麻 50 g 水煎外洗右头额部。④点眼药：应用拨云锭（云南楚雄厂）药水点眼，1 小时 1 次。头额部涂拨云锭和眼膏。

治疗经过：服药 5 剂，拔罐 5 次（5 天），局部疼痛已止，疱疹消失。后仍以前方加前眼药服至 21 剂，右眼视力达

0.15。服 28 剂时,右眼视力为 0.5.但仍有流泪,偶而闭眼刺痛。右额局部仍暗黑,仍以前方加减,局部涂拨云锭眼膏。药服至 35 剂时,右眼视力达 0.8。2011 年 11 月 10 日复诊,双眼视力均为 0.8,告愈。

【按语】

5 个月的带状疱疹,经 5 天中医治疗而疼痛止,月余合并角膜炎治愈。本病治疗不当,经久不愈,还可遗留三叉神经痛、虹膜炎、脉络膜炎、视神经炎和脑膜炎等。临床见到本病,一定采取各种措施先解决疼痛,后解决合并的眼病。

3. 卷丝状角膜炎

【病案举例】

患者男性,17 岁,中学学生,1998 年 5 月 4 日初诊。主诉:眼科医院诊为卷丝状角膜炎 6 个月。病史:初中三年级时眼痛,眼内有很硬的丝状物,眼红赤,去眼科医院诊断为卷丝状角膜炎,经半年点各种眼药无效,而求中医治疗。检查:右眼 0.5,左眼 0.4,矫正视力 1.0。荧光素染色点状着色阳性,且可见 0.3～0.5 mm 的透明丝状物。胃纳欠佳,懒言乏力,苔薄黄,脉弦数。诊断:卷丝状角膜炎(中医尚无相应病名)。辨证:据脉症分析,此为年轻少年,正值升高中,学业紧张,而致肝胆火旺,脾虚受风,风热上扰所致。治法:清肝胆湿热,兼以健脾祛风。方药:以龙胆泻肝汤和羌活胜风汤加减:龙胆草 10 g,枳壳 10 g,白术 10 g,黄芩 10 g,柴胡 10 g,生地黄 30 g,车前子 10 g,泽泄 10 g,木通 10 g,当归 10 g,金银花 30 g,连翘 10 g,荆芥 10 g,防风 10 g,薏苡仁 30 g,甘草 10 g。水煎服,每日 1 剂。点药:八宝眼膏等。

治疗经过:1998 年 9 月 9 日复诊,服药 5 剂后,胃纳增加,原卷丝取出后,未再出现,但眼仍磨痛不适,荧光素染色仍着色,但未见丝状物,眼仍红赤,继以前方加羌活 10 g 继服。1998 年 5 月 23 日,荧光素染色转阴性,胃纳好转,眼赤亦轻。继服前方加减。1998 年 6 月 6 日复诊,荧光素染色仍阴性,也未见卷丝状物。嘱其停服中药,继服中成药龙胆泻肝丸和点中药滴眼液、眼膏,以善其后。以后未再来复诊。

【按语】

卷丝状角膜炎是以角膜表面出现大小不等的上皮性卷丝为特征的一种角膜病变。目前西医对本病病因尚未阐明。有人认为角膜上皮某种不健康因素或异常的眼睑闭合开启运动有关。在单疱疱疹性角膜炎、角结膜干燥症、反复性角膜上皮脱落症和黑矇性青光眼,或眼手术包扎过久,都可遇见这种情况。也可以在高度内斜或急性结膜炎的病例见到。有眼病出现卷丝状角膜炎者,称为"继发性卷丝状角膜炎",没有眼病出现卷丝状角膜炎称为"原发性卷丝状角膜炎"。临床表现症状轻重不一,轻者仅有异物感,较重者则有怕光、流泪症状。卷丝可出现于任何部位。用荧光素染色,可以见到附于角膜上大小不等的丝状透明物,角膜上皮点状荧光素着色,角膜刺激征,怕光流泪也较明显。中医眼科未曾见到对本病的论述。本病是中西医均感难治之病。本病病机是肝热脾虚,辨证施治,定能取得好的效果。本病例取效快的原因可能有四点:一是此患者年轻,二是治疗较早,三是紧握病机,四是遣药合理。

4. 农药性角膜炎案

【病案举例】

患者女性,56 岁,农民,1999 年 7 月 8 日就诊。主诉:右眼角膜炎,角膜溃疡 2 个月。病史:××医院病历记载 2 个月前农药(敌敌畏)进入眼内,出现流泪,诊为"农药喷眼内(农药含有机磷,PH 中性)",给予角膜上皮因子,氧氟沙星滴眼液等治疗 20 余天不效,而来我院求中医治疗。检查:右眼 0.12,左眼 0.25;双眼瞳孔药物性散大。双眼结膜混赤,角膜混浊,右眼为重;双眼荧光素染色阳性,左眼较轻;头痛,口干欲饮,苔薄白质红,脉弦数。诊断:双眼农药性角膜炎、角膜云翳,右眼较重。此系阴虚肺热,复受毒邪侵袭而致。治法:养阴清热。方药:庞赞襄之养阴清热汤加减:金银花 30 g,公英 10 g,花粉 10 g,生地黄 30 g,赤芍 10 g,生石膏 30 g,知母 10 g,芦根 30 g,荆芥 10 g,防风 10 g,鸡内金 10 g,甘草 10 g,水煎服,每日 1 剂。滴复方熊胆滴眼液,每日 1 小时滴 1 次;晚上点素高捷疗眼膏。针灸:四穴八针,太阳、攒竹、四白、风池,每日针 1 次,针后,太阳、攒竹、四白挤血。

治疗经过:1999 年 7 月 13 日复诊:上法治 5 天后,眼仍流泪,但口干欲饮好转。前方加龙胆草 10 g 照服。1999 年 7 月 23 日复诊:口干欲饮更加好转,流泪减少,荧光素染色弱阳性。前药照服。99 年 7 月 30 日,诸症好转,继续用药。99 年 8 月 6 日复诊:双眼荧光素染色阴性,口干欲饮已除,继用前药。1999 年 8 月 13 日复诊:双眼荧光素染色仍显阴性,但角膜云翳仍在。角膜炎已愈。给予羌活胜风汤和养阴清热仍交替应用,以善其后,以消除云翳。后因经济问题,而未再诊,中断治疗。

【按语】

农药是一种化学物质。化学物质直接接触眼球,可造成眼部化学伤。化学物质分酸、碱两种。强酸如硫酸、硼酸、硝酸等;强碱有苛性钾、苛性钠、氨水(化肥)液态氨、硫化钾溶液等。化学伤一般用中和疗法。化学伤中 70%~90%为碱伤,碱伤者可形成可溶性蛋白,可继续向眼深部浸入,直到中和完全。酸伤可形成凝固性蛋白,眼组织形成疤痕后,不再浸入。还曾治疗一睑伤患者,经中药治疗而提高了视力。患者工人,夜间劳动,烧碱罐坠地崩脸,立即清水洗,40 分钟后到眼科医院,治疗半年后,一眼失明,一眼视力 0.08。经诊治后,0.08 的眼能看到 1.0。患者因碱的可溶性蛋白浸入玻璃体内,影响了视力,经用中药将混液吸收而提高了视力。

5. 蚕蚀性角膜炎

【病案举例】

患者女性,28 岁,2001 年 3 月 6 日初诊。主诉:眼红、眼疼、流泪加重 3 天。病史:2001 年 1 月 19 日,眼红痛到天津眼科医院诊治,初诊为角膜炎给予无环鸟苷等药,但疼痛更重,后诊为蚕蚀性角膜炎,眼科医院转中医治疗,慕名前来求治。检查:右眼 0.8,左眼 1.0;混合性充血,荧光素染色弱阳性。裂隙灯检查,角膜周围下方有穿凿样灰白色混浊改变。口干欲饮,舌红少苔,脉弦数,大便秘结,小便黄。诊断:蚕蚀性角膜炎;相当于中医之“白膜侵睛”,或“白涩痛”。此系肝胃实热而致。治法:清肝泻热。方药:金银花 30 g,连翘 20 g,蒲公英 20 g,天花粉 10 g,生地黄 30 g,知母 10 g,生石膏 30 g,芦根 30 g,黄芩 10 g,黄连 10 g,荆芥 10 g,蔓荆子 10 g,防风 10 g,白术 10 g,枳壳 10 g,绞股蓝 30 g,川大黄 10 g,鸡内金 10 g,甘草 10 g,水煎服,每日 1 剂。点药:熊胆滴眼液。针灸:四穴八针加合谷、太冲、耳尖放血止痛。

治疗经过:针灸 10 次,服药 10 剂,眼不疼,红赤减。前方去川大黄,又服 5 剂,针灸 5 次,眼不痛,红赤退尽,为巩固疗效,以后每 2 天 1 剂,以善其后。

【按语】

蚕蚀性角膜炎相当于中医之“白膜侵睛”、“白涩痛”范畴内。本病除角膜周围有穿凿样的改变外,主要症状就是眼剧痛难忍。本病以实证为主,治疗必须辨证施治,给予中药对症治疗,先解决本病的疼痛。耳尖放血,太阳穴、攒竹穴、四白穴放血,定能立即止痛,取得疗效以控制病情的发展。

七、虹膜炎

虹膜炎是眼科常见病多发病,西医治疗本病主要依靠激素类药物,但有的患者应用激素出现不良反应,或停用激素后发生反跳现象。曾治愈多例这样的病人,当遇到应用激素治疗虹膜炎出现反跳现象时,应首先从头开始应用激素治疗,同时中医辨证治疗,待病情控制后逐渐激素减量继服中药,当激素停服后仍服中药,用中药代替激素,等反跳期过后再停中药。

中医认为本病多属肾虚肝热。肾虚分肾阴虚和肾阳虚。激素类药有助阳作用,当应用激素时中药以补肾阴为主,当激素减量或停用时以补肾阳为主。补肾阴多重用生地黄、知母、菟丝子、决明子等,补肾阳可选仙灵脾、淫羊藿、枸杞子、金钱白花蛇、巴戟天等,完全停服激素后还应根据自身肾上腺机能恢复情况,或补肾阴或补肾阳、或阴阳俱补,及时调整补阴药和补阳药的比例。

中医补肾的意义在于改善机体的调节机制,通过机体内在功能的恢复而起积极治疗作用。虹膜炎是机体免疫机能低下而致的菌源性过敏性反应性疾病，要靠肾上腺分泌的激素调节和治疗。现代医学认为免疫细胞位于骨，中医认为"肾主骨"，可见中医之肾对免疫系统其有重要调节作用。本病重视补肾的道理就在于此。

【病案举例】

案例 1：患者女性，36 岁，1990 年 2 月 8 日初诊。病史：左眼患虹膜睫状体炎 1 年之久，初患时即住天津眼科医院激素治疗，5 周左右即痊愈，愈后递减激素药约 1 个月左右，到完全停激素 3 天后虹膜炎又立即复发，如此反复 5 次而离不开激素，经人介绍求中医治疗。检查：视力：右眼 1.2，左眼 0.3；左眼因结膜下注射地塞米松而致结膜下出血，睫状充血（＋＋），瞳孔药物性散大约 5 mm，Kp（＋＋），房闪（＋），面部呈满月脸，身体特显肥胖，颈项部有毛发生长，显有胡须，口干不欲饮，性情急躁，舌苔薄黄质红，大便不畅、脉弦数。治疗：西药强的松每日 30 mg 照服，左眼继续散瞳。中药治以清肝解郁、益阴渗湿，方药：苍术 10 g，白术 20 g，生地黄 30 g，柴胡 10 g，女贞子 30 g，菟丝子 30 g，决明子 30 g，薏苡仁 30 g，羌活 10 g，黄连 10 g，木贼 10 g，蝉衣 10 g，菊花 10 g，防风 10 g，甘草 10 g。针灸取攒竹、太阳、球后、风池、外关、合谷、足光明等穴。隔日针灸 1 次，手法：平补平泻。

治疗经过：2 月 15 日，中药服 7 剂，诸症好转，前方照服。3 月 7 日睫状充血

消失，Kp（－），房闪（－），左眼视力 1.0，嘱其激素强的松每周减服 10 ng，中药去黄连加仙灵脾 10 g 继服。3 月 28 日激素停服，继服中药与针灸。4 月 23 日激素停服 4 周病仍未复发。嘱停中药与针灸。7 月 25 日追访，病痊愈，已上班 4 个月。

案例 2：患者男性，42 岁，1990 年 7 月 6 日初诊。病史：自 1980 年起每年均犯虹膜炎，经口服和点用激 素治疗即愈，但来年 7～8 月份又发病已 10 载。现已发病 9 天，眼局部点地塞米松滴眼液，每日口服地塞米松 3 mg，后来求治于中医。检查：右眼瞳孔药物性散大，角膜后壁有灰白色羊脂状和棕褐色片状沉着物，房闪（＋），晶体前囊附有棕褐色沉着物，右眼视力 0.5，左眼视力 1.2，苔白腻，脉弦滑。治疗：西药继前所用，中药治以芳香化湿，用藿香正气散加减，水煎服，每日 1 剂。

治疗经过：7 月 13 日，中药服 7 剂，苔白腻已去，改服庞氏清肝解郁益阴汤加薏米 30 g。8 月 10 日右眼新鲜 Kp 消失，右眼视力为 1.0，嘱其每周减服地塞米松 0.75 mg，中药加淫羊藿 10 g 照服。9 月 9 日激素完全停服，嘱其继服 3 周告愈。追访 3 年，病未复发。

案例 3：患者男性，32 岁，1993 年 12 月 25 日初诊。病史：右眼患虹膜炎 3 周，曾激素治疗，病眼基本痊愈自做主张将激素全部停掉。自昨日起眼又红并疼痛，且发热，恶心，呕吐、肌肉关节酸痛，全身乏力等，自认为感冒而来求中医治

疗。检查:视力:右眼 0.4,左眼 1.0;Kp(＋＋),房闪(＋),情绪消沉,舌苔黄质红,脉弦滑数。诊断:右眼虹膜炎和激素停用后综合征。治疗:西药继用地塞米松 2.25 mg/d,1％阿托品滴眼液继续右眼散瞳。中药给予庞氏清肝解郁益阴渗湿汤加知母 50 g、生地黄 50 g、甘草 50 g,水煎服。

治疗经过:1994 年 1 月 3 日,中药服 7 剂后,右眼视力 0.6,Kp(＋),房闪(－),发热,恶心,呕吐、乏力,肌肉酸痛等症明显好转,情绪亦饱满。7 月 10 日,右视力 1.0,诸症悉除,嘱其地塞米松每周减服 0.375 mg,6 周后停服,中药去知母照服。9 月 21 日激素停服 4 周,病未复发。

八、以眼症为主的白塞病

白塞病是一种病因不明,以眼(虹膜睫状体炎)、口(口腔溃疡)、生殖器(生殖器溃疡)三联征为主要临床表现的慢性进行性复发性多系统炎症性疾病。白塞氏病相当于中医之“狐惑病”,作者曾写“以眼病为主的白塞氏病 25 例临床小结”和“中西医结合治疗白塞病体会”两篇论文,认为白塞氏病阴虚毒热而致,应用清热利湿滋阴补肾法能取得很好疗效。临床常分三个证型:

(1)肝脾湿热型:除眼、口、生殖器等症状外,兼便秘溲赤,口苦苔黄,脉弦数有力。治法:清肿健脾、解毒利湿。方药:龙胆泻肝汤加减:龙胆草、山枝子、黄

芩、黄连、木通、当归、赤芍、泽泄、生地黄、薏米、金银花、荆芥、防风、生石膏、甘草等。

(2)阴虚湿热型:除眼、口、生殖器等症外,兼头晕、五心烦热、舌红苔黄稍腻,脉滑细而数。治法:滋阴清热、利湿解毒。方药:益阴渗湿汤加减:苍术、白术、生地黄、女贞子、菟丝子、枸杞子、羌活、防风、木贼、蝉衣、菊花、柴胡、甘草。

(3)脾虚湿困型:眼、口、生殖器等症除外,兼纳呆、便溏、面色苍黄、舌胖嫩苔薄、脉沉细。治法:健脾除湿。方药:补中益气汤加减:人参、黄芪、白术、陈皮、茯苓、升麻、柴胡、当归、赤小豆、薏苡仁、甘草等。

配合应用西药:①口服强的松 20～40 mg/d,或地塞米松 0.75 mg,每日 3 次。②点眼:地塞米松滴眼液或可的松滴眼液点眼,每日 6 次。③地塞米松半球后注射。

开始时中西药并用;症状消除后渐停西药,继服中药;西药停服后,继以中药善后以防复发。

【病案举例】

患者男性,22 岁。主诉:视物不清 3 天,伴眼痛怕光流泪。检查:右眼视力 0.8,左眼视力眼前 2 尺指数,左眼球结膜混合性充血,角膜内皮下方大量 KP,前房积脓,瞳孔药物性散大,虹膜纹理不清,玻璃体混浊,眼底窥不清。追问病史,有口腔粘膜溃疡及阴部溃疡,至今未愈。现症尚有头晕、五心烦热、舌红苔薄

黄,脉滑细而数。诊断:白塞氏病(测定肝功能、免疫指标 C_3、IgG、IgA、IgM,检查结果符合本病诊断)。治疗:给予西药地塞米松 0.75 mg,每日 3 次口服;地塞米松滴眼液滴眼,每日 6 次;口服中药(苍术 30 g,白术 10 g,生地黄 30 g,柴胡 10 g,当归 10 g,赤芍 10 g,女贞子 30 g,菟丝子 30 g,枸杞子 30 g,木贼 10 g,菊花 10 g,丹参 30 g,川大黄 10 g,甘草 10 g),水煎服,每日 1 剂。

治疗经过:服中药 5 天,前房积脓消失,玻璃体混浊大有好转,视力已恢复 0.4,眼底检查视乳头边界清楚,黄斑区有轻度水肿。前方加减继服 20 天后,口、生殖器溃疡完全消失,视力恢复到 1.0,每周减服地塞米松 0.375 mg,又过 21 天后停服激素,仍继服中药 3 周。共治 61 天停服中药。停药时复查视力右眼 1.0,左跟 0.8;右眼前部症状全部消失,眼底水肿消失。随访 1 年未见复发。

【按语】

白塞病相当于祖国医学之"狐惑病"。早在公元 219 年前东汉著名医学家张仲景著《金匮要略》一书中记载:"狐惑之为病⋯⋯蚀于喉为惑,蚀于阴为狐⋯⋯甘草泻心汤主之";"目赤如鸠眼⋯⋯赤小豆当归散主之"。本病的病因目前尚不清楚,西医治疗消除症状治标快,中医中药辨证施治治本好。中药亦有类激索作用,而无激素的副作用,中西医结合治疗解决了本病的复发问题。

九、青光眼

1. 恶性青光眼

【病案举例】

患者女性,48 岁,2001 年 3 月 25 日就诊。主诉:左青光眼术后,眼压仍高且痛,现尚在眼科医院住院。病史:患青光眼眼科医院于 2001 年 3 月 18 日手术。手术后眼仍痛,测眼压仍高,眼科专家每天上午会诊,会诊后输液,甘露醇 250ml 50％葡萄糖 60ml 静脉推注,手术一周后眼压仍高,眼痛如手术前。眼科医院欲摘除眼球。患者因惧怕手术,故来到中医研究院附院眼科求治。检查:右眼 0.8,左眼 0.1。左术眼手触眼硬如石,混合型充血,视野缩小,眼痛,苔薄白,脉弦数。诊断:青光眼术后恶性青光眼;中医诊断为"绿风内障"。治法:补血养血,祛风。方药:生地 20 g,熟地 20 g,赤芍 10 g,当归 10 g,川芎 10 g,藁本 10 g,前胡 10 g,防风 10 g,白芷 10 g,细辛 3 g,甘草 10 g,每日 1 剂,水煎服。立即针刺攒竹、太阳、四白、外关(均患侧),风池(双),合谷(右侧),足三里(双),阳陵泉(双),太冲(双)。针后顿时减轻。

治疗经过:第 2 天复诊,眼痛轻,手触眼压较前变软。第 4 天复诊,针 3 次,中药 3 剂,眼痛基本消失,手触眼压趋于正常。患者随即在眼科医院办理出院手续,继续中药针灸治疗。1 周后诸症消除,痊愈停止治疗。

【按语】

诊断本病为恶性青光眼。恶性青光眼是闭角型青光眼手术的一种严重并发症。本病的特点是在抗青光眼手术后,前房极度变浅或完全消失,眼压升高,用一般的抗青光眼手术和药物治疗无效,如处理不当,可致失明。所用处方为《审视瑶函》里的除风益汤(即四物汤加藁本、前胡、防风)加减。西医认为本病多发生在浅前房、窄房角、小眼球、小角膜、睫状环较小,或晶状体过大的闭角型青光眼,尤其是在长期高眼压术前眼压不易控制,经用高渗剂或碳酸酐酶抑制剂,眼压虽暂时下降,而房角仍关闭者,更易患恶性青光眼。经辨证此为术后眼压不降,是因手术为"眼外伤",手术必伤及气血,风邪必来侵袭,内外合邪,经络不畅,致房水停滞造成。除风益损汤内四物汤养血活血,藁本、前胡、防风、细辛、白芷疏风通络,达扶正祛邪之功,孰能不效乎。

2. 新生血管性青光眼

新生血管性青光眼是继发性青光眼。它继发于血液病、眼内出血和血管疾患。西医对于新生血管性青光眼的治疗,多采用激光手术和摘除眼球治疗,有很好的疗效。但有的患者对摘除眼球不愿接受;激光手术对虹膜的新生血管疗效尚可,但对眼底的新生血管疗效较差。曾遇一眼底新生血管性青光眼患者,虽眼已经失明,但也不愿接受摘除眼球手术,运用中药治愈。

【病案举例】

患者男性,49 岁,工人。1992 年 6 月 7 日初诊。主诉:患视网膜中央静脉栓塞 5 年,近 1 年来眼痛眼科医院诊为眼底新生血管性青光眼,欲做摘除眼球手术,患者不愿接受手术摘除眼球,而来求中医治疗。检查:右眼 1.0,左眼黑矇瞳孔散大,眼底可见团状新生血管,手不能触及眼,否则疼痛加重难忍。诊断:新生血管性青光眼。治疗:针刺患侧攒竹、太阳、四白、外关,双侧风池,对侧合谷,及足三里、三阴交、阴陵泉、太冲,针刺后疼痛见轻,给予中药庞氏泻肝解郁汤加减:桃仁 10 g,红花 10 g,丹参 30 g,枯草 30 g,桔梗 10 g,黄芩 10 g,茺蔚子 10 g,车前子(包)10 g,葶苈子 10 g,羌活 10 g,防风 10 g,芦根 30 g,香附 10 g,甘草 6 g,三七粉冲 6 g。治疗经过:经服 3 个月治疗,眼底新生血管消失,眼早已不痛,而停止治疗。

还曾治一糖尿病患者,角膜上有一大的水平新生血管,经过活血化瘀法治疗,此角膜上的新生血管也消失,仅留有浅白色的一点痕迹。

十、眼底出血

眼底出血是眼科临床上的常见症状,可由多种疾病引起,如糖尿病眼底出血、视网膜静脉周围炎、视网膜静脉栓塞、视网膜中央动脉栓塞、视乳头血管炎、高血压动脉硬化、妇人经期视网膜出血、高度近视性眼底出血、血液病眼底出血等。出血量可多可少，出血部位可局部、也可整个视网膜。有的出血在黄斑区或出血流入玻璃体者，可致暴盲；出血在视网膜周边部者，则不影响视力。出血日久者，产生新生血管，又极易造成反复出血；出血后还可继发青光眼、增殖性视网膜病变、牵拉性的视网膜脱离、新生血管性青光眼等。因此，眼底出血的治疗应认真仔细辨证治疗。其治疗方法也应审因论治、审病论治，做到活血而不妄行，止血而不留弊。西医学认为：出血后凝血机制被激活，血小板聚集，不用止血而出血自止。治疗眼病的目的是要视力，是如何把影响视力的出血运走。眼底属于微血管，出血后 2 分钟血就能止住（除血液病）。但如何将出来的血运走呢？就必须采取凉血活血药和活血化瘀药。治疗眼底出血，除血液病眼底出血外，均以活血凉血化瘀为基础，再审因审病分别采取不同治疗药物。

1. 糖尿病视网膜眼底出血

本病是血糖高、血粘度高造成血流缓慢，内皮增生而致，在活血凉血化瘀的基础上加用降糖的中药仙鹤草、枸杞子、荔枝核等药，来治疗原发病。

治疗方法：在西医继续服用降糖药，维持正常血糖尿糖的同时，给予中药自拟清肝明目方：柴胡、当归、赤芍、丹参、川大黄、生地黄、苍术、白术、女贞子、菟丝子、汉三七等，水煎服，每日 1 剂（我院已用煎煮罐煎成成药，名为清肝明目片，每日服 3 次，每次 8 片）。

中医认为糖尿病性视网膜病变是因为阴虚燥热，迫血妄行。阴亏则津亏液少，不能载血畅行。燥热则煎熬营血，而使血液浓缩滞涩。燥热又伤气（壮火食气），正气虚弱，统摄无力，血行缓慢，导致血行不利，涩滞瘀阻眼络，血溢络外，瘀血形成。瘀血一成，不仅阻滞气机，影响水谷精微和津液输布，而且郁久化火，更伤已虚之气阴，致使瘀血更甚。出血导致瘀血，瘀血又导致出血，互为因果，恶性循环，导致病情缠绵迁延，久而不愈，反复发作。

无论从西医学的病理角度，还是从中医学的理论角度来看，糖尿病眼底出血都和"瘀血"有关，所以治疗本病必须应用凉血活血化瘀法。凉血活血化瘀法能促进视网膜及玻璃体积血的吸收，故基本方中应用了使血活而药力不猛的当归、赤芍、丹参，使用了既能散血又能止血的三七粉。据报道：川大黄能提高血液渗透压，促使血管外液向血管内转移，使血液粘度降低，从而增加血液的流动性，改善微循环，对改变组织器官的血供有良好的作用。

目前临床上治疗本病多采用凉血止血法，是不适宜的。作者曾遇到几例本病患者应用大量云南白药及凉血止血药，眼底出血很难吸收，造成终身盲残。本病出血初期重用凉血止血之品，致血"滞""凝"，造成瘀血停留。现代医学认为出血后凝血过程被激活,出血不药亦能自止,故本药治疗的关键是用凉血活血化瘀法将瘀血运走。不怕出血,就怕瘀血运不走,故本病出血的初期也不用凉血止血法。在治疗中,即使瘀血祛除,病情好转,视力提高,也不可停药罢服,尚须继服益气养阴,活血化瘀之剂,以期剿邪务尽,病去根除。

活血化瘀法经许多临床学者验证,有降低血管的通透性,减低血小板的粘附性,扩充血容量,降低血液粘稠度和溶解血栓形成等作用。活血化瘀治疗糖尿病眼底出血,虽然可以消除眼底及玻璃体出血,最大限度地保护了视力,但这还是治标,其病的根本并没有解决。在糖尿病的初期,根据血流变,微循环及血小板等的研究,提示糖尿病有微循环障碍,也就是有瘀血产生,故在治疗没有眼底出血的糖尿病时,就应佐活血化瘀药。活血化瘀法丰富了治疗糖尿病及眼底出血的辨证内容,提高了治疗效果。凉血活血化瘀法将成为治疗糖尿病 DRP 的主要方法,将走在世界最前列。

2. 妇女经期逆经眼底出血

妇女经期眼底出血,临床少见。治疗逆经眼底出血不仅要促进眼底出血的吸收,还要调理逆经,不然每次月经期都要眼底出血,造成出血吸收不净,复又出血,出血积累过多,治不好眼底出血。逆经是由于抑郁患怒,肝气拂逆,相火内盛,气逆血热而致;或因素体衰弱,阴血亏虚,复因忧愁思虑,积念在心,以致心

阴不足,心火亢而致。先治逆经,后治眼底出血,是治本之法。肝经郁火者,丹栀逍遥散加牛膝、香附、苏木等。阴虚肺燥肝热者,用活血润燥生津汤加减:生地黄、二冬、天花粉、当归、白芍、丹参、女贞子、墨旱莲、知母等。

【病案举例】

患者女性,26 岁,未婚,2006 年 6 月 28 日初诊。主诉:眼院诊为眼底出血半年。病史:半年前,右眼突然视物模糊,去 XX 医院诊治,诊为眼底出血,给予维生素和云南白药治疗无效,而求中医治疗。好像每月经期,眼都会出一次血。视力逐渐下降。检查:右眼 0.04,左眼 1.0。双眼晶体正常;右眼眼底黄斑区大面积出血,左眼底正常。月经半年未至,腹部大如孕(6 个月),其母认为是腹中长瘤,急躁易怒,舌质红脉弦数。辨证:据脉症分析,此系抑郁忧愁思虑,肝气上冲,心火元盛,致眼底出血。肝气亢盛,郁久化火,迫血妄行。月经不能排除,瘀于腹,故腹大如孕。肝火则舌红少苔。治法:清肝泻火,通经活络。方剂:丹枝逍遥散加减:牡丹皮 10 g,山栀子 10 g,柴胡 10 g,当归 10 g,赤芍 20 g,女贞子 30 g,菟丝子 30 g,枸杞子 30 g,羌活 10 g,决明子 30 g,防风 10 g,木贼 10 g,蝉衣 10 g,菊花 10 g,丹参 30 g,甘草 10 g,汉三七 6 g。水煎服,每日 1 剂,并针灸治疗。

治疗经过:7 月 5 日复诊,服药后自觉眼较前清亮,但乳房胀痛,下腹坠感,

上方牛膝 30 g,照服 7 剂。针灸三阴交。7 月 10 日来针灸时,述说月经已来,血块很多,眼又清亮,往时早已眼出血,此次没有出血。继服前方 7 剂。7 月 19 日复诊:腹部如常,腹如孕消失,精神面貌大有好转,继服前药。服至下月来经,右眼视力 0.5,去牛膝、牡丹皮继服。9 月 20 日复诊:月经正常,右眼视力 0.8。病人非常满意。改以丸药以善其后。

【按语】

此型病例在临床上极为少见,若不辨证治疗,虽眼好一时,逆经必又复发。不可不慎也。

十一、视网膜脱离(暴盲)

视网膜脱离是西医病名,西医治疗本病多采用硅胶挤压手术、电透热术、冷冻术、巩膜缩短术。中医由于以前没有眼底镜和眼 B 超,不能确诊为此病,其病包括在"暴盲"、"目黑候"、"神光自现"等内。根据现代医学的病理,此病视网膜潜在的空隙内有水,造成视网膜脱离。只有祛除水才能使视网膜与色素上皮紧贴,而获得视力。排除水可采用健脾利水、补肾利水、祛风利水、活血利水、补气利水等。采用补气活血、补肾利水等法,使用党参、苍术、白术、黄芪、当归、赤芍、丹参、荆芥、防风、芦根、猪苓、茯苓、车前子、枸杞子女贞子等组方,治疗视网膜脱离 30 余例,取得明显效果。这些病例都是西医不给手术,或虽手术但不成功而仅有光感视力者,经服中药和针灸,视力均获得不同程度的提高。视力提高最好的恢复达 0.5,最差的亦获得 0.03～0.1,生活可以自理。

【病案举例】

患者女性,53 岁,退休工人,2011 年 3 月 5 日初诊。主诉:糖尿病眼底出血,第二次视网膜脱离手术 2 个月。自觉左眼眼前黑一大块。病史:糖尿病 20 余年,5 年前眼底出血,2010 年视网膜脱离,曾作手术,又于 2011 年 1 月 15 日在××医院做视网膜脱离手术。视力仅有光感。经人介绍求治。检查:右眼 0.5,左眼指数/1 尺。左眼皮尚红肿且下垂。双眼可见眼底出血。左眼底可见灰白色起伏,血管在其上爬行。诊断:双眼眼底出血,左眼视网膜剥离。治疗:①中药:苍术 30 g,白术 10 g,生地黄 30 g,赤芍 20 g,柴胡 10 g,当归 10 g,女贞子 30 g,菟丝子 30 g,枸杞子 30 g,决明子 30 g,楮实子 30 g,羌活 10 g,防风 10 g,猪苓 10 g,茯苓 30 g,丹参 30 g,生黄芪 30 g,车前子 10 g,荔枝核 30 g,汉三七 6 g,冲水煎服,每日 1 剂。②针灸:四穴八针。

治疗经过:上药服 1 个月,右眼 0.7,左眼 0.1。5 月 5 日,治疗 2 个月,右眼 0.8,左眼 0.12。自己还说,在正常服用降糖药的情况下,空腹和餐后血糖均正常。左眼眼前黑块消失,身上有劲,走路就想跑,心情很好。

十二、眼底中央动脉栓塞

视网膜中央动脉栓塞或分支动脉阻塞，是由于眼底动脉痉挛或动脉内血栓形成，尤其是与亚急性细菌性心内膜炎、心脏手术等有关形成的。由于血栓造成血流闭塞，视网膜缺血，使由视网膜动脉供应的视网膜神经纤维层组织发生弥漫性水肿，而后随着自体分解及载满脂粒巨噬细胞的出现而陷于萎缩，造成眼突然失明、视野缺损、眼底出血、樱桃红斑等。中医认为多由于七情郁结，肝血瘀滞，阻血循环所致，或由于肾阴不足，肝阳上亢，阻血畅行而成；或由于寒邪入肾，致血脉凝滞而成。临床必须仔细辨证，遣药准确，方能效如浮鼓。治疗本病分为三个证型：

（1）瘀血型：本型多由手术或心内膜炎，或血粘度高血流缓慢，血栓形成。血栓栓于颈总动脉者。发病者无光感，黄斑区出现樱桃红斑。发生于中央动脉者，可发生黄斑区樱桃红斑，眼底睫状动脉供应区视网膜正常。其在外下方可有视力为 0.01 左右。脉涩舌紫等症。治疗用通窍活血汤原方。

（2）肝郁型：由于情志不遂，肝气郁结，而致突然失明，黄斑区水肿，樱桃红斑。兼见易怒，头晕，或血压稍高，口干或不干，舌质无苔或薄白，脉弦数或弦细。治宜舒肝解郁、破血行血、健脾通络为主。方用逍遥丸加丹参、羌活、防风、木贼、蝉衣等。

（3）肾阴不足、肝阳上亢型：本证多有高血压史，又有目眩或耳鸣、颧红、腰膝酸痛，或半身不舒，或失眠盗汗，舌降无苔，脉弦数或虚火。治宜滋阴益肾平肝潜阳、破瘀行血为主。方用知柏地黄丸加沙参、麦冬、丹参、木贼、蝉衣、生龙骨、生牡蛎、珍珠母、牛膝等药。

中医称本病为暴盲，是由于气滞血瘀，血瘀于眼络，眼之脉道阻滞，血不养目，或阳气暴脱，气不帅血荣养于目所致。针刺可使血管扩张，加速血液流动，从而使瘀血通开，恢复视网膜的血液循环，血随气至，目得血养而明视。所以，每遇此患者，首用针刺，即时见效，立竿见影。针刺是治疗本病取得疗效的关键。中药通窍活血汤意在通窍活络，行血活血。方中麝香走窜之力众人皆知，《本草纲目》谓其："能通窍之不利，开经络之"。麝香通瘀功效最奇，但市售紧缺，不能等药养病，故无麝香时，选用血府逐瘀汤加丹参。血府逐瘀汤也为化瘀之方，加丹参则效更佳。据云："丹参具有扩张血管抗菌作用，又能促进免疫细胞活性功能，其功效远胜于血管扩张剂。"当阻塞通开，可恢复一定的视力；视力再不能提高时，就改用补阳还五汤以补气活血养血，以达到巩固疗效、提高视力的目的。

眼底动脉阻塞无论时间多长，只要有光感，就能提高和恢复视力，对后期陈旧性的病人应积极耐心治疗，病情是可以逆转的，针灸中药将为攻克眼科领域这一难症开辟广阔的前景。治疗中央动脉栓塞,多及时应用针灸,针灸的关键穴位是安眠穴(在医风和风池连线中点)。针此穴时,应用 4 寸针,从下向上刺。此穴如针感达眼者,肯定此病能治愈,若针感不能达眼者,为难治。

现代医学治疗眼底中央动脉栓塞,多采取血管扩张剂如亚硝酸异戊酯、硝酸甘油含服,以缓解血管痉挛;或皮下注射乙酰胆碱 0.1～0.2 g,或皮下注射盐酸罂粟碱 0.03 g,或静脉点滴 30～60 mg,或皮下注射阿托品 1 mg。这些药多是扩张冠状动脉,用于眼底动脉疗效差。易引起脑动脉扩张的头痛。西医认为本病预后不佳。国外有研究认为,本病超过 108 分钟就不可逆转,造成永久失明。作者治疗本病 50 余例,仅有 1 例未超过 108 分钟,其余均超过 108 分钟;栓塞最长达 2 年之久,最短的也超过了 24 小时,但视力都有明显提高,多数恢复到原来的视力,有的视力好于健眼或栓塞之前。

【病案举例】

患者男性,33 岁,2007 年 4 月 6 日初诊。主诉:晨起 8 点 10 分时,右眼突然发黑,什么也看不见,急忙赶来医院。检查:右眼黑矇;左眼 0.3,矫正 0.8。双眼晶状体(一),玻璃体混浊。右眼眼底黄斑区樱桃红斑,水肿。双上眼高度近视眼底。B 超双眼玻璃体混浊,其他未见异常。苔薄白,脉弦数。诊断:右眼视网膜中央动脉栓塞(右侧颈动脉栓塞)。治疗:9 点到医院后,及时检查诊断,于 10 点钟时给予针灸,穴位:太阳、攒竹、球

后、安眠穴(医风和风池连线之中点)、外关、合谷(对侧)。10 点 40 分钟时起针,患者惊喜地告诉:"牟主任,我眼能看见了,跟原来一样了。"给予血府逐瘀汤 5 剂,回去煎服,5 天后患者带锦旗表示感谢。

【按语】

眼底动脉阻塞是眼科临床上常见的急证,发病数分钟到数小时后,视力即可由正常迅速下降到眼前指数甚至光感,抢救及时可获得有部分视力,常造成视力永久性的丧失。它是眼科的急症,应争分夺秒,积极抢救治疗。

十三、视网膜色素变性

视网膜色素变性为一种遗传性进行性慢性眼病。多发生于近亲结婚之子女,以 10～20 岁发病较多,常双眼发病,男性多于女性,一家之中可数人同患此病者。但临床上也可见到没有家族性遗传病史。目前已从 DNA 上找到本病的基因位置。本病发生越早,进展越快。若发生于晚年,病程进展则缓慢。本病以夜盲、眼底查见骨细胞样的色素沉着为主要症状,中医称之为"高风内障"。但临床上也有无色素沉着性的视网膜色素变性,从症状和家族史,也可以确诊为本病。

本病的治疗比较困难,因为它属于遗传病,其基因已发生改变。但中医只要辨证准确,分型治疗,并坚持治疗,能

取得一定的效果。视网膜色素变性是因为先天不足，脾阳不振，导致脾虚血损，精气不得上乘于目所致；或因元阳不足，命门火衰，或肾阴耗损，目失营养而成。

（1）脾阳虚：除本病的主要症状外，还兼有脾阳不足之手足冷，喜热饮，舌淡，脉沉细等症状。治法：健脾益气，升阳养血。方药：附子理中汤加减：附子、炮姜、党参、白术、枸杞子、女贞子、菟丝子、决明子、石斛、生黄芪、车前子、五味子、炙甘草、丹参、金钱白花蛇、巴戟天、望月砂、夜明砂，水煎服，或做药丸，长期服用。针灸：四穴八针。

（2）肾阳虚：除眼部临床症状外，全身兼见腰痛、腰酸、乏力，小便清长，大便稀，手足不温，畏寒肢冷；苔薄白，舌质淡，脉沉细。治法：温补肾阳。方药：右归丸、金匮肾气丸，加望月砂、夜明砂、巴戟天等。

（3）肾阴虚型：除眼部临床症状外，有腰痛、腰酸，耳聋耳鸣，头晕目眩，舌质红无苔，脉沉细软。治法：滋阴养肾。方药：右归丸加减。常加望月砂、夜明砂、鹿茸、巴戟天、金钱白花蛇等。

【病案举例】

患者女性，45岁，1993年10月25日就诊。主诉：双眼自幼夜盲，视野缩小，年龄越来越大，视力越来越下降。病史：自幼晚上看不见，曾去多个医院诊治，均诊为视网膜色素变性，给予维生素鱼肝油等药后无效。祈求中医治疗。没有家族史。检查：视力：右眼0.02，左眼0.

01；双眼管状视野，外眼正常。双眼底乳头呈蜡黄色，动脉变细，网膜血管周围均可见骨细胞样的色素沉着，已近黄斑区，体胖怕冷，腰痛腰酸，纳少，便溏，苔薄白，脉沉细。诊断：中医"高风内障"；西医"视网膜色素变性"。此系脾肾阳虚证。脾阳虚不能纳谷，化生血液；肾阳虚不能化生津液上荣于目而致。治法：补肾健脑，助阳明目。处方：附子10 g，炮姜10 g，吴茱萸6 g，党参10 g，黄芪10 g，白术10 g，苍术30 g，丹参30 g，全虫10 g，地龙10 g，车前子10 g（包），水蛭10 g，淫羊藿10 g，巴戟天10 g，望月砂15 g，夜明砂15 g，水煎服，每日1剂。

治疗经过：1993年1月26日，上方服1个月后，纳增，便溏畏冷，腰酸腰冷，大有好转。视力：右眼0.06，左眼0.05；视野稍扩大，原来只看人头现能看整个人身，继上方做成水丸，每日3次，每次10 g。每周坚持针灸2次。治疗10余年，视力右眼0.05，左眼0.03；视野如前。现已过60岁，生活能自理，已达白天不失明的目的。现已64岁，继续服药针灸治疗。

十四、球后视神经炎误诊视神经萎缩案

【病案举例】

患者男性，30岁，1975年5月15日初诊。主诉：9天前左眼视物不清，去××医院诊为视神经萎缩，给口服及注射药物治疗4天，不仅无效，反而视力降至

眼前指数,而来求中医治疗。检查:视力:右眼 1.5,左眼眼前半尺指数。外眼未见异常。眼底:左眼视神经乳头色淡,边缘略模糊,血管及黄斑区均正常;右眼视神经乳头色正常,边界整齐,苔薄白、舌尖红赤,脉沉弦而数。问诊:于 1974 年左眼曾患视神经炎,经治疗后视力恢复到 1.5。此次患病初,头痛剧烈,3 天后减轻,眼球深处隐痛,转动眼珠则痛甚,口不干,胃纳稍呆,便润,腰疼膝酸、失眠。诊断:暴盲(球后视神经炎)。治法:滋阴益肾、舒肝解郁,佐以镇心安神。处方:生地黄 18 g,山药 9 g,女贞子 12 g,茯苓 12 g,泽泻 6 g,牡丹皮 6 g,当归 9 g,白芍 9 g,白术 9 g,丹参 9 g,赤芍 9 g,银柴胡 9 g,五味子 5 g,升麻 5 g,磁石 20 g(先煎),朱砂 3 g(冲服),焦神曲 15 g,甘草 5 g。服法:水煎晚饭后白开水送服,每日 1 剂。

治疗经过:5 月 23 复诊,前药服 4 剂,自觉视物较前清楚,眼疼止,左眼视力 0.2,前方去五味子,加枸杞 9 g。5 月 28 日三诊,左眼视力恢复至 0.8。6 月 3 日四诊,左眼视力 0.9,又服 15 剂,检查左眼视力为 1.2,嘱其照服前方 10 剂而告痊愈。

【按语】

中医治病必求其本。要善于通过疾病的外在现象,结合病史,综合分析病人的病情,运用中医的各种辨证方法,求得正确的诊断。本例患者曾患急性视神经炎而致视神经乳头色淡,但经治疗视力已恢复正常,此次视力下降,以至眼前指数,应据病史诊为急性视神经炎,不能忽略病史,仅见视神经乳头颜色色淡而诊为视神经萎缩。

患者腰疼膝酸,失眠、舌红、脉沉弦而数,据脉症参伍,本例患者系肾阴不足,肝经郁滞精光不能上达而致暴盲。肾主骨生髓通脑,肾水不足,则髓海空虚,不能濡养目系,故暴盲头痛;腰为肾之府,肾水不足故腰痛膝酸;肾水不足,虚火上炎,扰动心神故失眠。熟地黄、山药、茯苓、泽泄、牡丹皮、女贞子、当归、生地黄、五味子、柴胡名益阴肾气丸、壮水之主、以制阳光是也。乙癸同源、滋水则涵木、木气条达、玄府通畅,更加升麻、丹参以助其功;磁石镇坠肾经令神水不外移,朱砂镇坠心经、肝其母、子能令母实,肝实则目明、焦神曲敛暴气。全方共奏滋肾益肾,舒肝解郁、镇静安神之功。病因除,故获得满意的疗效。

十五、眉棱骨痛

眉棱骨痛相当于西医学的眶上神经痛。一般外眼正常,初起颜面稍感不适,继则上眼眶内深部疼痛,多在内侧,以指压额窦区则疼痛剧烈,可伴有半边头痛,严重时可有恶心呕吐,疼痛多在午前 8～12 小时发生,每日如此发作,但也有午后发作者。

【病案举例】

患者女性,43 岁,1987 年 7 月 25 日

初诊。主诉：站着不痛，躺着头高于足不痛，只有足抬高过于头才痛，有 5 个月之久。病史：其是我眼科王 XX 大夫之邻居。王大夫说："西医给予去痛片等去痛药治疗药后稍轻，收效不大，不能根治，我给开川芎茶调散多剂也不见效，请牟老高诊。"检查：额窦，鼻窦区有压痛，鼻流黄脓涕，苔薄黄，脉弦数，胃纳欠佳，时有鼻塞。诊断：额窦鼻窦炎引起眶上神经痛（中医眉棱骨痛）。辨证：据病史，此证由于 5 个月前患鼻塞流黄脓涕，眉额区（眶上下神经区）和鼻窦区压痛，发烧头痛等症，说明已患额窦炎和副鼻窦炎急性发作，没有及时治疗或治疗不当没有治愈而转慢性。根据额窦鼻窦炎的一般疼痛是在上午至中午 12 点之间痛甚，12 点钟以后就不痛了，这是因为额窦鼻窦的脓液排净。按中医辨证是上午阳气出阴逐渐增长。下午 1 点开始阳气入阴，故疼痛减轻或不痛。此患者是足高过头则头痛，是由于鼻窦筛窦发炎出现的脓进入额窦，刺激眶上神经而致。虽发生疼痛的的情况不一样，但脓液刺激眶上神经的机理是一样的，故仍按眶上神经痛的自拟方治疗。治疗：上述自拟方中加辛夷 10 g，苍耳子 10 g。水煎服，7 剂。

治疗经过：1987 年 8 月 2 日复诊，患者感觉头已不痛，足抬高过头也无妨，黄脓涕也不流了。再按压鼻窦额窦均无压痛，嘱其再服 5 剂，以善其后。

【按语】

本病病因多因肝经郁热，外受风邪，

脉络受阻而致。西医之额窦炎可出现此症状。额窦炎的渗出和脓液充塞在额窦内，晚上至至中午不能排空，刺激眶上神经而引起眶上神经痛，下午脓液排空，刺激眶上神经逐渐减少，故上午重，下午轻或不痛。从中医的角度分析，晨后阳气出阴，午后阳气入阴而致。凌晨 3－5 点，肝脏当令肝经郁热发作，故上午疼痛，下午阳气逐渐入阴则不痛。根据这一理论，拟清肝止痛法：柴胡，黄芩，清下，陈皮，茯苓，金银花，连翘，决明子，荆芥，防风，白芷，夏枯草，香附，川贝、甘草。本方治愈多例此病患者。

十六、小儿吃甘蔗中毒失明案

【病案举例】

患者男性，8 岁，1999 年 1 月 30 日就诊。主诉：其母代述，吃甘蔗中毒高烧后眼失明 10 余天。病史：10 余天前，孩子吃甘蔗后突发高烧送县医院，输上液后，又跟天津儿童医院联系，及时送到天津儿童医院住院 10 天，控制高烧后出院，发现孩子没有了视力。让家长去眼科诊治。随即到天津市中医药研究院附院眼科就诊。检查：双眼光感不确。检查眼底未发现任何问题。苔薄白质红，脉细数。诊断：小儿皮质盲；中医为暴盲。辨证：据脉证分析，此肝经郁结，脉络受阻，目失所养而致。治法：舒肝解郁，清热化瘀。方药：逍遥散加减：柴胡 6 g，当归 10 g，赤芍 20 g，薄荷 10 g，白芍

15 g，丹参 20 g，山栀子 10 g，牡丹皮 10 g，沙参 10 g，麦冬 10 g，甘草 10 g，生姜 3 片，水煎服，每日 1 剂。

治疗经过：前药服 7 剂后，即能满地跑，视力检查为 1.0，继服前药 7 剂。上药共服 14 剂，眼痊愈，上学。

【按语】

甘蔗发霉，食后过敏而致高烧，高烧后造成小儿皮质缺氧，造成小儿暴盲。高烧输液（药不详）。可能输液的药对肝有损伤。甘蔗中毒致肝细胞损伤。肝血不能荣眼，故可造成小儿暴盲（小儿皮质盲）。逍遥丸能解肝脏毒热。《健康报》曾载：逍遥丸的主要成分是白芍、白术、柴胡、当归、薄荷、茯苓、甘草、生姜等。现代药理研究证明逍遥丸主要有保肝作用。能使肝细胞变性和坏死减轻，血清谷丙转氨酶活力下降。配方中茯苓、柴胡、生姜、薄荷有保肝作用，当归能促进肝细胞再生和恢复肝脏的某些功能；白术水煎液口服可减少肝细胞的变性坏死，促进肝细胞再生，使升高的谷氨酸氨基转移酶下降，防止肝糖原减少，促进脱氧核糖核酸的恢复。现代药理学研究认为逍遥丸为减轻抗结核药物对肝脏的毒反应，提供了应用的依据。中医认为逍遥丸有舒肝健脾，养血调经功能，可用于肝气不舒胸肋胀痛，头晕目眩，食欲减退，月经不调等。

眼病是因肝肾功能不足而引起的。中医认为"目为肝之窍"，"肝受血而能视""肝藏血""肝和则能辨五色矣"。所以逍遥丸能治许多眼病。

第三节　眼病中药

一、拨云锭

拨云锭是年代最为久远的眼科圣药，被誉为中华眼科瑰宝，因功效非凡，曾成为清代皇室贡药，远销全国各地以及东南亚各国。据清史记载，宫内眼疾者用之无不见效，慈禧太后题联礼赞："拨翳抽丝眼光若电，云开雾散医道神通"。民间众云："身带拨云锭，走遍天下不受穷"。拨云锭自古就是眼科之"奇珍异宝"，拨云锭成为中医眼药的代名词。

拨云锭现正走出国门。日美专家检测后，赞叹道：拨云锭的品质和效果闪烁着钻石般的光芒。

作为中华老字号的云南楚雄老拨云集高端人才进行了科学试验，证实拨云锭对金葡菌、白葡菌、甲乙型链球菌、大肠杆菌、枯草杆菌、绿脓杆菌等有较强的杀菌作用，对沙眼衣原体和单胞病毒敏感。拨云锭适用于结膜炎、角膜炎、巩膜炎、虹膜炎、化脓性角膜溃疡，对世界最难治的沙眼有很好的治疗作用,尤其是在抗菌药物无效时可以发挥独特的疗效。

拨云锭在对现在看电视、玩电脑等引起的视疲劳眼病,可以促进眼部营养,有效缓解视疲劳,因而成为近视眼患者离不开的眼药。

拨云锭不仅用于眼科疾病,而且还能治疗牙龈炎、咽喉炎、痤疮、皮肤肿痒、蚊虫叮咬等病,疗效都很明显。

拨云锭更大的优点是没有副作用,保存良久,不失疗效。

综上所述,可谓拨云锭是目前最好的中医眼药。

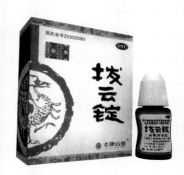

【产品说明】

成份:炉甘石(煅)、冰片、龙胆浸膏、没药(制)、人工麝香、硼砂(煅)、芒硝、玄明粉、乳香(制)、明矾(煅)。

功能主治:明目退翳,解毒散结,消肿止痛。用于暴发火眼、目赤肿痛、痧眼刺痛、目痒流泪、翼状胬肉、牙龈肿痛、喉舌红肿。

规格:每锭重0.17 g,滴眼用溶剂每瓶装8ml。

用法用量:外用。临时用取本品2

锭,加入滴眼用溶剂中,振摇使之溶解,摇匀后即可滴入眼睑内,一日2~4次。

包装:每盒装拨云锭2锭,滴眼用溶剂1瓶;塑料管或玻璃管、料瓶装。

执行标准:部颁标准中药成方制剂第二十册 WS3-B-3875-2002。

批准文号:国药准字 Z53020061。

【产品优势】

1. 处方奇:得道高僧秘授奇方,其成方年代之久远已无从考证,盛行近300年;

2. 药材奇:动物+植物+矿物,10味名贵中药按"五行"精妙配合;

3. 选料奇:历经10代,每味药都是按世代秘传标准选取名贵彝药上品;

4. 制剂奇:中药锭剂,随配随用,药物成份长时间附在眼球表面不断产生作用,见效快而持久;

5. 效果奇:纯中药制剂"治眼养眼""治眼不伤眼",可治疗多种眼疾。

【药理研究】

拨云锭处方中冰片为臣药,开窍醒神,清散心脾肺经之热而去翳明目止痛。现代药理研究表明冰片能提高药物在眼部的生物利用度。冰片可以使兔角膜上皮细胞的细胞膜的磷脂双分子层运动更加有序,角膜上皮细胞的通透性增强。其促透机理主要由于冰片改善角膜上皮细胞的通透性。现代药理研究结果佐证了冰片作为引经药的科学性。

拨云锭滴眼剂可抑制金黄色葡萄球

菌性角膜炎造成的角膜病变和结膜病变,并可抑制细菌在角膜上的繁殖。局部应用治疗金葡球菌性角膜炎有一定的优势。

二、拨云眼膏

拨云眼膏是按照卫生部颁布的国家基本药物拨云锭组方制成的膏剂。

该药具有清热祛风、明目退翳、解热散结、消肿止痛、收湿止痒等功效,临床主要用于治疗暴发火眼、目赤肿痛、沙眼刺痛、风痒流泪、翼状胬肉、白内障等,疗效确切。

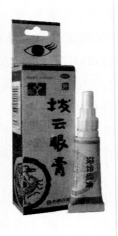

【产品说明】

成份:炉甘石(煅)、冰片、龙胆浸膏、没药(制)、人工麝香、硼砂、芒硝、玄明粉、乳香(制)、明矾(煅),辅助为凡士林、羊毛脂。

性状:本品为浅灰棕色的圆软膏,气芳香。

用法用量:外用,点入眼睑内,或涂于患处,一日 2～3 次。

包装:铝制瓣奠 2g/支/盒。

【临床研究】

拨云眼膏由炉甘石(煅)、龙胆浸膏、冰片、麝香等 10 味中药组成,诸药配伍共奏清热祛风、明目退翳、解热散结、消肿止痛、收湿止痒等功效。

现代多用于急慢性结膜炎、结膜充血、角膜炎、巩膜炎、虹膜炎、化脓性角膜溃疡和沙眼等疾病。

拨云眼膏对常见致病菌体外抗菌作用。实验结果表明,该眼药膏具有广谱抗菌作用。

其中对金葡菌、白葡菌以及甲、乙型链球菌的抗菌活力较强,低浓度呈现较强的抑菌作用,高浓度呈现杀菌作用。

【药理研究】

拨云眼膏对金黄色葡萄球菌、白色葡萄球菌、甲型链球菌、乙型链球菌抑菌活力较强,对大肠杆菌、枯草杆菌有一定抑菌作用,对绿脓杆菌、痢疾杆菌、变形杆菌抑菌作用较弱。

拨云眼膏在高浓度时对金黄色葡萄球菌、白色葡萄球菌及甲、乙型链球菌呈现杀菌作用。拨云眼膏具有广谱抗菌作用。

附录

眼病知识问答

---

1. 为什么眼睑外翻？

眼睑为上下两部，上睑较下睑大而宽。上睑上界为眉，下睑下界与颊部皮肤相连续，无明显分界。眼睑游离缘为睑缘。上、下睑缘之间的裂隙名为睑裂。在成人其长度平均为 27.88 mm，其宽度为 7.54 mm。睑裂在颞侧联合处名为外眦，呈锐角；在鼻侧联合处为内眦。眼睑的组织结构分五层，由前向后次序为皮肤、皮下疏松的结缔组织、肌层、睑板和睑结膜。

我们在眼科医院里，或是走在马路上经常看到下眼睑外翻、露出红红的下睑结膜。他们为什么患上眼睑外翻呢？

（1）沙眼性外翻：沙眼可以引起结膜炎、角膜炎，经常流泪，由于经常用手向下用力擦眼睛，久而久之，眼睑皮肤弹力消失或水肿下垂，形成眼外翻。

（2）瘢痕性眼睑外翻：硫酸烧伤下睑，使下睑外翻形成瘢痕，由于瘢痕的牵拉，所以也能使下睑外翻。

（3）眼睑上皮癌：常发生在泪小管附近，有时见于眼睑其他部位，可由疣恶化而来，也有因慢性刺激所引起。最初在皮肤上出现一个疣状突起，速即由中心破坏，形成溃疡，溃疡边缘甚硬、高起，且向外翻，要及时到医院就诊治疗。

（4）痉挛性眼外翻：多发生在青年或儿童。因青少年时期，眼眶脂肪丰富，使眼睑有充分的支撑，加上眼睑皮肤紧 富有弹性，一旦眼轮匝肌痉挛，特别在患泡性角膜结膜炎时，眼轮匝肌痉挛性收缩，可以引起下睑同时外翻。

（5）麻痹性外翻：仅发生于下睑，由于面肌麻痹，眼轮匝肌收缩功能消失，下睑不能负担其自身重量而下垂，形成外翻。

（6）老年性外翻：仅发生于下睑，常因老年人皮肤、韧带和眼轮匝肌松弛，致使眼睑不能紧贴眼球，加上下睑本身的重量使之下坠，造成外翻。

2. 为什么上睑下垂？

眼睛睁不开中医称为"上睑下垂"，是提上睑肌功能失调，使上睑不能自行提起,垂下覆盖部分或全部眼球而遮挡视线。中医还叫"侵风",其原因如下：

（1）先天性：先天禀赋不足,命门火衰,心脾两虚,提上睑肌无力。它是生下来就睁不开眼,往往是双眼,或由于难产、下产钳夹头部而致。此类型中医能治,疗效很好,愈后美观。若手术治疗,术后不美观,往往眼皮抬上去了,又发生闭不上眼。

（2）后天眼睑感受风寒,致使眼肌启闭失灵：我曾治疗一个山东小女孩,来姑姑家,吃糕点过多,影响脾胃,加之受风寒,中医治疗很快痊愈。

（3）后天之二为脾阳虚：中气不足,提上睑肌无力。这是临床比较多见的一种类型。中医辨证治疗,方用补中益气汤加减。

（4）后天之重症肌无力型上睑下垂：据现代研究,它是神经和肌肉的递质发生问题。中医称之为"眼废",治疗较难,少儿容易,成人较难。我曾治愈多人,必须耐心治疗。

（5）后天之老年脑萎缩型：此型80岁以上,做CT诊断脑萎缩。中医治疗也能取得疗效,一般一个半月就能治愈。

（6）后天之糖尿病型眼肌麻痹之上睑下垂：对此型的治疗要在控制好血糖的基础上,采用中药针灸治疗,一般一个半月就能治愈。

3. 为什么有人总得针眼？

眼睑近睑弦部生有针孔大小或麦粒大小之红、肿、热、痛的硬结或脓疱者叫针眼,还叫"偷针眼"、"土疳"、"土疡",西医叫"麦粒肿"。针眼和麦粒肿都是说它的大小,而偷针眼是什么意思呢？我国北方流传：偷人家针,偷人家线,长个眼疮叫人家看。患针眼真是偷人家针偷人家线吗？不是的。我认为说偷是形容快也,今天眼还没事,可转天早晨就眼长针眼了。针眼的针字还是与该病的治疗方法有关,是该病化脓后用针一挑即愈而得名。

针眼记载首见于《诸病源候论》。书中说："人有眼内眦头突结成疱,三五日间,便生脓汁,呼为偷针……"。《论治准绳》.七窍门说："一目生又一目者"。这是说有人总患针眼,好了以后,又在另一眼上长针眼,这是为什么呢？

针眼的病因一是感受外邪侵袭,塞栓胞睑而化热；二是过食辛辣炙煿,脾胃积热,循经上至胞睑；三是患本病后经治疗,余热未清,热毒蕴伏,或素体虚弱,卫外不固,易感风邪,常反复发作。西医认为本病和屈光不正、月经不调和不注意眼睛卫生有关。

患针眼后,西医多采用手术疗法,但我觉得手术后会落一个白印,不美观。若中医治疗,化脓后用消毒针一挑,脓出尽就痊愈了,并且不落白印,只是一个小白点,一点不影响美观。若小儿患此病手术的话,还需全身麻醉。中医用中药治疗,促其消散或化脓,化脓用针一挑,将脓排净就痊愈了。若剩下局部红肿的疙瘩就不治了,当一遇风寒外邪侵袭,就会发作,甚至反复发作,中医对此治疗有很好的疗效,可以治愈。当我们长了针眼,一定找眼科大夫治疗,千千万万不可用手自己挤脓,否则可成脓毒败血症,甚至搭上生命。

4. 什么是眼睑丹毒？

眼睑丹毒是西医的病名。据这些病,均可见眼睑皮肤红赤如涂朱砂,兼见水泡、脓疱,甚至局部溃烂等症状,相当于中医之"风赤疮痍"。《秘传眼科龙木论·风赤疮痍外障》中有诗云:"风赤生于脾脏家,疮出面睑,似朱砂,乌睛洁净未为事,两年还有翳来遮"。《世医得效方·眼科》里说:"眼两睑似朱砂涂,面生疮,黑珠端然无所染,此因风热胜于脾脏,若经久不治,则生翳膜"。《论证准绳·实热生疮证》中,某些病似含有本病某些症状。《眼科篡要》眼皮腐烂病中认为本病是由湿热停滞于脾脏而致。

西医认为眼睑丹毒是由于链球菌感染所致的皮肤和皮下组织的急性炎症。眼睑丹毒多为面部或其他部位的丹毒蔓延而来,少为原发性者。常同时累及上下眼睑。

中医认为眼睑丹毒是由于脾胃蕴积湿热,复受风邪,风湿热三邪结于胞睑,或是心经伏火,外受风邪,风火上冲胞睑而致。

西医治疗:局部涂敷磺胺素油膏,口服磺胺素药物,同时给予较大剂量的抗菌素。但磺胺药物容易过敏,抗菌素对肝肾都有副作用。中医治疗:中药辨证治疗,外治针灸、后背针刺放血拔罐等均有

很好的疗效。

无论西医或中医治疗,都应注意护理和预防,平时应该注意增强体质,精神饱满、心情舒畅,避免过劳、睡眠不足、眼睑外伤等。治疗期间一定不能吃辛辣炙煿及鱼虾牛羊肉等。

5. 为什么烂眼边会反复发作？

烂眼边这是俗称,中医叫"眼弦赤烂"、"烂弦风"、"目赤烂眦"、"目胎赤"、"目风赤",西医叫"睑缘炎"。

本病是以睑缘红赤湿烂为特征的眼病。临床上又以主证为主,而部位不同,病机各异,而命名又不一样。据病因而命名的如迎风赤烂,以部位不同而命名的如内眦赤烂、外眦赤烂。刚生下来的小孩患此病叫"目胎赤"。

本病由风、湿、热三邪为病。虽然都由外风引动,但由于内邪不同而别。湿为重浊之邪,风为百病之长,又风为阳邪。风湿之邪侵袭人体,易化热伤阴,伤脾。脾伤后不能运化水湿,则水湿停留。湿邪和热邪相混,如油入面,很难将油和面分开。此病也是湿热相搏,很难将湿与热分开,清热伤阴而湿邪加重。所以风湿热相搏造成的烂眼边很难治。若治疗稍好即止,治疗不彻底,稍遇风湿热之邪便又引起旧病复发,反复发作。

烂眼边的人不要吃辛辣炙煿之物,鱼虾牛羊肉之类,它是引起本病反复发作的又一主要原因。

西医认为睑缘炎是由于眼睑缘富有腺体和脂肪分泌物,睑缘又处于暴露部

位,容易沾染尘埃和细菌而发生的感染。西医把本病分为鳞屑型睑缘炎、溃疡型睑缘炎、眦部睑缘炎三个类型,采用抗菌素等眼膏、水治疗。

中医治疗本病应用中药、针灸、放血疗法等,内治外治有很好的疗效,较西医疗效好,治疗彻底,不易复发。

6. 为什么眼里流脓?

眼里流脓中医称"漏睛"。它是眼大眦部常有脓汁或涎水自泪窍(泪小点)外漏,中医还叫"目脓漏"、"漏睛脓出外障"。"漏睛脓出外障"首见于宋代《秘传眼科龙木论》。

隋朝《诸病源候论·目疾诸侯》中云:"目是肝之外候,上液之道,风热客于睑眦之间,热搏于血液,令眦内结雺,津液乘之不止,故成脓汁不尽,谓之脓漏"。宋代《世医得效方》对本病症状的描述已甚为详细,并提出"因心气不宁,并风热停留在睑中,宜服白薇圆"。已结合五轮,将本病与心联系起来。金元时期倪维德《原机启微》中称之为"热积必溃之病",进一步强调本病为邪热久伏膀胱经所致,并提出竹叶泻经汤为治疗的主方。清代《医宗金鉴》则明确提出"风热攻冲,心火上炎"的发病原因。

现代医学认为,本病是一种常见病,称慢性泪囊炎。成人或老年人最多,青年及儿童则较少,女性多于男性,有一眼独病的,也有两眼俱病者,但以一眼独病为多。多为沙眼常见的合并症之一,并有可能演变为急性泪囊炎。由于细菌长期伏于内眦,脓汁流不尽,若行眼科手术或眼球受外伤,尤其是眼球破裂伤,极易引起角膜溃疡、前方积脓等严重眼病,而致失明。所以西医诊断是本病就让手术治疗,将整个泪道手术取出。现在有激光泪道手术,将泪道用激光通开,点消炎药,不让其泪道黏膜粘连。我在临床用中药口服,点中药拨云锭眼水也能将脓除净,但不如西医激光泪道、口服中药、点中药眼水效果好,疗程更短。

7. 急性泪囊炎是怎么得的?

急性泪囊炎是西医病名,中医叫"漏睛疮"。

急性泪囊炎是以目大眦睛明穴下突发赤肿硬痛高起,继而破溃出脓为特征的眼病。由于发病部位与漏睛相同,但有漏睛红肿出脓等疮疡特征,中医故名"漏睛疮"。

漏睛疮的病名首见于宋代《圣济总录》,但其症状描述较为简单,只有"目大眦出脓有窍"一句。较明确的描述见于《医宗金鉴·外科心法要诀》:"此症生于目大眦,有肝热风湿病发于太阳膀胱经睛明穴,其穴之处,系藏泪之所。初起如豆如枣,红肿疼痛,疮势虽小,根源甚深。溃破出粘白脓者顺,生青黑脓或如膏者险"。

本病可由慢性泪囊炎(漏睛)演变而来,亦可突然发生。若心经蕴热,热毒内蕴,复受风邪,引动内火,内外合邪,壅塞经络,风热搏结于内眦而发病。或因素嗜辛辣炙煿,心脾热毒雍盛,循经上攻目内眦,致气血凝滞,营卫不和,经络阻塞,结聚成疮,进而热盛肉腐,肉腐为脓,脓溃成漏。或因肾阴不足,虚火上炎,或气血不足,邪气留恋,则可反复发作缠绵不愈。

西医治疗本病,内服抗菌素,外治以手术治疗。中医内服中药,外用火针排脓。西医手术排脓留下刀痕,中医排脓留下点迹,不影响美观。

本病应与针眼、胞肿如跳相鉴别。本病起病急骤,必须及时治疗,原则上未成脓时内治以消散为主。

8. 白睛红赤就是红眼病吗?

白睛红赤是指眼球白睛由白变为红赤,它只是一个症状,可以见于多种疾病,如结膜炎(中医称"目赤"),有急慢性之分,急性流行性者为急性传染性结膜炎,还有传染性不强的结膜炎,中医叫"暴风克热"。另外还有过敏性结膜炎,如西医春季卡他性结膜炎,中医叫"时复症"。慢性结膜炎亦可白睛红赤,但色浅淡,以睑结膜红赤为主。当急性青光眼或角膜炎、角膜溃疡、虹膜炎时也可引起白睛红赤,但它必须具备睫状充血(当有白睛红赤和睫状充血时,西医叫混合型充血,中医叫"混赤"),所以白睛红赤就不一定是红眼病。诊断红眼病必须具备传染性强、广泛流传的眼病才叫红眼病。

9. 眼压高是怎么回事?

眼压是眼球内的压力的简称,也叫眼内压。

眼球是由眼球壁和内容物构成的。

眼内容物对眼球壁各个方向施加的均衡压力叫做眼内压。正常人的眼内压稳定在 $10\sim21$ mmHg 范围内,以维持眼球的正常形态,同时保证了屈光间质发挥最大的光学性能。

影响眼内压的因素主要是眼内容物的容量,眼内容物包括房水、晶状体和玻璃体及眼内血管中的血容量。晶状体和玻璃体的容量一般保持不变,房水和血液是流动的,因此影响眼压的因素就是房水和血液,特别是房水,影响眼压最大。

房水由睫状体的睫状冠分泌产生后,先进入后房,经瞳孔流入前房,再经过房角通过小梁和输林氏管和集合管排到眼外,进入睫状前静脉。正常人房水产生和排出保持一定的动态平衡,从而保持眼内压稳定在一定的范围内。如果房水分泌产生量增多,而房水通过输林氏管排出正常或减少,就会引起眼内压增高,产生一系列症状,如眼痛、眼胀头痛如劈,眼胀如脱、恶心呕吐,发生虹视现象等,医学上叫青光眼。

测量眼压的方法有两种,一种是指测法,一种是眼压计测量法。指测法简单易行,两手中指、无名指和小指固定在眼眶上,两食指交替按压眼球,凭经验就能测出眼压高低。如没有经验,可用生葡萄、熟葡萄和烂葡萄来形容。如手感觉像生葡萄,那就是眼压高,如熟葡萄则为眼压正常,如为烂葡萄则为眼压低。还有人用手指摸鼻法,按按鼻子按按眼也可测出眼压高低。如果摸得眼压高,为进一步确诊,可到医院眼科用修滋氏眼压计、压平氏眼压计或电子眼压计测量。

病理性眼压升高压迫睫状神经,引起眼胀、偏头痛、眼痛、虹视等症状。长期眼高压,压迫视网膜血管和视神经,可引起视神经萎缩、视力下降、视野缩小,最后导致失明。

青光眼的治疗,西医首先点缩瞳药,如毛水、美开朗等药,口服醋氮酰胺,急性者可输液。

一般来说,青光眼要靠药物控制,但必须配合自我控制。

(1)饮食、水控制:一次饮水不要过多,可多次少饮。一次吃饭不可过饱,一般吃八分饱。

(2)不饮酒吸烟:过量饮酒和吸烟,均可升高眼压。

(3)忌食辛辣炙煿食物:因辛辣食物可引起上火,加之肝气上行,影响房水代谢。

(4)吃新鲜蔬菜,防止大便干燥:吃长纤维蔬菜,可使大便通畅,大便通畅则水液下行。

(5)自作眨眼运动:眨眼时眼轮匝肌收缩,眼睑闭合,压近眼球壁,促进眼内房水排出,减少球内容积,达到降眼压的目的。

(6)转动眼球:眼球有六条眼外肌,司眼球上下左右转动。眼球转动时,眼外肌不断对眼球施加压力,迫使房水外流,促进眼压下降。

(7)按摩眼球:清晨起床后,洗手静坐闭眼,将两手掌鱼际部放在双眼处,顺时针按摩稍加压力,按压眼球迫使房水排出,眼压随之下降。每次按摩一分钟,可使眼压下降5～10 mmHg。

(8)喝蜂蜜:蜂蜜属于高渗剂,服后能使血液中渗透压增高,促进眼内房水吸收,降低眼压。同时有润肠通便作用。每天喝一勺,有糖尿病患者不用或少用。

10. 眼外伤擤鼻时为什么眼皮会肿起来?

有人打架斗殴伤及眼,或是走路不小心眼撞到树上,或是工作时硬物撞击眼部,鼻子又出血,两眼发青,鼻子不畅通,擤鼻子时,突然眼皮肿了起来,像核桃,这是怎么回事?

要想知道它的道理,首先从眼眶的左邻右舍谈起。眼眶是一个底部朝前的圆锥体,眼眶由七块骨头组成,即额骨、蝶骨、颧骨、上颌骨、腭骨、筛骨和泪骨。眼球在眼眶里和副鼻窦、额窦、筛窦、蝶窦相邻。这些副鼻窦中筛窦比较薄弱,当鼻部和眼眶部受到撞击时,筛骨的骨板很容易骨折。因此,当人们捏着鼻孔使劲擤鼻子时,鼻腔里的空气通过破损的部位进入眼眶,甚至眼睑皮下,所以眼睑突然肿起来,这在临床上称为眼睑气肿。

发生气肿时,如果你用手轻轻的按压眼皮,就会觉得皮下有气泡来回串动,过几天气肿就会吸收,不留任何痕迹。但要注意几天内再也不能擤鼻子,否则还能发生眼睑气肿。如果鼻腔内原先有炎症,分泌物随着空气同时进入眼眶,就可能发生感染。所以在眼睑气肿时,鼻腔内可是滴鼻液或氯麻液(氯即氯霉素,麻即麻黄素),可以收缩鼻腔内的血管减少分泌物,预防控制感染。必要时口服中药和西药抗菌素。

11. 眼睛也能中风吗?

人们将半身不遂称为"中风",怎么有人说眼睛也能"中风"? 这样谈对吗?

半身不遂称中风是因为脑之血管脑出血、脑血栓形成,脑栓塞等造成半身不遂等一系列症状者叫"脑中风",从这一观点出发,眼球内血管出血,血管阻塞等原因,造成视力突然下降或失明,说明眼睛也可"中风"。

高血压、糖尿病、心脏病等慢性病有突然视力下降或失明者,就要赶紧就诊,以免病情延误。

眼睛中风最主要的一个病是"视网膜中央动脉栓塞",是眼科的急诊之一。它是由于进入眼球内的动脉阻塞,新鲜的血液不能供养眼底视网膜而发生暴盲。这种病是由于心脏血管系统的疾病,若心脏血管里有栓子,栓塞在颈动脉或眼底中央动脉均可发生本病。血管壁的狭窄或动脉硬化均可导致本病。发生本病后眼睛失明,西医采用硝酸甘油、硝酸异戊酯急救,但大家知道这些药是扩张冠状动脉的,对眼底内小的动脉作用差。据外国人统计,本病发生后 108 分钟,视力就不可逆,中医针灸来得快。我曾用针灸和中药治愈过两年之眼底中央动脉栓塞。我的经验是只要患眼的外方

有光感就能治愈。本病发生后时间越短越好治,时间越长越难治。

为避免发生本病,平时经常检查眼底和化验血流变,要注意保养身体,注意饮食营养之均衡,放松心情,睡眠要充足,并要适度地运动以维持血液循环,这样可大大降低眼中风的危险。

12. 什么是中央静脉阻塞?

在眼底视神经乳头处,有动脉进入眼球叫中央动脉,出眼球的静脉称为中央静脉。

静脉是收集视网膜上的血液引流出眼球外,如果中央静脉阻塞,血液就流不出去,而在眼内瘀积,因此使静脉扩张,血管性渗透性增加,甚至小血管破裂而引起眼底出血,这就叫视网膜中央静脉阻塞。

静脉阻塞分为中央静脉和分支静脉阻塞两种。

中央静脉阻塞者,眼底出现爆炸性出血,眼底黄斑区被出血覆盖而影响视力,中医称"暴盲",分支静脉阻塞多于眼底周边部,没影响黄斑区,不影响视力。

中央静脉栓塞者,还可见视乳头充血,边界模糊,轻度水肿。视网膜动脉变细,静脉高度迂曲、起伏于水肿的视网膜之中,整个视网膜布满大小不等火焰状及斑片状出血,其间渗出有白色渗出斑。

本病病因很复杂,常见多种因素综合致病。常见原因有:①血管性疾病:如动脉硬化、高血压、糖尿病、血管炎等症,使血管内壁产生病变形成血栓。②血液

性质的改变：如高黏血症、大量失血、血压突然降低致血流缓慢，易于形成血栓。所以高血压患者服降压药时，应逐渐降低血压，不要突然降得过低，以免血流变慢，再加上高血压患者血管本身就不健康，更易形成血栓，发生静脉阻塞。

本病治疗，西医给予维生素、尿激酶、烟酸和降脂药等疗效不如中医中药。中药给予活血化瘀，补气养血和祛痰通络，能取得满意疗效。

13. 什么是中央动脉栓塞？

动脉进入眼球后叫中央动脉。动脉是供给眼视网膜营养的，一旦堵塞，视网膜的营养马上被切断。由于视网膜是极其娇嫩的组织，对缺氧和缺少营养十分敏感，一旦血液供给断绝，视力就极度下降以致失明。它是中医暴盲病之一。

眼底内的视网膜上有中央动脉和中央静脉。中央动脉是进入眼底的动脉血管，它是营养视网膜，尤其是眼底黄斑，视网膜获得动脉血的营养，才有视力，才能看清东西。一旦中央动脉栓塞，血液不能供养视网膜，就会发生骤然看不见东西，丧失了视力。到医院检查：眼底黄斑区水肿，中心反射区呈樱桃红斑，中心视力完全丧失，我们立即就可诊断本病。但有的病人患本病后，正前方没有了视力，而外方则有光感，视力可达一米指数，这又是为什么呢？这是因为进入眼球内的动脉除中央动脉外，尚有睫状动脉（黄斑区和视神经乳头之间），这是中央动脉栓塞而睫状动脉没有栓塞结果。

但也有人患本病，眼外方也没有光感和一米视力者，这是颈动脉栓塞引起的。颈动脉上头部入眼分两支，一支是中央动脉，一支是睫状动脉。当颈动脉栓塞了，中央动脉和睫状动脉均不能发挥作用，不能供应眼球内视网膜新鲜血液而引起眼黑矇。

按现代医学解释本病是眼底动脉硬化，动脉腔狭窄，动脉内有栓子阻塞。中医则认为：①暴怒伤肝，气机逆乱，气道血瘀，或情志抑郁，肝失调达，气滞血瘀，以致眼络阻塞。②嗜好烟酒，恣食肥甘，痰热内生，上壅目窍。③外感邪热，内传脏腑，或五志化火，肝火炽盛，上攻于目。④肝肾阴亏，阳亢动风，风阳上旋，或阴虚火旺，上饶清窍。⑤气血两虚，血行滞缓，脉道不利，目失濡养。

本病如何诊断呢？主要是靠眼底检查，主要的特点是黄斑区可见"樱桃红斑"：黄斑区视网膜呈乳白色水肿，中心反射消失，此处有一圆形或椭圆形红色斑点（由于此处视网膜最薄，露出后面的脉络膜造成的）。检查动脉血管显著变细，反光增强，动脉内血柱呈节段状或腊肠样。本病晚期水肿消退，视乳头颜色苍白，黄斑区有色素沉着，动脉狭窄，有的动脉呈白线状。

本病可因颈动脉栓塞和中央动脉栓塞引起。颈动脉栓塞者，则眼的视力为黑矇。若中央动脉栓塞，两眼底睫状动脉未栓塞者，其视力在外方可有一米指数，正前方没有视力。

关于本病的治疗，必须早期发现早

期治疗。国外统计认为,中央动脉栓塞超过 108 分钟,视力就不可逆。西医采取扩张冠状动脉的药如硝酸甘油、亚硝酸异戊酯,有时疗效不理想。我采用针灸有时立即复明,然后辨证应用,活血化瘀、祛痰通路和补气养血,起到良好疗效。有的患病两年亦有疗效。

14. 一过性视力障碍是什么眼病?

有些老年人单眼会出现突然而短暂的视力下降,甚至完全看不见东西,1～2 分钟后,视力又有所恢复,24 小时内恢复到原来的视力水平,这就是典型的一过性视力障碍。

患有高血压、动脉硬化、慢性肾炎、动脉内膜炎、心脏病等疾病的人,周身血管壁增厚,视网膜中央动脉管腔变窄,血流受阻,易行成微小血栓,发生视网膜中央动脉闭塞。此时治疗不及时,会使视力严重下降,约有 10% 的人会失明。风湿病、心脏病人瓣膜上的赘生物脱落,也能堵塞视网膜中央动脉。有动脉硬化的人,精神紧张时,血管痉挛,易发生暂时性闭塞,使视网膜供血不足,如超过 30 分钟至 60 分钟,也可使视力丧失。

一过性视力障碍,是发生视网膜中央动脉栓塞的前兆。这种现象可发生一两次至多次,间隔时间不定,有这样的先兆症状,应及时去医院确诊,并进行预防性治疗,以减少失明的发生率。千万不可大意,认为曾经发生过一过性失明,又恢复了,再发生再恢复的想法是错误的。

预防本病要做到:①积极治疗原发病。②避免过度紧张及精神创伤,乐观豁达地处理各种问题。③经常口服抗动脉硬化药,如维生素 C、E、芦丁或中药。④随身携带急救盒,当出现本症状后,即把亚硝酸异戊酯掐碎在手帕上,对鼻吸入,同时舌下含服硝酸甘油或速效救心丸,麝香保心丸,并用手指肚轻轻按摩眼球。⑤在医生的指导下口服烟酸、地巴唑、潘生丁等和中药通脉养心药,以扩张血管,改善血循环。⑥出现此症状后,无论采取措施与否,即使已解除危象,也必须及时去医院检查和治疗。

15. 为什么青光眼病眼前出现"红视"?

有一位糖尿病人问我:为什么我眼前一轮红色?我说这种情况多见于眼底出血。像糖尿病、高血压眼底动脉硬化、视网膜静脉周围炎、高度近视、眼外伤和血液病极易眼底出血,或眼底出血进入玻璃体,均可有看物犹如蒙上一层红色滤纸。另外,当眼睛受到强光刺激、雪照或病人无晶状体、烟草中毒、瞳孔开大时,也可发生"红视"。

16. 眼前出现紫色是怎么回事?

如果人看物体时,眼前出现犹如紫烟状感觉,这种情况常见于毒品中毒、早期视网膜脉络膜病变以及视网膜中央动脉阻塞恢复期的患者。

17. 眼前出现"绿色"是怎么回事?

如果人看物体时觉得眼前一片绿色,称为绿视。绿视症多见眼病之视网膜脉络膜炎。另外多为癫痫发作的前期症状。此外，在使用大剂量的洋地黄后，发生洋地黄中毒，也能出现绿视。某些心律失常病人应用乙胺碘呋酮治疗也会出现绿视，停药后会自动消失。

18. 夜盲是怎么回事？

有人晚上没有灯什么也看不见，中医称为"夜盲"。有两种原因，一是缺乏维生素 AD，中医叫"夜盲"；一种是遗传的先天性眼病，中医叫"高风内障"，西医叫"视网膜色素变性"。

夜盲属于维生素 A 缺乏症者，多是由于儿童营养不良，冬天吃不到新鲜青菜，不晒太阳有关。口服维生素 AD 后，必须经太阳晒，方能变成体内所需的维生素 AD。这种病给予维生素 AD 丸（鱼肝油），多吃青菜，晒晒太阳就好了。

高风内障，西医叫视网膜色素变性，治疗就不那么容易了。视网膜色素变性与遗传和血缘结亲有关。夜盲是最早出现的症状。发病初期，病人傍晚行动感到困难，走夜路更不可能，但白天却和正常人一样。随着病变的发展，视力逐渐变坏，这时白天行动也发生困难。视野逐渐缩成管状视野，从旁边过来的物体，不能及时发现，容易遭到碰伤。到后期，中心视力进一步下降，有些病人可并发出现白内障，眼底变化的特点是视神经乳头呈腊黄色，血管极细，骨细胞样的色素侵入黄斑区。绝大多数患者在发病 25 年至 30 年内完全失明。

目前为止，西医尚没有特效疗法。中医采用针灸中药，可达到一定的疗效，失明可大大后延。我一般用中药针灸治疗，可使 60 岁以前能白天看见，生活自理。若不治的话，60 岁就连白天也看不见。

最近有人研究发现本病与铜、锌有关，采取少铜多锌疗法，为本病食疗提供了方向。含铜少含锌多的食物如鸡蛋黄、全脂奶粉、生姜等。食疗验方：灵芝 30 克，海带 30 克，水煎服。这是滋补强壮药，对改善视网膜视神经细胞的视功能有一定作用。

19. 为什么有的人"明处视清、暗处视昏"，有的人"明处视昏、暗处视清"？

无论"明处视清、暗处视昏"或是"明处视昏、暗处视清"，均是因晶体混浊患了白内障引起的。

晶状体是由晶状体束膜、皮质和核三部分组成，晶状体任何一部分出现混浊都叫白内障。当皮质混浊时，它是由晶状体周边开始，形成轮辐样的混浊。当光线暗时，瞳孔就大，晶体周边部轮辐样的混浊挡住了光线的进入；当光线强时，瞳孔就缩小，缩小的瞳孔就将晶状体轮辐样的混浊遮住，光线就从不混浊的晶状体核进入，所以光线强时则视物清楚。这就是说晶状体混浊时，则发生"明处视清、暗处视昏"；当晶状体核混浊时，位于晶状体中心的核混浊，影响光线的进入，所以强光时则视物不清，反之光线弱时则瞳孔大，光线从混浊的晶状体核周边进入眼内，而视物则清楚。这就是

"明处视昏、暗处视清"的道理。

20. "天行赤眼暴翳"能失明吗?

天行赤眼暴翳病首见于明代徐春甫所著之《古今医统大全·眼科》,该书谓:"此因运气所加,风火淫郁,大概患眼赤肿,泪出而痛,或致头颜俱痛,渐生翳障,遮蔽瞳人,红紫不散,必有瘀血,必去之"。本病系白睛突发红赤肿痛,同时引起黑睛发生星翳,而且具有传染性,能造成流行的外障眼病,与西医之流行性角结膜炎相似。

本病系由感受疫疠之毒而起,发病急骤,白睛红赤,黑睛发生星翳的一种外障眼病。它能广泛流传,本病治疗及时得当,一般预后较好,很好留有痕迹。如病势重且治之不当,黑睛可留有点状翳障,往往不能消退,且视物不清,畏光流泪,隐涩不适。若不及时治疗或治疗不当,造成继发感染,星翳连片,甚至造成凝脂翳(西医之角膜溃疡),严重影响视力,所以也能致盲。

发现本病后一定去医院诊治,及时点药和服用中药。中药疗效较西药为好(因它多是病毒感染而不是细菌感染),若合并细菌感染,可点西药抗菌素眼水,但最好不点西药之激素类眼水眼膏,因为激素眼水影响角膜的修复。

21. 白眼珠上有玉粒小泡,其四周绕以赤脉是什么病?

白睛表层发生形如玉粒样小泡,其小泡周围绕以赤脉的眼病,因白睛为气轮属肺,五行属金,中医称"金疳",又称"金病"。它与西医之泡性结膜炎相似。

本病最早见于明代王肯堂著《论治准绳·杂病·七窍门》。该书论述本病时谓:"初期与玉粒相似,至大方变出祸患,生于脾内,必碍珠涩痛,以生障翳,生于气轮者则有珠痛,泪流之苦,……久而失治,违戒反触者,有变漏之患"。

中医认为本病病因病机:①肺经燥热,宣散失职:肺主气,司治节,宜清肃宣发,如肺经燥热,失其清肃宣发之功,故而气机郁滞,气滞则血瘀,故而白睛病生细小颗粒,且周围绕以血络,痛而不舒。②肝阴不足,虚火上炎:肺在五行属金,金能生水,今肺阴不足,故肾水无以滋生;火无水济,故而上炎,上炎则致使白睛血络受迫,滞而不行,聚为疳结。③脾胃失调,肺金失养:脾胃失调,运化无力,营养不能吸收,因土不生金,故肺失所养,肺失所养则气化不利,故而气血郁滞,亦造成本病。

本病属中医外障眼病,但发病往往与相应的脏腑有关,其病表现在外,而其根源在内。在发病过程中,有时可能夹杂外邪入侵,但为标耳。因病发于白睛,在脏属肺,故治疗总宜首先责之于肺,尤其初发之时,其治每当泻肺利气散结,使肺气畅而血行则病愈。如病势缠绵不愈或反复发作,尤其是小儿患者,往往是标实本虚。治疗时应根据全身及局部具体情况加以辨证论治。如全身症状不明显时,一般应润肺健脾,使脾土健而生肺金,肺润而虚火平。本病还是中医从根本上治疗为好。中医能根治本病。

22. 白眼珠出血能否致盲？

白眼珠出血是指白眼珠上血管破裂，血溢于白睛外膜之下，呈一片鲜红，界限分明的眼病。古时称"色似胭脂病"（明代《论治准绳》）。因其出血鲜红，别人看见很害怕，而出血的本人尚无任何感觉，当时照镜子一看，才害怕起来。于是来眼科问大夫是怎么回事，能瞎眼吗？

白眼珠上出血一片，色似胭脂，西医叫"结膜下溢血"，是怎么引起的呢？

（1）热客于肺：肺主清肃，今热客于肺，则肺气不降，不降则血液逆于上，白睛属肺，故而血溢于白睛血络之外。

（2）心营耗损，肝肾不足：多见于老年人，因思路过度，夜睡不足，从而心营耗损，或肝肾亏损，阴精不足，两者皆可使阴血虚损，进则经脉失于柔润，燥裂而血溢于外，造成白睛溢血。

此外，剧烈呛咳，可是肺气上逆，呕吐频频亦可致胃气上逆，酗酒过度，湿热上蒸以及妇女逆经和眼部外伤等均可导致血不循经，血脉破裂，而白睛血溢络外。

本病一般是他人发现，发病后三天以内者出血可有增加趋势，一般一周左右，7～9天可以逐渐消退，不留痕迹。一般有鲜红逐渐变紫红，再有紫红变黄，而后完全吸收。但临床也可见妇女每月发病1～2次，则是由于逆经所致。小儿发病者，多为肺热，热迫血妄行所致。一般不用治疗，但妇女逆经，还是中药治疗妇科病为好。由剧烈呛咳、呕吐、酗酒者须

针对病因治疗。如中老年患者，且反复发作者，应注意全身情况以便早期防治。若引起眼底出血，则可影响视力，若出血在眼底黄斑区，则可以致盲，这就必须到医院眼科找中医治疗。若眼底黄斑区出血者，千万不可用云南白药等凉血止血法治疗，血是止住了，但视力不能提高。我们治眼的目的是要视力。治疗时必须将出来的血运走，采用活血止血法，达到"活血而不妄行，止血而不留瘀"原则。

23. 什么是白睛青蓝病？

因白睛旁黑睛缘处发生紫红色肿胀隆起，反复发作，日久该部白睛色变青蓝，中医称白睛青蓝，《论治准绳》又叫目珠俱青，《审视瑶函》又叫白珠俱青。本病也可以说是中医之火疳误治或失治，使得巩膜炎发生蓝变，故西医称之为巩膜炎的后期病变。

西医认为本病与风湿痹病、结核病、梅毒及妇女月经不调有关。中医仍认为本病因火疳经久不愈，反复发作，致使白睛变薄失去光泽，色变青蓝而致。

本病若仍有眼珠疼痛，畏光流泪等眼部刺激症状，就必须采取中西医结合治疗。西医分别采取抗风湿、抗结核、抗梅毒和调理月经治疗。中药采用治火疳法治疗，应用清肝肺之实热，若出现青蓝症，应想到火疳病，已致正虚邪衰，正虚血滞，在调理全身的基础上用散邪通络、活血化瘀之品。如正气渐复，病邪已退，则应改用益气滋阴、养肝退翳等法，以调理善后，如党参、茯苓、薏苡仁、龟板、枇杷、白芍、

麦冬、菊花、桑寄生等药。另外,可点拨云锭水或膏,针灸已有很好疗效。

24. 眼白睛不红不肿,只觉沙涩疼痛,视物昏蒙是什么病?

眼之白睛不红不肿,只自觉沙涩疼痛,视物模糊等症,中医诊为白涩症。因不红不肿,为白,沙涩疼痛不爽为涩,故称白涩症。白涩症和西医之角膜干燥症或角膜浅层点状角膜炎相似。若用荧光素染色,裂隙灯下检查,发现角膜绿色点状着色者为浅层点状角膜炎,若无绿色点状着色者,可诊为角膜干燥症或慢性结膜炎。

《诸病源候论》中记载有"目涩症",但从文中分析,其病类似西医学之角膜干燥症,与白涩症不同。如谓:"若悲哀内动脏腑,外传于液道,亦会泣下而数见,泣竭则目涩。"《证治准绳·杂病·七窍门》对本病论述较祥,但未将病单独列出,而是包括在"白眼痛"中,至《审视瑶函·白痛》于《证治准绳》的基础上,把这种不红不肿,沙涩昏朦之病命名为白涩症。

现在临床上常遇到玩电脑、看电视时间过长,对空气过敏均可出现眼不红不肿,只觉眼干涩昏朦者,西医给予激素和消炎眼水治疗不好,中医中药治疗并出中药眼水膏及针灸治疗取得良效。中药眼水眼膏为拨云锭眼水、拨云锭眼膏。中医中药内服治本。

25. "银星独见"是什么病?

《证治准绳》"银星独见"条:"乌珠上有星独自生也,若连萃而相生相聚者不是星,盖星不能大,大而变者也不是,有实虚自退不退之证,虚实者非指人之气血而言,乃指络间之火而言。"

银是指翳的颜色,星是指翳的形状,独是指翳的数目,见通"现"。概之,系黑睛生翳,色如银,形如星,独自生而言。《证治准绳》根据形状命名为"银星独见",阐述本病的过程既不扩大,又不加深,还可自消。其病机为火克络间,但有虚实之别。据此论述本病相当于西医之单纯性角膜炎。但临阵时应与"聚星障""凝脂翳"相鉴别。

本眼病还必须具有畏光流泪,眼睑难睁,轻轻的疼痛。检查还应有抱轮红赤(睫状充血)。除一颗银星病变区别,其余,黑睛高清,黑睛后无黄液,虹膜展缩正常。

经中医正确治疗后,于数日内可以痊愈。愈后没有留下瘢痕者,对视力无碍,若留有瘢痕瑕翳,又位于瞳孔区内者,多影响视力。

中医治疗一定辨证论治。一般分两种类型,一是因风热犯目所致,治疗当清热,用桑菊饮加减治疗。二是因肝肾不足、虚火上炎,郁滞于风轮,结而为星,治宜滋阴降火,用知柏地黄丸加减治疗。

26. 何谓"聚星障"?

聚星障是指黑睛骤生多个细小星翳,其色灰白或微黄,或散漫分布或连缀排列,或先后发生,且可向深层发展的眼病。中医称为聚星障,西医诊断为病毒性角膜炎。

金元时期倪维德著《原机启微》中描述："翳如秤星者，或一点，或三、四点而至数十点"，他归为"风热不制之病"中，虽未直书为聚星障，但描述的症状即是聚星障。至明代王肯堂《证治准绳》就标立了聚星障，指出本病的特点，谓"乌珠上有细颗，或白色，或微黄，微黄者急而变重，或连缀，或散漫，或一同生起，或先后逐渐一而二，二而三，三而四，四而六七八十数余"，并指出了若有赤脉爬绊者退迟，若星翳生于赤脉尽头者亦退迟，若团聚生大二作一块者，有凝脂之变。至明代傅仁宇著《审视瑶函》聚星障中，在病因、证候等方面继承《证治准绳》之说，在治疗上列举了泻肝、祛风、清热兼以滋阴的方药。此后，清代《张氏医通》、《目经大成》、《眼科菁华录》等著作中，均沿用了此种论述，无新的建树。

西医认为本病是病毒感染引起的，西药对细菌性角膜炎疗效甚佳，但对病毒性角膜炎疗效极差。尽管西药有抗病毒药，但因为病毒变化快、种类繁多，所以疗效不佳。中药是来提高人体免疫力，改善角膜的抗病能力，改变角膜的局部环境，对细菌和病毒均有良好作用，均能取得较好疗效。西医用药有的喜用激素药，因激素影响角膜的修复，故在万不得已的情况，才能试用一下。

27."聚星障"能使眼睛失明吗？

聚星障若能早期治疗，效果尚好；若治不及时，常易反复发作，不仅难以治

愈，可以发生花翳白陷、凝脂翳等症，愈后留有瘢痕，影响视力。若在瞳孔区，可造成失明。

如何使本病不发生花翳白陷、凝脂翳等症，不使愈后留有疤痕，不失明呢？

首先必须中医辨证治疗，千万不可犯虚虚实实之敝的错误。不要把实证当成虚证治，更不能把虚证当成实证治。简单一句话就是别用错了药，不要"火上加油"。

本病常在机体提抗力下降的情况下发病，故增强体质，保证"正气存内"，是防止本病最根本的措施。平时要注意锻炼身体，保持心情舒畅，饮食调理适宜，以使体内阴阳气血相对协调。如有感冒等热性病发生，在发热期或发热后，需注意眼部病情，做到早期发现、早期治疗。已病后，古人提出要善于保养，并注意眼部清洁，切不可乱加揉眼；在强光下戴防护眼镜，，护理人劝病人思想开朗，及时服药点药，饮食上注意清淡，切不可食辛辣（葱姜蒜）、牛羊肉、炸鱼炸虾等炙煿食品。保持大便通畅，以利早日康复。我的治疗体会是两次荧光素染色不着时，才能停止治疗。

28."蚕食性角膜溃疡"中医能治吗？

有一位病人问我说，他患蚕食性角膜溃疡，是中医的什么病呢？我看了他的病历，上面写着"主诉：眼疼痛，三个月。病史：三个月前眼突然疼痛，曾在XX医院诊治，不见好转，又到XX医院诊治。检查：眼睑痉挛，水肿，球结膜睫

状充血,角膜边缘距角膜缘 2 mm 处可见角膜上皮和实质浅层下有穿凿状的边缘,其色呈灰白色,畏光流泪。诊断:蚕食性角膜溃疡"。我看过病历后说诊断是对的。

蚕食性角膜溃疡可分为两个类型:良性型者,常为单眼发病,多发生在年长者,治疗效果较好;而恶性型者,25%为双眼发病,可能同时发病,也可能一前一后,多为年轻人,病情进展不易控制。患者突出的症状是疼痛,局部滴用麻醉药有时也不能减轻,甚至由于长期疼痛,病人要求摘除眼球。此外,患者尚有羞明、流泪等刺激症状;眼睑痉挛、水肿;球结膜睫状充血,视力逐渐减退。角膜开始在边缘不与距角膜缘 1～2 mm 处出现灰色浸润点,渐即溃疡。并在角膜上皮和实质浅层组织下面,向健康部分进展。其进展的方向有三,即①向角膜中心;②沿角膜缘;③向巩膜。但以第一种方向最为常见。当溃疡向健康部分进展时,它潜行于角膜上皮层与实质浅层下,形成穿凿状边缘,其上浅层组织呈灰白,为本病的典型症状,名潜行性边缘。溃疡一面进展一面修复,并有血管伸入角膜,至角膜表面全部被破坏为止。一般不引起角膜穿孔。

根据西医蚕食性角膜溃疡的临床表现,和中医的"花翳白陷"相似。花翳白陷之花指形状,白指颜色,陷系低陷。概之即指是黑睛生翳,四周高起,中间低陷,形为花瓣而言。本病首见于《太平圣惠方》的"治眼生花翳诸方"中记载"夫花

翳初发之时,眼中发歇疼痛,泪出、赤涩,睛上忽生白翳,如枣花,砌鱼鳞相似,此为肝肺积热,脏腑雍实,而生此病"。《圣济总录》眼目里也有类似记载。谓:"目生花翳者,点点色白,状如枣花鱼鳞之类是也。此由肝肺实热,冲发眼目,其始则目痛泪出,变生白翳,宜急治之,不尔则致障翳也"。可见二书指出了花翳的形状和病机。

西医治疗本病,多采用药物和手术联合治疗。药物用抗菌素和激素药,手术采用割烙术、冷冻术。

中医,认为本病以实证为主,病情初期多为肝肺风热,治疗宜疏风清热;若病邪入里,多系热炽腑实,治宜通腑泄热;若痰火蕴蒸,治宜清热化痰。外治以清热解毒或退翳明目为原则,应用拨云锭眼水和膏,效极佳。并结合热敷和散瞳以缩短疗程,防止瞳人干缺。

西医注重局部治标,中医治本,疗效良好,不易复发,且能彻底治疗。关于西药抗菌素的应用,西医认为本病为病毒感染,抗菌素是没有作用的,激素应用,只能取效一时,且引起并发症太多,临床应慎用。

我曾治疗几例这样的病人,一位是邯郸的老大娘,大便干燥如硬球,经通腑后大便通病愈。

29. "角膜实质炎"中医怎么治?

角膜实质炎是指角膜实质内的弥漫性炎症。他多半是一种抗原抗体反应的表现,如先天性梅毒性角膜实质炎,但也

可见于结核、病毒、风湿和霉菌的感染。病因一般是一种过敏反应,也就是在角膜内发生的一种由结核、梅毒螺旋体、风湿、病毒、霉菌等引起的抗原抗体反应。大部分年龄在5～25岁,女性多于男性。主要临床表现是眼痛、流泪、羞明、视力模糊,严重时仅有光感。本病多为慢性病程,在病变的最早期可在裂隙灯下发现角膜内皮水肿和少量细小沉着物,实质内有轻微细胞浸润。随症状发现,患者可有眼睑痉挛及睫状充血。

角膜实质炎相当于中医之混睛障。混睛障是黑睛深层呈现一片灰白色翳障,混浊不清,浸掩黑睛,障碍视力而得名。又名混睛外障(《秘传眼科龙木论》);混睛证(《证治准绳》);气翳(《目经大成》)。

本病最早的记载是在《秘传眼科龙木论》,其谓:"先痛后痒,渗涩泪出,怕日羞明,白睛先赤,发歇无定,渐渐眼内赤脉横立遮睛,如隔纱看物,难以辨明"。其病因是"毒风在肝脏,积血睑眦之间"。根据其病状和主要从外而障碍视力,故称为"混睛外障"。《证治准绳》称"混睛障"。谓漫珠皆一色之障。分为赤白两种,赤者比白者宜治,赤者怕赤脉外爬,白者畏光滑白苔。看来本书所指的混睛障证,还包括了黑睛上的瘢痕翳障,即所谓白者是也。此后的《审视瑶函》、《张氏医通》均按王肯堂之说,但《审视瑶函》主张在治法上以发散为主,谓:"若遇此症,必食发物,或用药发起,转觉昏肿红赤,再用点服愈矣"。《张氏医通》认为"宜服补肝调血之剂,血行风自息;外用吹点,则翳渐退"。《目经大成》虽有混睛障的记载,但其所论述的"气翳",类比黑睛深层混浊,非常贴切。该书谓:"此症目赤痛,眼泪都可,但青睛(即黑睛)如浊烟笼罩,色泽欲死,甚者若混浊可气,但不能照人面目,从侧面观之,始隐隐微见,金井(即瞳孔)分明是外障,而风轮光滑,天障可去,故云气翳"。过去没有裂隙灯,尚能分辨诊断本病。现今有了裂隙灯,裂隙灯检查,混浊在角膜实质层,极易诊断。

现今诊断极易,关键是本病的治疗。西医依据病因治疗,梅毒者抗梅毒治疗,细菌者抗菌素治疗,结核者抗结核治疗,霉菌者治疗霉菌也能取得良效。中医治本病也要借鉴西医之病因检查诊断,尚须细查病因,辨证分型治疗,肝经风热所致者,治宜疏风清热;肝胆热毒所致者,治宜清肝解毒;湿热内蕴者,治宜清化湿热;阴虚火炎者,治宜滋阴降火。中医还有外治法,如点眼药(拨云锭眼水眼膏),若引起虹膜炎瞳孔缩小着,还要点扩瞳药(阿托品眼水)。另外还可以针灸,均有良好疗效。中医在治疗本病中,还强调饮食和禁忌。

关于本病的预后,本病病程长,往往要经过数日治疗,混浊才能逐渐减轻,赤脉才逐渐消退,但也可复发,也有愈后仍留有瘢痕,影响视力。在治疗过程中,若扩瞳不及时,愈后往往遗留瞳孔干缺(慢性虹膜炎虹膜后粘连),严重影响视力。

30. "风轮赤豆"是西医什么病?

风轮赤豆是指黑睛部位出现灰白色颗粒样的突起,赤脉自气轮(白睛)追随牵绊呈束状样,直达黑睛表面,色红如赤小豆而得名。

本病首见于《证治准绳》,该书称本病为"轮上一粒如赤豆证",阐述了本病的病机、主症和治法。《张氏医通》承袭了王肯堂的观点,汇编了本病。1964年广州中医学院主编的《中医眼科学讲义》,将此简称"风轮赤豆"。

本病的临床表现,在黑镜上有灰白色颗粒突起,初期突起多位于黑睛边缘,渐次发展到黑睛中央部,赤脉自白睛成束追随牵绊,状似彗星,直达黑睛表面,色红如赤豆。赤豆日渐增大,溃破后中央凹陷,预后虽赤脉可清退,但留下瘢痕而影响视力。本病还可有眼痛、流泪、怕光、眼睑难睁。西医则则诊断为"束状角膜炎"。

本病多见于小儿,多在小儿颈项部可触到累累成串的肿核。其病病因病机为①素有肝经积热,火热上炎,郁于风轮黑睛,气血失调,络中瘀滞。②积热日久,肝阴受灼,阴津不足而余热未清。③肝肾阴虚,虚火上炎。据辨证,有虚有实。或虚中夹实证。实者以清肝为主,虚者以养肝为主,虚中夹实者,宜分辨虚与实的本质,虚以阴虚或脾虚多见,实以热邪或痰湿多见,一般是补虚或祛邪同施。中医治疗较西医治疗为佳。

31. "角膜云翳"中医怎么治?

角膜云翳是指角膜炎、角膜溃疡等角膜病愈后留下的瘢痕,薄的叫云,厚的叫翳,合成云翳。中医之冰瑕翳、云翳、厚翳、斑脂翳分别和西医之云翳、斑翳、白斑、粘连性白斑相似。

西医认为角膜炎、角膜溃疡,只要侵犯到角膜前弹力层,实质层,预后就必然留下瘢痕,使得角膜前弹力层和实质层细胞排列紊乱就不能治愈。若瘢痕影响视力,治疗就有移植角膜或换上人工角膜进行手术治疗。

手术移植角膜或人工角膜手术均有报导,但后期临床治疗没见报导,据说成功率较低。

我治疗薄的云翳如冰瑕翳,使用促其再发,然后吸收取得一定疗效、但没有大量的病例,不能进行科研研究。

32. 虹膜炎为什么必须散瞳?

虹膜炎是色素膜炎最前部的一部分(色素膜是由虹膜、睫状体和脉络膜三部分组成)。虹膜炎时往往影响到睫状体,故称虹膜睫状体炎。

虹膜睫状体炎的病因有以下几种,一是外源性,如眼球穿透伤、角膜溃疡穿孔等,把治病细菌带入眼内。另外是附近的组织发炎,蔓延到虹膜和睫状体,如角膜炎、巩膜炎等。再是内源性,身体其他部位有,如结核、风湿病、钩端螺线体病等,病灶感染较多的是副鼻窦炎、化脓性中耳炎、龋齿、扁桃体炎、盆腔炎、前列腺炎等。

虹膜睫状体炎常见于青年人,内源病引起的多为双眼发病,但可不同时发病,病人自觉视力减退,有怕光、流泪、眼痛、头痛等症状,每当夜晚则疼痛加重,有时可放射到眉棱骨,这些都和三叉神经受到刺激有关。眼部检查:视力减退,球结膜睫状充血,角膜后壁有炎性沉着物,新鲜的为灰白色,陈旧的为棕色,外观呈点状,大小不等。前方内因有炎性细胞浮游和纤维素渗出,房水由透明变为混浊,严重的病例可形成前房积脓。虹膜充血肿胀,纹理消失、颜色变浅,瞳孔边缘可见灰白色结节。瞳孔缩小是虹膜睫状体炎的主要特征,它是由于虹膜肿胀,炎症刺激引起的,对光反应迟钝或消失,如不及时散开瞳孔,虹膜可与晶状体前缘粘连,叫虹膜后粘连。虹膜瞳孔缘全部后粘连着,临床叫瞳孔闭锁。如果炎症继续发展,炎症渗出物遮盖瞳孔,叫瞳孔膜闭。由于瞳孔闭锁和膜闭导致前后房交通阻断,房水循环受到严重影响,眼内压随之升高,而形成继发性青光眼,常常给患者带来严重后果而致失明。若发现虹膜炎即散大瞳孔,即可避免上述之虹膜后粘连、闭锁和膜闭,保证了视力,又可以止痛、促进炎症渗出的吸收。散瞳是当务之急,然后采取中西医其他疗法。

33.“虹膜睫状体炎”一定用激素治疗吗?

西医诊断为虹膜睫状体炎后要采取激素治疗,给点眼、口服和注射药。因激素类药具有非特异性抗炎、抗过敏作用,防止炎症对眼组织的进一步破坏,保护视功能。

但若大剂量使用激素时,可抑制抗原—抗体反应,甚至引起抗体形成,也就是抑制了机体的防御机能,从而使细菌得以繁殖,所以对感染性色素膜炎必须同时加用抗感染药物,以免发生反跳现象,使炎症复发。最后用小剂量维持量直到炎症活动完全消失为止。大多数虹膜睫状体炎病例,仅局部滴用或结膜下注射即可。但对于色素膜炎或脉络膜炎患者,最好加用球后或半球后注射,结合全身给药,这样才能有足量激素到达眼的组织。

使用激素治疗时必须注意以下几项:①应定期检查血压,尿糖和体重,注意有无水肿,糖尿病和高血压,并注意精神状态。②注意防止电解质平衡紊乱,尤其是发生低血钾,长期使用者应口服氯化钾。③对长期用药的病人特别是老年人,要防止骨质疏松,以免引起病理性骨折。④防止感染,注意有无潜在病灶,长期大量使用并用广谱抗菌素,可导致严重的霉菌感染,应当引起注意。⑤防止肾上腺皮质机能减退,需要长期用药者,需要尽量减少其维持量或采用隔日给药方法。⑥注意引起青光眼、白内障等。⑦具有以下疾病患者禁用或慎用:严重高血压、动脉硬化、结核、糖尿病、消化性溃疡、心肌梗塞、严重精神病、子痫、骨质疏松、霉菌性感染及妊娠初期等。

我治本病一般不采用激素治疗,但

到我这来治病的都正在使用激素治疗或者正要停止用药后者。对于这些病人，我采取可继续用并逐渐减量，立即用上中药，用上具有激素作用的中药。中药具有激素作用而无激素的副作用。等西药激素量减量到停药，仍继续用中药治疗，直到治愈，且病不反跳复发。我曾写过论文"激素治疗虹膜炎不良反应的中医治疗举例"和"激素治疗虹膜炎不良反应的中医治疗体会"分别刊登于《江西中医》和《中华医学大典》。

我认为激素的作用就是肾阳，在用西药激素治疗时，中药应用补肾阴为主，当完全停西药激素后，加重补肾阳的药物。

我曾遇一例，男，49岁，双眼近视，采用激素治疗。此手术必须是用大量激素。当手术后则双眼失明，一点光感都没有，他是因为点用激素激发青光眼而失明。

我还遇一例双眼视神经炎病人，西医给予激素治疗，视神经炎没有好转，而引起骨髓炎和股骨头坏死。当别人介绍到我这治疗时，已停用激素。我用中药治愈了他的骨髓炎和股骨头坏死。他的面色由晄白变为正常，气血大有好转，视力也就开始好转。

34. 青光眼中医如何认识？

由于眼球内的压力增高，造成眼痛头痛，虹视雾视，眼珠变硬，瞳孔散大，视力急剧下降，恶心呕吐，测眼压超过21 mmHg以上的眼病叫青光眼。西医青光眼分为急性充血性青光眼、慢性青光眼。

中医没有青光眼的病名，但根据青光眼的症状，和中医之"五风内障"相似。所谓五风内障即绿风内障、青风内障、乌风内障、黑风内障、黄风内障。

古人对五风内障的命名是以其病因和临床表现的特点为依据的。如《目经大成》五风变中说："此证风火痰，疾烈交攻，头目痛急，金疳先散，然后神水随某脏而现某色。本经谓之五风"。《医宗金鉴》则说："瞳变黄色者，名曰黄风；变绿色者，名曰绿风；变黑色者，名曰黑风；变乌红色者，名曰乌风；变青色者，名曰青风"。由于五中瞳神皆有大小气色的变化，后期多见晶珠混浊。无论从广义或狭义讲，均属内障范畴，故常统称为五风内障。

绿风内障者，是以眼珠变硬、瞳孔散大，瞳色变绿，视力严重减退为主要特征，相当于西医之急性充血性青光眼。西药点缩瞳药，一般采取手术治疗。中医也必须点缩瞳药，并采用针灸口服中药治疗。治疗越早越好，才能保住视力。本病以反复发作，若瞳色变黄者为青光眼绝对期，终而失明。

青风内障者，起病无明显不适，眼球逐渐胀硬，瞳色微沉如青小龙淡烟之状，视野逐渐狭窄，视力丧失于不知不觉中，终致失明，西医称之为"慢性单纯性青光眼"，预后不良。所以本病要早发现、早诊断、早治疗，方能保住视力。

乌风内障者，是以眼无赤痛，视觉渐

暗,瞳内气色昏浊如淡烟重雾为特征。相当于西医继发青光眼,治疗不当或不及时,终致失明。

黑风内障者,头眼俱痛,与绿风相似,但眼前时起黑花,瞳内气色昏黑。与西医之闭角型青光眼相似。治疗不当或不及时,终致失明,预后不佳。

黄风内障者,瞳神散大难收,瞳色昏黄,不睹三光。相当于西医青光眼绝对期。

总之,五风内障其症皆有不同程度的眼珠胀硬,瞳神散大及昏暗变色等,类似西医青光眼。失治或不及时,均可失明。五风中的绿风、青风和黄风最为常见。黄风为诸风之晚期重症,病若至此,已盲无所见。五风的病因虽有差异,但一般多由情志过伤,肝胆风火上扰,风火挟痰上攻,肝肾阴虚阳亢,气血不和等引起脉络不利,神水瘀滞所致。对五风内障之证,应抓好早期诊断、早期治疗。在辨证论治、内服药物的同时,必须注意局部用药缩瞳。还可配合针灸及其它治疗以提高疗效。对于病情急重,或用上述疗法不效者,应考虑中西医结合治疗,以挽救视力。

临床上还有一种青光眼叫"新生血管性青光眼",它是因虹膜上和眼底视网膜上产生新生血管,而引起新生血管性青光眼。西医采用激光治疗,中医采用活血化瘀法治疗。

35. 青光眼为什么必须用缩瞳药?

前已介绍青光眼都瞳孔散大。瞳孔散大则引起虹膜根部变厚,加之眼球内压增高,压迫虹膜前膨,使得房角变窄,房水流出发生障碍。房水流不出去,恶性循环,眼内压力就更高,这样就压迫后面的视神经,造成青光眼性视神经萎缩而失明。

点缩瞳药,如毛果芸香碱(0.5%～2%)或毒扁豆碱,均有缩瞳作用。它直接作用于瞳孔括约肌,使其收缩,引起房角开放,眼压下降。当然还要根据病情,使用次数随眼压高低而定。点药后10～15分钟即可缩瞳,药物可持续2～4个小时。

外国进口的美开朗也属于青光眼缩瞳的用药。

青光眼除点用缩瞳药外,还可以点减少房水生成的药物,如赛吗心铵溶液,多用0.25%～0.5%溶液,可使血管收缩,减少房水分泌,促进房水排除,从而降低眼压。

36. 为什么虹膜睫状体炎不能用缩瞳药?

虹膜睫状体炎最重要的特点是瞳孔缩小,它是由于虹膜充血、肿胀,以及受到炎症刺激而引起的。角膜后壁可见沉着物,前房炎症改变包括房水内有蛋白性渗出及炎症细胞浮游,严重时甚至可以形成前房积脓、积血。也正由于以上这些原因,虹膜瞳孔缘很容易和晶状体前囊粘连,轻的瞳孔变形,重的瞳孔闭锁和膜闭。这就是影响了房水的循环,使房水不能通过瞳孔进入前房,再经输林氏管流出眼球,终于导致眼压升高,形成继发青光眼。

由此可见治疗虹膜睫状体炎,避免严重的并发症,最重要的措施是散大瞳孔。为什么要散大瞳孔呢?有三种作用:①点散瞳药后使眼内肌麻痹,既可以止痛,又可以消炎,同时使眼睛可以得到充分的休息。②由于睫状肌松弛,使局部血管扩张,改善了血液循环。③早期散大瞳孔可以防止瞳孔后粘连,从而避免了瞳孔闭锁和膜闭,导致继发性青光眼的严重后果。

如果虹膜睫状体炎时误用了缩瞳药,例如点了毛果芸香碱眼药,病人瞳孔必将进一步缩小,加大了虹膜与晶状体前囊的接触面,增加了瞳孔后粘连的可能性和程度,同时也可能加剧病人的头痛、眼痛症状,所以虹膜睫状体炎禁忌上缩瞳药。

散瞳对于治疗虹膜睫状体炎是一种关键性措施,一般用 2% 阿托品眼药水点眼,睡前可上阿托品眼膏,医生应该在门诊把病人瞳孔散大后才能让其回家,虹膜后粘连则是医生的责任,亦有可能造成医生的医疗事故。

37. 为什么同一个人眼病有时点缩瞳药,有时点散瞳药?

临床上有一种青光眼睫状体炎综合征,多发生于青壮年,常为单眼反复发作,偶尔有双眼者。发病急,多有闭角型青光眼症状,但前房不浅,房角开放,结膜有轻微睫状充血,角膜上皮水肿,有少量大小不等的灰白色沉着物,大的常呈油脂状,房水中偶见浮游物,房水弱阳性,瞳孔轻度开大,对光反应仍存在,眼压中度升高,每次发作一般持续 3～5 天,偶有延续数月的,常可自行缓解。由于每次发作时间不长,对视功能影响不大,视乳头及视野一般不受侵犯。但有些病例反复发作后,也会产生视乳头和视野损害。

目前西医认为该病的病因尚不十分明了。近年来试验研究证明本病由于房水生成增高和房水流畅系数下降所致。发作时房水中前列腺素的含量显著增加,使血管膜血管扩张,血—房水屏障的通透性增加,导致房水生成增加;同时由于前列腺素增加还可抑制交感神经末梢释放去甲肾上腺素或直接拮抗去甲肾上腺素的生物效应,而去甲肾上腺是调节房水排除的重要介质,小梁失去正常的调节而导致房水流畅系数下降和眼压升高。在急性发作后,高眼压持续时间较长,药物治疗不易缓解。对于反复发作者,应于发作间歇期做排除原发性青光眼检查,以免延误治疗。

对于本病的点药治疗,点缩瞳药可使血管扩张,增加血—房水屏障的通透性,点散瞳药又加重眼压升高。所以对于本病医生可根据病情,当眼压高时点缩瞳药,当虹膜睫状体炎偏重时点散瞳药,但必须随时观察病情,酌情点缩瞳和散瞳药。此病还可应用激素点眼,结膜下注射。当药物不能控制并存的单纯性青光眼时,可于缓解期作抗青光眼手术。

38. 什么是老年性白内障？

白内障是指晶状体混浊。晶状体是由囊膜、皮质和核三部分组成，任何一部分发生混浊都叫白内障。白内障是西医的病名，相当于中医的圆翳内障。在中医古籍里脑流青盲眼、冰翳、滑翳、涩翳、横翳、枣花翳、偃月翳、白翳黄心、黑水凝翳、如银内障等均指的是白内障。

西医将白内障又分为先天白内障、老年性白内障、继发性白内障和外伤的白内障。老年性白内障是指有些老年人，既不头痛，也不眼痛，而瞳孔内逐渐变白，视力逐渐下降，生活不能自理，视力只分明暗，不能分辨手指的眼病称老年性白内障。

老年性白内障的发病过程分四个阶段：①初发期。晶状体混浊多始于周边部，似车轮状，向中央部伸延，初期一般不影响视力，检察时如不用药散大瞳孔，医生难以发现。②膨胀期。晶状体内含水量增加，导致整个晶状体肿胀，随之也日益混浊，视力逐渐下降，检查时可发现瞳孔区不同程度的变白，用手电筒侧照则发现有半月阴影。如果患者有青光眼，晶状体肿胀膨大，把虹膜推先前，由于房角变窄，可以引起青光眼的急性发作。所以老年性白内障患者，突然发生眼痛、头痛、恶心、呕吐，应及时去医院检查，以便早期发现青光眼，早期治疗。否则，由于青光眼导致失明，即使做白内障手术也不能挽回视力。③成熟期。晶状体全部混浊，含水量恢复正常，瞳孔区完全变白，手电筒侧照半月阴影消失，视力丧失，仅有光感，是手术的最佳时期。④过熟期。晶状体含水量较正常减少，整个晶状体皱缩变小，晶状体皮质液化，硬化的核心部沉在液化皮质的底部。

也不是所有的老年性白内障均起始于晶状体周边部，也有些患者起始于核心部，初起视力就显著减退，尤其是明处视昏。老年性白内障分为四期，成熟期是实行白内障手术的最好时机。初期不影响视力，不需要手术，过熟期因皮质液化核下沉，给手术增加了困难，而且晶状体容易破裂，晶状体皮质脱出到前房，会起到严重的虹膜睫状体炎等病。

老年性白内障从初起到成熟期所需要的时间长短不一，有的1～2年，有的2～4年，甚至十年以上，也有的患者停止在初期不再发展。

老年白内障的患者随着时间的推移，视力逐渐下降，最终失明。施行白内障手术后，可以重现光明，可以重新工作和学习。

39. 小孩也能患白内障吗？

小孩也能患白内障，例如先天性白内障、外伤性白内障等，但以先天性白内障为主。

先天性白内障是在胎儿发育过程中，晶状体发育不良造成的。按其原因分为内生性和外生性两大类。内生性先天性白内障与染色体基因有关，为遗传性。外生性先天性白内障是在胎儿发育时期，母亲患病，使胎儿晶状体正常发育受损害。例如,母亲在怀孕期间患风疹、脊髓灰白质炎、腮腺炎、麻疹等都有可能使胎儿晶状体发育受到影响,形成先天性白内障。因此,母亲在怀孕期间,预防传染病的发生,对保证胎儿的正常发育是很重要的。

按照晶状体混浊的部位和形态,可把小儿先天性白内障分为两类,一是不影响视力的晶状体混浊,二是影响视力的绕核性白内障。

绕核性白内障,也叫板层白内障。顾名思义,绕核性白内障为透明的核周围包绕着一层或两三层混浊,其间被透明区所隔开。了解绕核性白内障发生的机理先要知道晶状体在胚胎发育的过程。1～3 个月形成晶状体纤维,位于晶状体中央部,称为胚胎核。然后由晶状体上皮细胞增殖,产生新的透明的晶状体纤维,围绕胚胎核一层层增加,这种新的晶状体纤维产生过程,不仅在胚胎期间进行,出生后仍继续进行,而且终生进行,不过越到老年越慢。按照不同年代形成的纤维层层排列,从里向外,依次环绕着胚胎核。胚胎 3～8 个月形成的纤维,称为胎儿核。出生后至青春期形成的纤维,称为婴儿核。青春期至成年形成的纤维,称为成人核。围绕成人核的纤维叫晶状体皮质。绕核性白内障可发生于胚胎期的任何阶段,也可发生在出生后一年内。在晶状体胎生过程中,由于内生性或外生性因素,新形成的纤维变成混浊,当因素消除后,再新生成的纤维又恢复其透明性,如其因素反复出现,

则形成透明区与混浊区相隔存在的形态。

绕核性白内障多发生于双眼,一般不再发展。由于晶状体混浊遮盖了瞳孔区,所以有视力障碍,若用阿托品散瞳后,可见混浊区外围有透明的晶状体皮质。如透明区较宽,做增视性虹膜切除术,可提高部分视力。如透明区窄,只有做白内障手术。

40. 眼外伤能造成白内障吗?

眼外伤也能得白内障。眼外伤是指机械性、化学性、热性和放射性的损伤。

机械性外伤引起的白内障是最常见的外伤性白内障。机械性损伤分为穿孔伤和钝挫伤。无论哪一种损伤,只要晶状体囊破裂,房水进入晶状体内,晶状体必然混浊,引起外伤性白内障。锐器如刀、剪刀、尖针等穿透角膜或巩膜,继之将晶状体囊直接刺破,这是很容易理解的。钝器如拳头、弹弓打击眼部,角膜、巩膜可能未破,但强大的外力将房水传导至晶状体,也可以使晶状体囊破裂。由于晶状体囊破口的大小不同,所致晶状体混浊的程度也不同,如囊的破口很小,晶状体出现局部团块的混浊,若破口自行封闭后,混浊可能不在进,甚至部分吸收,但这是较少见的。一般晶状体囊,发生破口后,就会有房水进入晶状体内,短期内,晶状体很快的全部混浊。有时晶状体皮质自囊的破口溢出,进入前房,引起反应性虹膜睫状体炎,或者由于皮质阻塞前房角,引起继发性青光眼,这时

应尽快施行白内障手术。

婴幼儿患外伤性白内障,如晶状体囊破口较大,混浊的皮质有可能自行吸收,不需再做手术。如果吸收一部分,残留一部分,瞳孔区不透明,则需做白内障截囊吸取术。35岁以上的成年人,因晶状体核心部硬化,不能被吸收,需做白内障摘除术。

眼不受挫伤,有时晶状体囊看不到破口,也可发生外伤性白内障。混浊往往开始于后囊皮质,呈羽毛状,进行比较缓慢。可点药或给予中药观察治疗。

外伤性白内障是较常见的致盲疾患,因此青少年一定要预防眼外伤。不要玩弹弓、棍棒、石头等作武器,进行对打。不要持剪刀、尖刀做玩具耍。走路、工作是注意安全,以防伤眼,造成白内障。化学物质、烫伤和放射线照射均能造成白内障。

41. 为什么白内障手术后有的还是看不清?

白内障手术后,无严重的并发症,术后应该提高视力。如果术后仍然看不见,或手术后,开始视力尚可,但过一段时间视力又下降,看不清楚,就要检查眼,寻找原因。

首先检查瞳孔区有残留的晶状体皮质和囊膜造成残留的混浊,阻碍光线进入眼内,当然会影响视力。这种情况应再做一次手术,将瞳孔区残留的皮质和囊膜取出,病人即能看见东西。

若瞳孔区透明,应检查眼内玻璃体。玻璃体内有明显混浊时,在不同情况下,

也会有不同程度的影响视力。如果玻璃体混浊为渗出物或积血,经药物治疗后,玻璃体混浊可完全吸收,视力又会相应提高。

若玻璃体检查正常,就要在检查眼底,看是否有视网膜黄斑部病变(出血、渗出、水肿)或视神经病变。若有上述病变,应找中医治疗眼底来恢复视力。

若手术后视力尚好,但过一段时间视力下降,也要检查眼,找原因,进行中药和针灸治疗,也能提高和恢复视力。

若先天性白内障手术后无视力进步者,经检查角膜、瞳孔区及玻璃体等屈光系统无混浊,视网膜、视神经也无病变,验光配镜也不能提高视力,这种情况称弱视。是由于视网膜黄斑区长期得不到刺激,产生的弱视。也可用中药和针刺治疗弱视。

42. 老年性白内障与阳光照射有关吗?

根据流行病学的调查,老年性白内障的发病率与地区分布有关。热带和亚热带的发病率比温带和寒带高。高山(西藏)比平原高。例如,非洲及印度,老年性白内障的发病率比其他地区高得多。我国南方多省区,如广东、广西、福建比北方各省发病率明显增高。西藏地区老年性白内障发病率较华北平原和东北地区高得多。

这是为什么呢?根据流行病的分布研究,可以得出这样的结论:老年性白内障与气温有关,气温和太阳光照有关,太阳光里还有紫外线,太阳光越强,紫外线

也就越强。根据现代科学研究也证实老年性白内障发病与太阳光中紫外线的照射有一定关系。

人眼正常晶状体是完全透明的。晶状体中的蛋白质含量高达 35％，它是人体中蛋白质含量最高的器官。从生物化学的角度来看，老年性白内障的发病，主要是由于蛋白质变性而引起的晶状体混浊。紫外线能影响晶状体的氧化还原代谢过程，促使晶状体蛋白质变性。

另一方面，老年人晶状体中磷与钙的含量增加，在紫外线的影响下，磷离子和钙离子结合，形成不可溶解的磷酸钙，从而导致晶状体的硬化过程。晶状体的硬化过程也肯定就是白内障的形成过程。

我们了解了白内障与紫外线的照射有关后，在阳光下户外作业的人，应该戴防紫外线的防护镜，可能对于预防老年性白内障的发生起到一定作用。

43. 什么是糖尿病性白内障？

糖尿病属于内分泌性疾病。它是由于胰岛素分泌绝对或相对不足造成糖尿病，糖尿病引起晶状体混浊，称为糖尿病性白内障。糖尿病性白内障有两种：一种实际上，是合并老年皮质性白内障，只不过发病较早、较快和容易成熟的糖尿病白内障。另一种是真性糖尿病白内障，主要见于青少年糖尿病人，发病率为 10％左右。在白内障的总数中，此种白内障不超过 1％～2％。

真性糖尿病白内障多双眼同时发病，进展较快，常几天即可成熟。开始时在前囊下皮之中出现多数小水泡、水隙，同时皮质浅层有灰白致密点状混浊。很快皮质肿胀有较多的水泡、水隙和褶隙，混浊成云气状，晶状体囊十分紧张。以上表现是皮质浮肿，其原因与渗透有关。临床上也能看到与血糖波动出现的一时性晶状体和屈光的改变现象，即血糖高时晶状体内也有糖分聚集。尤其部分糖年病人常因多尿导致体内盐分的丧失，机体为了保持平衡遂大量吸收水分，于是晶状体肿胀产生近视现象（这也是儿童近视不让吃过多糖的原因）。当血糖降低时，呈相反过程，而产生远视现象。当然白内障进入晚期后，晶状体蛋白已经过分解凝固就不会再出现上述一时性肿胀现象。

糖尿病性白内障应和老年性白内障鉴别。真性糖尿病白内障的发病较早，发展较快，初期检查晶状体皮质内有大量水泡、水隙和褶隙，以及光辉的结晶小点。而老年性白内障早期多开始于皮质深层，特别是在赤道部皮质中发生点状、片状混浊，并且发展缓慢。

早期糖尿病白内障有被控制甚至被吸收的可能，但到晚期唯有手术摘除，但手术容易发生出血和术后感染。所以术前必须控制血糖和尽量去除全身的感染病灶。老年性白内障初期也可用中药、针灸、点药控制，若已成熟则采取手术治疗。

44. 中医能治疗老年性白内障吗？

老年性白内障，西医分为初发期、膨

胀期、成熟期和过熟期四个时期,只有成熟期为手术的最好时机。而初发期、膨胀期则采取等待,等成熟了做手术。

中医称老年性白内障为圆翳内障,又据白内障不同时期不同表现分别还叫如银内翳、枣花内障、剑脊内障等,二十多个名称。内经云:五十岁,肝气始衰,肝叶始薄,肝血始减,目始不明。早在公元 610 年《诸病源候论》便有记载:"...风热乘之,气不外泄,蕴积睛间而生翳,似蝇翅者,复瞳子上。"《证治准绳》说:"此因肝肾俱虚而得也"。《审视瑶函》认为:"乃郁气伤乎冲和清纯之元气,故阳气精华为其闭塞而不得发现"。总的归纳起来分为四型:心脾血虚、肝肾不足、肝胆郁热、心肾不交。分别采用相应的方药治疗,如石斛夜光丸、杞菊地黄丸。人参归脾丸、磁朱丸、龙胆泻肝丸等,若能辨证准确,坚持治疗是由一定疗效的。针灸、点药拨云锭、麝珠明目滴眼液都有一定的作用。临床上有一位 60 岁老太太患白内障治疗 30 余年,现 91 岁仍能生活自理。当然中医也强调早期服药治疗,由于本病为慢性病,为便于长期服药,以服食丸片剂为宜。针灸对本病也有一定疗效。我的一位患者 70 余岁,患白内障,去西医检查诊断治疗,让其手术,因为一下拿不出这么多手术费,故来针灸治疗,她说来时看不见房梁,针后即能看见。

现代专家认为晶状体一旦混浊就不能消失。对针刺中药是否能消除晶状体混浊尚待进一步研究。但我肯定中药针灸绝对能刺激视网膜,加强视网膜供血,提高视力,减缓晶状体混浊。

45. 现在还做"针拨白内障"吗?

自唐代就从印度传到中国进行针拨白内障。《外台秘要》:"脑流青盲眼宜金篦一决针后豁若开云,如见白日。"至今已有千百年历史。此后,历代不断改进,《目经大成》对手术全过程有较详细的记载,并把操作八法命名为审机、点睛、射覆、探骊、拢海、卷?、园镜、完璧。

当视力仅有光感,不能分辨手指时,在暗室内,一米两米处八个方位的光感定位正常时,即可针拨手术。把混浊的晶状体压入到玻璃体下方,使混浊的晶状体不在影响光线入眼。

针拨白内障手术切口小、创面小,不影响角膜曲率,不会引起瞳孔变形和移位。此手术器械设备要求亦低,手术简便,快捷。但术中易搅乱玻璃体或触及视网膜,所以手术易发生并发症。术后尚需配一个百度至一个四百度的凸透镜,现在采取晶状体置换术,将混浊的晶状体取出,将一人工晶状体置入眼内,术后不需配镜。和针拨白内障比较,比针拨白内障又先进了一步,手术后并发症也少了,所以针拨白内障手术基本没有了。

46. 什么是"毕夏"眼病?

毕夏眼病也叫白塞眼病。毕夏(白塞)是翻译过来的人名。毕夏是土耳其人,是世界上首先发现这种眼病,世界上就以他的名字命名本病。

毕夏眼病是眼（虹膜睫状体炎）、口、生殖器发生溃疡，三联征病。现在又加上食道溃疡的称四联征，再加上皮肤溃疡的五联征。

毕夏是搞皮肤病的。本病的病因未明，但比较倾向于病毒感染和自身免疫两种学说。

该病与张仲景著《金贵要略》里的"狐惑病"相似："狐惑之为病，状如伤寒，默默欲眠，目不得闭，卧起不安，蚀于喉为惑，蚀于阴为狐，……其面目乍赤，乍黑，乍白，蚀于上部则声喝（指声音嘶哑）"，"初得之三、四日，目赤如鸠眼，七、八日，目四眦皆黑，若能食者，脓已成也"。指出本病有咽喉腐蚀，前后阴溃疡，目赤如鸠眼的特征。即与西医认识的口腔粘膜溃疡、生殖器和外阴溃疡，眼部虹膜睫状体炎伴发前房积脓的毕夏氏三联综合征相似。

西医多采用激素治疗，但不能根治，且后遗症并发症多。

中医认为本病为肝肾阴虚或脾胃虚寒，湿毒之邪乘虚而入。阴虚会生内热，湿性缠绵，阴虚挟湿，湿热内蕴，在皮肤、粘膜则成溃疡，上犯于眼则成虹膜睫状体炎，虹膜睫状充血，前房积脓等。如是脾胃虚寒之体，阳虚推动无力，气血下行，再加上湿毒内侵，则血瘀寒凝，变生之溃疡更难愈合。本病是虚实兼具，往往是本虚标实，治疗上须注意扶正与祛邪并重。笔者曾治疗此病人多例，取得了满意疗效。我应用具有激素作用的中药疗效更佳，避免了激素的副作用。

47. 怎么诊断视网膜周围炎眼病？

视网膜眼底静脉反复出现眼底出血，造成玻璃体积血，多发生于青年人的眼病就是视网膜静脉周围炎，它的临床表现有两个特点：

（1）多发生于青年人。一般在20～40岁，40岁以后逐渐减少。常为双眼发病，可一先一后，亦可双眼同时发病。病程缓慢，可缠绵数年或十几年。

（2）反复出血。由于这种病侵犯视网膜静脉，所以静脉管壁由于发炎而发生出血和渗出，血管壁受到损害而变得粗细不匀，或迂曲呈螺旋状。出血呈火焰状或不规则形，出现在周边部时则不影响视力，若出血在黄斑区则影响视力，甚至失明。出血进入玻璃体内，造成玻璃体混浊，这时病人就感到视力下降或眼前有黑影浮动，视力只能分辨明暗。

由于玻璃体内没有血管，所以大量积血很难完全吸收，日久者，血液在玻璃体内机化形成瘢痕（结缔组织形成），这些瘢痕组织与视网膜相连，由于它的收缩、牵拉视网膜，发生继发性视网膜脱离，最终失明的危险。

本病的病因，西医认为与结核杆菌感染有关。我遇一病人，胸透没有问题，当输卵管结扎时，输卵管上有结核干烙样坏死，现在可进行结核菌素试验，来决定是否为结核引起。另外扁桃体炎、副鼻窦炎、牙齿感染、体内其他脓性病灶以及内分泌失调，均可引起本病。中医认为本病多为阴虚，虚火上炎所致。

本病治疗,西医采取抗结核等治疗,中医采用中药治疗取得很好疗效。

48. 糖尿病眼底出血如何治疗?

糖尿病是全身代谢性疾病,是由于胰岛素分泌绝对和相对不足造成血糖高、尿糖高,出现三多一少症(喝得多、吃得多、尿得多,身体消瘦),中医叫"消渴病"。

患糖尿病五年后就可以出现眼底出血。一般患糖尿病五年,糖尿病眼底出血的发病率达50%,糖尿病10年眼底出血发病率可达65%,糖尿病20年,则眼底出血发病率达80%。也就是说糖尿病眼底出血与患糖尿病的时间长短成正比,不与血糖的高低成正比。有人见到糖尿病眼底出血,让其回去控制血糖,血糖控制好了,但糖尿病眼底出血也不能吸收。所以糖尿病眼底出血的治疗,除用西药继续控制血糖,还必须应用中药促进出血吸收。

过去遇到出血就采取凉血止血法治疗,糖尿病眼底出血应用凉血止血法。凉血止血使血止住了,但视力不能提高。我从事糖尿病眼底出血治疗的研究已30余年,"清肝明目片治疗糖尿病眼底出血临床研究"课题已申请科研,并通过科研鉴定。采取"凉血活血、清热明目"的方法治疗糖尿病眼底出血,有效率达95%,治愈率达64%,取得了满意疗效。此治法可以达到止血而不留弊,活血而不妄行。

糖尿病眼底出血,其标在眼,其本在脏腑失调,总病机为"阴虚有热"或"阴虚阳亢",后期可阴阳两虚,治疗一定要辨证施治。对于反复出血者,也要随时辨证,全身治疗。对于大便秘结者,可加大黄、当归、草决明。血糖高者需加仙鹤草、荔枝核等。阴阳两虚者,可用肉桂、大芸等药治疗。

49. 什么是中心性视网膜脉络膜炎?

中心性视网膜脉络膜炎简称"中浆"。它是指视力改变,视大为小、视小为大、视正为斜、视直为曲、视物异色为主症,眼底检查黄斑区水肿、渗出的眼病。现在西医做荧光透影,很易确诊。

本病多见于青壮年男性,以单眼发病为多见。1851年,美国黑姆赫兹氏发明眼底镜后才对该病有了新的认识。中医根据本病的表现,多诊为"视瞻昏渺""视瞻有色"等。《证治准绳》说:"视直物如曲弓弦,界尺之类,视之皆入钩","目内外无证候,但自视昏渺蒙昧不清也"。

关于治疗,西医认为本病有自愈性,可给予镇静眼维生素血管扩张剂、激素、碘剂等,预后良好,但一般疗程要3~4个月,并且复发率一般在18%~25%左右。

中医辨证治疗,我的老师庞赞襄著《中医眼科临床实践》一书中,对本病有七个类型。我运用老师的经验给予中药治疗,并给予针灸,一般疗程在1~1.5个月,治愈后不再复发。

50. 什么是"暴盲"?

平素眼无他病,外观端好,突然一眼

或双眼视力急剧下降甚至失明的内障眼病称为暴盲。暴盲作为一种症状可见于多种眼病,最常见者如急性视神经炎,视网膜中央静脉栓塞,中央动脉栓塞,视网膜剥离,后葡萄膜炎,视网膜静脉周围炎和眼底出血性玻璃体积血等。

《证治准绳》说:"平日素无他病,外不伤轮廓,内不损瞳神,悠然盲而不见也"。对其病因,《证治准绳》说:"致病有三,曰阳寡,曰阴孤,曰神离,乃否(同痞)塞关格之病也"。目需五脏六腑精气濡养,才能维持正常的视功能。若肝胆盛,火热上迫,或脾失健运,痰湿行聚,风痰阻络,可致玄府闭塞。肝肾阴精不足,虚火上扰,或失血脱气,使玄府衰竭自闭。凡此种种,都可使气机升降出入的门户道路关闭,目骤失濡养而实力剧降。虽然暴病多实,暴病多从实证考虑,但亦须知道"气脱者,目不明"的临床意义,因此,暴盲亦有从峻补元气而治。

51. 什么是"青盲"?

眼外观无异常而视力渐降,甚而盲无所见,而名青盲。

青盲病名首见于《神龙本草经》,但无症状描述。《诸病源候论》谓:"青盲者,谓眼本无异,瞳子黑白分明,直不见物耳"。《龙树菩萨眼论》则补充说:"若眼曾无发动痛痒及花生,或一眼前恶,亦无障翳,瞳仁平正如不患者,端然渐暗,名曰青盲"。至《太平圣惠方》有治青盲十二方。关于本病病因病机,《证治准绳》阐述最祥:"青盲,目内外并无障翳气

色等病,只自不见者是。乃元府幽?之源郁遏,不得发此灵明耳。其因有二:一曰神失,二曰胆涩。须询其为病之始,若伤于七情则伤于神,若伤于精血则损于胆。皆不易治,而失神者尤难。有能保真致虚,抱元守一者,屡有不治而愈。若年高及疲病,或心肾不清足者,虽治不愈"。

青盲类似于视神经萎缩。造成视神经萎缩的眼病有视神经炎、青光眼、视网膜色素变性等。

视神经炎引起的视神经萎缩的眼底表现:视神经乳头苍白,边界清楚,血管正常或变细,筛板明显可见。视网膜色素变性的视神经萎缩眼底:视乳头蜡黄色,边界稍模糊,血管变细,视网膜有骨细胞样色素沉着。青光眼性视神经萎缩眼底:视乳头多呈青灰色,血管推向鼻侧,呈屈膝状,出现典型的青光眼杯。

本病不易治,根据现代临床观察,早期治疗,可以恢复一定视力。但有人只要见到本病不经辨证就给予石斛夜光丸、明目地黄丸,疗效肯定不佳,必须辨证治疗,坚持治疗,肯定能恢复一定视力。

52. 中医如何认识西医之"闪辉性暗点"眼病?

闪辉性暗点为一时性视功能障碍,发作时头痛,眼前有流水感,视力蒙蒙,视野中出现闪辉性暗点,故称为"闪辉性暗点"。属于祖国医学中"目黑候"范畴。

本病多见于情绪易激动的青年妇

女,发作呈周期性,或与月经周期有关。老年人则与眼底动脉硬化有关。多数有家族史。闪辉性暗点眼病发作时,眼前一侧视野可有电光闪烁样的幻视,可持续数分钟至数十分钟,继而发生偏头痛并见恶心呕吐、畏光流泪、结膜充血等。从症状分析,可能为脑动脉痉挛和视网膜动脉痉挛,引起血管神经发生功能性障碍所致。精神疲劳,情绪不宁,饮食不节,屈光不正等常为诱发因素。由于周期发作,常常出现头痛,恶心呕吐、四肢发凉、脉沉而细,所以中医认为肝经虚寒、脉络受阻为其主要致病原因。《审视瑶函》里说:"神光自见症乃阴经亏损,清气怫郁,玄府太伤,孤阳飞跃,而光欲散"。认为闪光幻视乃因肾阴不足,水不制火,相火亢盛,火扰心神,上扰于目所致。肝肾同源,肾水不足,不能涵养肝木,则肝阴也不足,而肝阳上亢,肝风内动,而足少阳胆经循经行头部颞侧,肝胆互为表里,所以出现偏头痛症状。妇女月经期至,阴阳易失调,往往诱病发作。

温经散寒、滋水涵木、息风潜阳是本病的治疗大法。可用吴茱萸汤、天麻钩藤饮、镇肝息风汤加减。

53. 如何治疗高血压动脉硬化眼底出血?

高血压动脉硬化是常见病,当发展到一定程度时就可出现眼底出血。眼底动脉硬化眼底出血分四期:Ⅰ期:动脉变细,如银丝,反光增强。Ⅱ期:在Ⅰ期的基础上,又有动静脉交叉压迫现象,一是拱桥,一是压迹。Ⅲ期:出现眼底出血。

Ⅳ期:出现乳头水肿。

西医治疗高血压眼底出血,只是治疗高血压,对动脉硬化眼底出血则缺乏治疗手段。

中医对高血压动脉硬化眼底出血无此病名,根据其症状和眼底的表现,进行辨证治疗。高血压相当于中医的眩晕病。《素问·至真要大论》说:"诸风掉眩,皆属于肝",眩晕和肝有关。肝肾同源,所以肾阴虚,水不涵木亦可眩晕。另外痰浊中阻,清气不升,浊气不降也可致高血压。心脾血虚、血脉失养,亦可致眩晕。瘀血阻络,高粘血症,亦可致眩晕。所以治疗高血压动脉硬化眼底出血,在此辨证的基础上,再加上活血化瘀、促进眼底出血吸收的药。

高血压动脉硬化眼底出血,其眼病为标,属实,但脏腑经络失调为其本。所以治疗上应标本兼顾。由于高血压动脉硬化眼底出血是因眼底血管硬化,管腔变窄,脆性增高而当血压升高或波动时,血流阻力增加,血管破裂而出血。当全身症状以肝阳上亢为主,可用天麻钩藤饮或羚羊钩藤汤加减;当以肝肾阴虚为主时,则用知柏地黄丸、杞菊地黄饮加减;当心脾血虚、脾不统血为主时,应用人参归脾汤加减;当以痰浊中阻、郁火上炎者为主时,可用半夏白术天麻汤加减;若以瘀血为主时,则血府逐瘀汤加减。

高血压动脉硬化眼底出血属七情内伤之病,暴怒、抑郁均易伤肝而致出血,因此应嘱患者情绪要安定,并适当采用清肝、柔肝、疏肝药如白蒺藜、草决明、柴胡等。血以通为用，高血压动脉硬化的管腔往往变细或缺血痉挛，其所致眼底出血，在短期内较少反复发作。

现代研究证明，高血压动脉硬化患者的血黏度较高。因此，对其治疗，应该注意活血化瘀药的应用，可选用三七粉、丹参、红花、赤芍等药。肥胖者多痰，部分高血压动脉硬化患者体胖，舌苔厚腻难退，这与痰湿不化有关，痰湿郁久化火，所以适当加芳香化湿的药如藿香、佩兰、菖蒲、三棱、文术、苍术等药。对患者的血脂血粘度高者，应辨证和辨病相结合，适当选用川军、山楂、猪苓、草决明、羌活、防风等药。

54. 中医如何控制眼底反复出血？

糖尿病眼底出血、视网膜静脉周围炎眼底出血、高血压动脉硬化眼底出血等，均可反复眼底出血，致使视力逐渐下降，给治疗带来了困难。

为什么出现眼底反复出血呢？由于出血后，出血瘀积，不能及时吸收运走，局部组织缺氧，于是产生新的血管，新生血管只有上皮和内皮，缺少肌层，当过于用力或火迫血妄行，新生血管极易破裂而造成出血。临床上往往恶性循环，眼底出血后，反复出血，出血的间隔越来越短，出血的次数越来越多，对视力的影响也越来越大。控制眼底反复出血成为治疗眼底出血的主要课题。

关于控制眼底出血反复发作尚没有报道，据自己多年临床的体会，说说自己的看法：

（1）眼底出血后，及早发现及早治疗，采取活血化瘀的方法，不要采取凉血止血法，尽快将出血吸收，不让其产生新生血管，这是控制眼底出血反复发作的关键。有人认为眼底出血后，不能用活血化瘀药，怕活血化瘀使出血加重。西医认为"出血后凝血机制被激活，不用止血，血自止"。眼底出血后的治疗不可再用凉血止血法，否则出血后瘀血瘀积，时间久了就可产生新生血管。我说活血化瘀法是"凉血活血"，做到活血而不妄行，止血而不留弊。经多年临床并通过科研，总结出了中医药早期治疗基本解决眼底出血反复发作的问题。

（2）眼底出血的患者生活调理也非常重要。目为肝之窍，肝藏血，肝主怒，肝喜条达而恶抑郁，情绪变化对眼底出血有很大影响。眼底出血的患者情绪必须乐观，起居作息有规律，避免感情冲动，以使肝气舒畅，避免肝郁化火，上冲于目，使眼底再出血。饮食和房事过度，可致心肾不交，相火亢盛，常易致眼底出血反复，所以节制性欲，避免房事，对减少眼底出血反复发作有实际意义。

（3）"久视伤血"，过度用眼，阴精暗耗，则目中之血不循常道而外溢，所以，眼内出血患者，应节制使用目力，避免强光刺激，平时可戴墨镜，出血明显时，更应避免看书、看电视等。

（4）久病多虚，出血日久，易伤阴耗气，眼内反复出血患者多由气阴伤的表现，除按辨证服用中药外，应注意饮食营养的调理。但饮食营养的调理以不影响原发病的治疗为原则。忌食辛辣炙煿上火之物，如生葱、生姜、辣椒、牛羊肉等物。少吃或不吃黑木耳。

55. 中医治疗"血灌瞳神"效果如何？

所谓"血灌瞳神"是指因眼底出血或因外伤，使血液灌入瞳孔（金井）之内，障蔽瞳孔，影响视力的眼病。本病名首见于《证治准绳·杂病·七窍门》，《圣济总录·眼目门》又叫"血灌瞳人"："目之瞻视，必资（依赖、凭借之意）血，苟因物损伤，致血脉散乱，则败血侵睛，灌注瞳人，害于瞻视，不早治或致失明，故谓之血灌瞳人"。其症可见"昏涩疼痛"和"渐生翳障"。不过，该书所述仅系外伤性者，且症状不详，难于判定血灌金井之内，抑或流注瞳神之前。眼科专书《秘传眼科龙木论》所载，系被物误刺或针灸尖度而引起的"血灌瞳人外障"，其症也不详。但是，既称血灌瞳人，却名外障，可知瘀血并非灌在金井之内，而是灌于黑睛与黄仁之间。至于《银海精微》的记载"血灌瞳人"。与《秘传眼科龙木论》不同，书中比较明白地记述了血灌金井之内的症状和病因。《张氏医通》赞同《银海精微》的观点，在七窍门之中援引其说，谓："血灌瞳神症，因毒血灌入金井瞳神水内也，清浊相混，时痛涩，红光满目，濛濛如隔绢，看雾如烟雾中。此证有三：若肝肾血热，灌入瞳神者，多一眼先患，后相牵俱损，最难得退；有撞损血灌入者，虽甚而退速；有针内障，失手拔着黄仁，瘀血灌入者"。现在有裂隙灯检查，血灌瞳人很易

诊断。

西医治疗本病多采用维生素、仙鹤草、云南白药等，以凉血止血为主。中医治疗必采取活血化瘀、凉血止血为主，再辨证分别给药，若肝胆蕴热，热迫血妄行，破络灌瞳者，给予龙胆泻肝汤加减；若肝肾阴亏，虚火上炎者，给予生蒲黄汤加减；心脾血虚，脾不统血者，给予人参归脾汤加减；外伤撞击伤目或金针拔障术不慎，撞伤虹膜出血灌瞳仁者，给予血府逐瘀汤加减。本病治疗越早越快越好，否则瘀血日久，易形成机化物，难以消除，从而影响视力。

56. 什么是"小儿皮质盲"？

小儿皮质盲是指小儿患脑炎（大脑炎、乙脑、化脓性脑膜炎、结核性脑膜炎）、中毒性痢疾、急性肺炎后，大脑皮质视中枢病变或损伤而致患儿双眼失明的眼病。

由于这些病均有高热、惊厥、抽搐，热病伤阴，大脑皮质视中枢痉挛缺血、缺氧，等高热退后，发现患儿双眼失明。从其高热后骤然双眼失明，应属中医之"暴盲"，但从发现患儿双眼失明后，由于瞳孔对光反射正常，外观端好，只是看不见，又是中医之"青盲"。

本病的特点是高热病后发现双眼失明，检查瞳孔对光反射存在，眼底正常，无明显改变。所以诊断本病应以发病史、眼部症状（瞳孔反射正常，眼底无变化）和全身症状来确诊和辨证。

目前中医眼科医家一般认为，高热

惊厥抽搐后，大脑皮质视中枢发生阴虚（即西医之缺血缺氧），气血逆乱，玄府闭塞，不能运精于目，目失濡养所致。本病多发生于小儿，因此小儿脏腑娇嫩，形气未充，又为纯阳之体，感邪之后，易化火生痰生风，以致阴精耗竭，精血不能荣于目。

本病亦可发生于成年人，若成年人暴怒暴惊致肝气上逆或心神失宁，气血逆乱，玄府闭塞，不能运精于目，造成双眼失明，眼外观端好，眼底未见明显异常，可诊断为"皮质盲"。

小儿皮质盲的治疗，以早期疗效较好。应以疏肝解郁、破郁清热为主。方用逍遥散加减。我曾治一例因吃甘蔗中毒的小儿青盲症，用药 14 剂，视力完全恢复正常而痊愈。若病后仍有神志症状者，采用滋阴濡肝清脑法。成年人皮质盲治疗，应育阴潜阳，平肝熄风，开窍明目法，方用镇肝息风汤加减，酌加僵蚕、地龙、菖蒲、生龙骨、生牡蛎、石决明等。

57. 什么是小儿"疳积上目"？

因小儿疳积引起，先后出现疳积，夜盲，眼珠干燥，黑睛（角膜）混浊，甚至糜烂破损等眼病，称为"小儿疳积上目"。又名"小儿疳积外瘴"、"小儿疳伤"、"疳眼"、"疳毒眼"、"眼疳"。

本病是由于小儿饮食不节，喂养不当，饮食有偏好等引起脾胃损伤，或久病虚弱，脾胃不足等引起脾失健运，气血生化不足，酿成疳积。脾病及肝，目窍失养，阴血不足，肝生内热，上攻于目，遂成

小儿疳积上目。此外，小儿无原则的忌口，或患寄生虫病等一类消耗性疾病者也易患此病。

本病的临床表现：全身症状有头发打结，头发干燥，腹大，胸骨串珠，腹大如鼓，四肢变细，声音嘶哑等。眼部症状有夜盲，眼干，频频的眨目，羞明，喜卧恶光（畏光），继而白睛萎黄，眼珠转动时白睛表层与环绕的黑睛呈晕状皱起。黑睛失去光泽，知觉减退。随病情发展，白睛正对眼裂两侧出现略带银灰色的三角形干燥斑，基底向黑睛边缘，不能被泪液湿润。黑睛表面枯晦，甚至混浊呈毛玻璃状。严重时羞明显著，白睛可见厚如皮肤，黑睛呈黑色胶冻样混浊，知觉丧失，甚至黑睛糜烂破损，并有黄液上冲等症。

本病治疗应将眼局部症状与全身症状结合起来，全面的辨证施治。内治常用健脾胃、清肝热、养肝明目等法。同时应用饮食疗法或针灸治疗，可取得良效。西医治疗本病时采用给予鱼肝油和各种维生素治疗。有的患者家属为防本病，给予大量鱼肝油，造成吃鱼甘油泻鱼肝油，本病一定要调护脾胃。

本病经适当治疗可取得很好的疗效。本病的关键在于预防，调理脾胃，大家记住："若要小儿安，三分饥和寒。"

58. 什么是眼外肌？

附在眼球外，司眼球运动的六条肌肉（四条直肌，两条斜肌），即上直肌、下直肌、内直肌、外直肌、上斜肌、下斜肌。

上直肌主要动作是使眼球上转，次

要动作是内转内旋。下直肌主要动作是使眼球下转,次要动作是内转内旋。内直肌的主要动作是使眼球内转。外直肌主要动作是使眼球外传。上斜肌主要动作是使眼球内旋,次要动作是下转外转。下斜肌主要动作是使眼球外旋,次要动作是外转上转。双眼运动必须一致,例如向右注视,右眼外直肌和左眼内直肌必须同时而且相等地收缩,否则不能获得双眼单视,这种同样发生动作的肌肉叫做配偶肌

在同向运动时共有六组配偶肌:

右方:右外直肌及左内直肌。

左方:左外直肌及右内直肌。

右上方:右上直肌及左下斜肌。

左上方:左上直肌及右下斜肌。

右下方:右下直肌及左下斜肌。

左下方:右下直肌及左上斜肌。

眼外六条肌肉都受神经支配。

上直肌受动眼神经支配,下直肌受动经支配,内直肌受动眼神经支配,外直肌受外展神经支配,上斜肌受滑车神经支配,下斜肌受动眼神经支配。

我们为了更好的记忆,总结如下:外直肌受外展神经支配,上斜肌受滑车神经支配吗,其他均受动眼神经支配。

59. 什么是内隐斜?

主要是由于远视性屈光不正,或因昏暗照明,眼屈光间质混浊及其他光学因素导致过度调节,引起过度集合,造成双眼向内偏斜趋势,但融合机能可控制而不显露者称为内隐斜。

轻度(1°~2°)内斜隐为常见,可以认为是正常限度。因为眼球在静止时稍向外偏斜,为了达到双眼单视,眼球必须转度集合以对抗这种外展力量,过度的集合就会引起内斜隐。另外,我们正常人在做近距离工作时(如阅读、刺绣等),必须有 1/3 的剩余调节力,否则即可产生视力疲劳,工作不能持久。调节与集合有密切的相互关系,有了剩余的调节力就有了剩余的集合力,从而引起内斜隐。

轻度的内斜隐无明显症状,较严重者可引起头痛眼痛不能睁眼的视疲劳现象。作近距离工作后,症状加重,常有眼球继续向内牵拉的感觉。高度内斜隐患者的主体视觉较差。如果患者的双眼单视功能不太稳定,症状逐渐加重,最后融合机能无法控制,而发生显性隐斜,即我们常说的双眼内斜。眼内斜视使得一眼不用,而产生弱视,即我们常说的废用性弱视。人刚生下来时多为远视眼,如果儿童近距离描图,画画写字,时间过久,就会成为内斜视和弱视。

治疗:①矫正屈光不正,远视者,散瞳验光检影,配以可能接受的全部矫正的远视镜。如为近视,也散瞳验光配镜,给予能获得正常实力的最弱的近视镜片。经常戴镜使调节与集合重新建立新的相互平衡关系。一个月后复查时如果仍有剩余内隐斜,可以认为纯系神经支配性的。②佩戴三棱镜。③手术治疗。凡大于 15° 的内隐斜,手术治疗效果好。

60. 什么是外隐斜?

外隐斜是由于组织解剖因素导致眼

球恢复原有表层休息位置,或是由于真正或类似的外展过程集合过弱,和基本外展四种情况而致。眼的视轴有外斜趋势,但能为融合机制遏制,以达成双眼单视而不显露偏斜者为外隐斜。

外隐斜患者经常不断地刺激集合中枢以遏制外隐斜,致使外直肌和其协同机制的神经张力过度疲劳,造成与阅读稍久即有字迹模糊或重叠现象,有时必须紧闭双眼,稍事休息后才能继续阅读。或做近距离工作即有额部头痛,眼珠后疼痛之感,常出现上睑沉重,疲劳和僵直感。也可以发生眼睑调节痉挛和复视现象,外隐斜还能偏头痛恶心等症状。

外隐斜治疗通过保守疗法(中药、针灸和按摩等),比内隐斜较为有效。可矫正屈光不正和集合训练(指鼻尖看远处,反复做)。亦可手术治疗。

近视眼多为外斜视。

61. 什么是麻痹性斜视?

麻痹性斜视是由于神经核,神经或眼外肌的实质性病变而引起的单条或多条眼外肌完全性或部分性麻痹所致的偏斜。

麻痹性斜视有先天和后天之分,病因一般因年龄而异,出生时或出生后早期发生者,主要为先天性发育异常,出生时的创伤或婴幼儿时期的疾病所致。可累及单眼的一条眼肌或多条眼肌,亦可累计同名眼肌。先天性者没有代偿头位,两侧脸颊每有不对称。后天者多为急性,由外伤感染、炎症、血液循环障碍、肿瘤及退行性病变等均可引起。

后天性急性发作的麻痹性斜视的突出和典型症状是复视。由于复视,患者感觉头晕目眩头痛恶心,呕吐和精神紊乱等症状。后天性麻痹斜视发病急骤,可以立刻出现复视,在数天或数周内临床表现发生明显改变。

后天性麻痹性斜视到医院眼科就诊能即时诊出是哪只眼哪条肌麻痹。

对麻痹性斜视西医多采用手术治疗。中医对后天性眼肌麻痹有很好的疗效。中医认为是痰湿,血瘀,气虚又感受风邪引起的,血瘀挟风者用血府逐瘀汤加减,痰郁挟风者用正容汤加减,气虚血瘀者用补阳还五汤加减治疗。针灸也有很好的疗效,一般 1～1.5 个月就能治愈。

62. 眼部带状疱疹怎么治疗?

带状疱疹好发于腰胁部,中医称之为"腰缠火丹",但也有的头额部出现带状疱疹,因离眼睛较近所以治疗时怕伤及眼,而眼睛容易并发疱疹性角膜炎,给眼科工作者带来一定的困难,所以就有人问我带状疱疹怎么治疗。

眼睑部带状疱疹和腰胁部带状疱疹在患病性质上都是一样的,都因肝火或脾经湿热循经外溢引起。眼睑部带状疱疹也很疼痛,甚至刺痛,局部有豆大小的水疱、血疱和脓疱,全身可见轻度发热疲乏无力、食欲不振等症状。此处带状疱疹如治疗不及时或治疗不当,会遗留三叉神经痛。我遇一位患者患头部带状疱疹五年,局部已完全正常,但仍留有三叉神经痛,坐汽车稍有颠簸即抱头忍痛,经针灸治疗而愈。

治疗本病应先辨证,临床所见以肝火者为多,用龙胆泻肝汤加减内服,外用升麻 50 克水煎外洗,每日 2～3 次。亦可用川军粉香油调敷,千万不可包扎。眼部点清热解毒之拨云锭、鱼腥草眼药。忌食辛辣、油炸食品及鱼虾、牛羊肉等。

63. 眼奇痒是什么病?

《太平圣惠方》治目奇痒诸方论:"夫目痒急着,是风气容于胞睑之间,与气血津液相搏,使眦痒而泪出。"此指出了外风可致目痒且症势较急。《秘传眼科龙木论》眼痒极难忍外障中说:"此眼初患之时,忽然痒极难忍,此乃肝脏有风,胆家壅热冲上可使。"这里亦提到了风热为患的目痒。《银海精微》在"痒极难忍"与"眼内风痒"中也有类似叙述。至《证治准绳》杂病·七窍门中治目痒若虫行而不可忍之症,"病原非一,有风邪之痒,有血虚气动之痒,有虚火入络,邪气行动之痒,有邪退火息,气血得行,脉络通畅而痒。"归纳病因比较全面。简而言之,即有因风,因火,因血虚,因邪退火息而气血得行等因素可致之目痒。

眼奇痒病和西医的春季卡他性结膜炎相类。

临床表现:双眼视力如常,眼内或两眦作痒,或痒如虫行,或奇痒难忍。检查眼部或有黏丝状分泌物,或于上睑内有扁平的大小不等,质地坚硬的淡红色颗粒,拥挤不齐,成铺路的卵圆石状或见白睛暗红,在睑裂部黑睛边缘处之白睛上,有灰点,或暗红色样隆起。

本病的治疗,西医多给予激素,如可的松,地塞米松眼药水,点上即症状减轻,但药后如常,且副作用特别大,有的可引发青光眼白内障等病。中医内服汤剂驱风一字散加减(炮川乌、川芎、芥穗、羌活、防风或再加藁本、乌梢蛇、金钱白花蛇等。外点拨云锭眼药水,眼膏,鱼腥草眼药水等纯中药眼药水。夏季患者可戴墨镜,中午最好不外出,忌食辛辣、油炸食品及鱼虾和牛羊肉等。

64. 妇科逆经性眼底出血如何治疗?

妇人成年后每月来一次月经,这属于正常月经。但有的成年女性每月的月经不从阴道排出,而从口鼻和眼里出,这叫月经上行(逆经)眼底出血,也可叫"逆经目血"。

逆经目血的症状:每月的月经不从阴道排出,而在口鼻眼内出血,患者烦躁易怒;有的胃经火盛,气血壮实,有的,产育过多肝胆肾虚,阴血内耗等。

病因:一是湿邪上受,过食辛辣,内伤经络,络血内溢,上行清窍,故正值月经期而出现吐血鼻衄,目出血,二是肝郁化火,劳役过度,肝阴失摄营血不宁,随阳逆之气上溢成鼻衄,吐血和目出血。三是素禀肝肾阴虚,产育过多,阴血内耗,致虚火上炎,损伤脉络,导致鼻衄,吐血,目出血。四是平素调养失宜,不慎口腹,恣食辛辣刺激之物,郁火内附,复受外因引动,上逆无制,发为目血,或鼻衄或吐血,常导致经量减少,甚至缺如,特命为逆经目血。

治疗:大怒肝火上炎,血蓄于目者,用小柴胡汤加苏木牛膝;热郁于胃经者用犀角地黄汤;若伏暑于内,用黄连香薷饮;若脾胃不能摄血归原者,用归脾汤。用中药时首先要辨好证,千万不可盲目凉血止血。

65.中医能治"三叉神经痛"吗?

眼与动眼神经、三叉神经和外展神经有关。三叉神经末梢就分布在眼上,当三叉神经有病变时,或眼病影响到三叉神经时,就会发生剧烈疼痛。三叉神经分三支,可引起剧烈疼痛,过电样的疼痛。它有扳机点,只要碰到扳机点就会引起剧烈过电样疼痛,是一种难治的病。

难治的三叉神经痛的传统疗法是通过手术切断或损毁神经干,但被切断的神经干不但包括传导疼痛的神经纤维,还包括传导运动、感觉等人体所需要的神经纤维。术后病人虽然达到了去痛的目的,但其他的运动和感觉也会随之消失。

中医认为剧烈疼痛的三叉神经痛,多于寒邪入肾有很大关系,应用麻黄附子细辛汤取得满意的疗效。我的经验是右边痛加石膏,左边痛用龙胆草,细辛量要超过3 g。有人用芍药甘草汤,也很有效。也有的用小柴胡汤加减。在中医的辨证论证基础上,不妨一试。它没有手术的后遗症,中医中药加针灸也能治疗

三叉神经痛有效。

66.老年性白内障早期征兆是什么?

老年白内障从五十岁就开始了,《内经》说:"五十岁,肝叶始落,胆汁始减,目始不明"。但也有很晚才患白内障的,那老年性白内障的早期征兆是什么呢?

(1)常在眼前有一个或多个固定不变的黑点,严重时可影响视力,引起头晕、头痛及眼部不适,在光线亮的情况下更为显著。

(2)有的患者可出现视物变形,视物成双,或单眼多视现象。

(3)老年人配戴花镜一段时间后,摘去花镜反而看得更清楚,这是因为白内障改变了晶体屈光度所致。

(4)医学研究还证实,老年人过早的或过多的掉牙是白内障发生的前兆。如果发现自己掉牙的时间比同龄人早3~5年,掉牙的数量比同龄人多,就有可能发生了白内障。

67.干眼症如何预防?

干眼症是由于看电视、玩电脑过久造成的视疲劳,泪液减少,损伤眼表面造成的。

干眼症的症状:眼睛有干涩感,异物感,视疲劳,烧灼感,痒感,畏光,眼红,视物模糊,视力波动,难以名状的不适,不能耐受烟尘环境等。

干眼症不能自愈,必须治疗,但可以预防:、

(1)保持眼睑湿润。保持房间湿度

在 30%～50%，避免眼睛直接接触吹风机，热烘机，电风扇等发热物体。多风沙的日子一定戴眼镜。一般的人 5 秒钟眨一次眼，让泪液湿润眼球和结膜。

（2）不在开动的汽车上看电视。看电视一次不超过一个小时，使用电脑一天不得超过三个小时。

（3）注意饮食，勿吃辛辣炙煿等刺激性食物。应坚持荤素搭配，坚持低脂饮食，每天至少吃一种水果，新鲜蔬菜不可缺少，适当多饮水。少吃使眼和身体脱水的食物，如巧克力、可乐、咖啡和茶等。

（4）养成良好的护眼习惯。好的护眼习惯不仅能缓解干眼症，对整个眼部的健康都很有利，常闭目养神。

（5）经常点中药眼水眼膏如拨云锭、拨云眼膏、鱼腥草眼药水等，它没有西药眼水的副作用，而有清热明目、解除视疲劳的良好作用。

68. 黄斑变性是"绝症"吗？

黄斑变性分干性和湿性两种。干性黄斑变性是原发的，湿性的是继发的。老年黄斑变性随年龄的增长而发病率上升，我国 50 岁以上的人群中发生率为 5.4% 左右。黄斑是视网膜中最为敏感的部位，负责整个视野的中心部分。黄斑变性的患者表现为视野中心的视力消失，常被描述为"想看哪看不到哪"。黄斑区是锥体细胞，它主管强光下看物，黄斑区周围是杆体细胞，主管弱光下、晚上看物。黄斑变性后，锥体细胞失去本身的功能，甚至中心视力完全丧失。

原发性干性黄斑变性发生金箔样的改变，色素上皮变性，色素紊乱。治疗起来比较困难，多采用补肝肾明目法，也可针灸和按摩，多吃黄色的坚果蔬菜。

继发性湿性黄斑变性，黄斑区局部渗出，色素紊乱，视力严重障碍或丧失。治疗须治原中心性视网炎，采用活血化瘀和清肝解郁渗湿法交替应用，亦能取得明显效果。现在西医采用手术法，切除黄斑区病变的视网膜色素上皮细胞（RPE）后，然后植入新的 RPE 来恢复视力。

过去认为黄斑变性是不治之症，现在中医通过补肝肾，活血化瘀，可提高视力。西医手术，据报道做 86 例，70% 以上视力明显改变。患本病后千万不可认为是"绝症"而放弃治疗。

69. 为什么老年人容易流泪？

老年人多数肝肾阴虚，出现泪少，泪少不能湿润整个眼球，这样眼前表面有的地方有泪，有的地方无泪液，有泪液的地方就感觉眼珠滑润，无泪液的地方就感觉干涩，干涩就像一粒沙子在眼里一样。干涩的沙子刺激使泪腺产生泪液，于是泪液增多，造成老年人反应式的掉眼泪。由于环境干燥，特别是北方，风沙特别大，天气又比较干燥，更容易造成流泪。中医认为"泪为肝之液"，流泪多了，肝肾就阴虚，阴虚生虚热，泪液失去约束，故老年人易流泪。全国著名中医眼科专家庞赞襄制定"滋阴止泪汤"，对老年人流泪症有很好疗效。

我曾用庞老滋阴止泪汤治愈一例特殊的流泪症。患者女性，年近55岁，冬天天冷，别人都穿棉衣，它却穿一件秋衣上下班，工厂一千人的车间因她遇热流泪而不能开暖气。经服滋阴止泪汤，她成了一个正常人，不流泪了，冬天能穿棉衣，工厂车间能用暖气了。

老年人为防流泪，要多吃清淡食物，如蒸、煮胡萝卜（含有维生素 A），或枸杞子代茶饮等。生活中少吃辛辣炙煿之物。平时要多喝水，外出活动戴眼镜，看书写字看电视，玩电脑时间不可过长。

70. 老年人视力下降时为什么要查颈椎？

颈椎及其椎间盘、韧带的慢性劳损及退行性的改变，可导致颈椎稳定性下降，单个或多个椎体发生轴向改变对局部神经末梢及椎管内骨髓神经返支形成病理性刺激，使交感神经功能紊乱。颈椎骨质增生可引起椎动脉供血不足。正常情况下，旋转头部时对侧动脉可代偿。

当颈椎正常位置发生改变或颈椎骨刺压迫颈动脉时，受压迫一侧的颈动脉就难以发挥代偿作用，供给大脑的血流量不能满足脑和眼组织的代谢需要，可造成中枢性视力障碍。

颈椎病造成视力改变的特点是视力明显减退，甚至失明，且伴有眼痛，多在颈椎发生退行性病变后出现，或先有颈椎病症状，如眩晕、颈椎痛等，同时伴有视力模糊、眼痛。早期多间歇性出现，有时与颈部姿势的改变有关，易被眼科大夫误诊为视神经萎缩、球后神经炎等。

老年人多患颈椎病，由于不少病人不能及时治疗颈椎病，而造成眼病。眼科医生在治疗眼病疗效不佳时，最好查查颈椎，按颈椎病治疗，往往收到意想不到的效果。

我曾遇到一位60多岁的女性青光眼患者，曾在西医院治疗十余年不效，我让其照颈椎片，发现颈椎增生、颈椎错位，经三次按摩后获愈。

参考文献

[1] 上海第一医学院眼耳鼻喉科医院眼科教研组.眼科学.北京:人民卫生出版社,
1977.

[2] 王延华,宋守道,宋国祥.眼与全身病.天津:天津科学技术出版社,1982.

[3] 吕仁和,赵进喜.糖尿病及其并发症中西医诊治学.北京:人民卫生出版社,2009.

[4] 李传课.中医眼科学.北京:人民卫生出版社,2004.

[5] 庞赞襄.中医眼科临床实践.石家庄:河北人民出版社,1976.